肥厚型心肌病
合并心力衰竭

——理论精要与典型病例

主编 张健 韦丙奇 张宇辉

人民卫生出版社

图书在版编目（CIP）数据

肥厚型心肌病合并心力衰竭:理论精要与典型病例/张健,韦丙奇,张宇辉主编.—北京:人民卫生出版社,2015

ISBN 978-7-117-21552-7

Ⅰ.①肥⋯ Ⅱ.①张⋯②韦⋯③张⋯ Ⅲ.①心肌病-诊疗②心力衰竭-诊疗 Ⅳ.①R542.2②R541.6

中国版本图书馆 CIP 数据核字（2015）第 239772 号

| 人卫社官网 | www.pmph.com | 出版物查询，在线购书 |
| 人卫医学网 | www.ipmph.com | 医学考试辅导，医学数据库服务，医学教育资源，大众健康资讯 |

肥厚型心肌病合并心力衰竭
——理论精要与典型病例

主　　编：张　健　韦丙奇　张宇辉
出版发行：人民卫生出版社（中继线 010-59780011）
地　　址：北京市朝阳区潘家园南里 19 号
邮　　编：100021
E - mail：pmph @ pmph.com
购书热线：010-59787592　010-59787584　010-65264830
印　　刷：北京盛通印刷股份有限公司
经　　销：新华书店
开　　本：710×1000　1/16　印张：15
字　　数：253 千字
版　　次：2015 年 12 月第 1 版　2015 年 12 月第 1 版第 1 次印刷
标准书号：ISBN 978-7-117-21552-7/R·21553
定　　价：99.00 元
打击盗版举报电话：010-59787491　E-mail：WQ @ pmph.com
（凡属印装质量问题请与本社市场营销中心联系退换）

编 者

（以章节先后为序）

张　健	中国医学科学院阜外医院	心力衰竭中心	主任医师
韦丙奇	中国医学科学院阜外医院	心力衰竭中心	副主任医师
张宇辉	中国医学科学院阜外医院	心力衰竭中心	副主任医师
周　琼	中国医学科学院阜外医院	心力衰竭中心	主治医师
黄　燕	中国医学科学院阜外医院	心力衰竭中心	主治医师
陈旭华	中国医学科学院阜外医院	心律失常中心	主治医师
高晓津	中国医学科学院阜外医院	心内科	副主任医师
刘小宁	中国医学科学院阜外医院	心力衰竭中心	副主任医师
张　炜	中国医学科学院阜外医院	心内科	主治医师
宋来凤	中国医学科学院阜外医院	病理科	教授
王继征	中国医学科学院阜外医院	分子生物学实验室	副教授
张红菊	中国医学科学院阜外医院	超声科	副主任医师
陆敏杰	中国医学科学院阜外医院	影像中心	副主任医师
赵世华	中国医学科学院阜外医院	影像中心	主任医师
孙宏涛	中国医学科学院阜外医院	成人外科中心	副主任医师
王水云	中国医学科学院阜外医院	成人外科中心	主任医师
袁建松	中国医学科学院阜外医院	冠心病中心	副主任医师
乔树宾	中国医学科学院阜外医院	冠心病中心	主任医师

主编简介

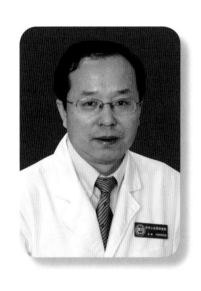

张　健

1962 年 9 月生，中国协和医科大学毕业，医学博士。国家心血管病中心，中国医学科学院阜外医院心力衰竭中心，主任医师、教授、博士研究生导师。现任国家心血管病临床医学研究中心副主任，阜外医院心力衰竭中心主任。社会兼职有：中国医师协会心力衰竭专业委员会主任委员、中华医学会心血管病学分会心力衰竭学组副组长；中国医师协会中西医结合分会心血管病专业委员会副主任委员、海峡两岸医药卫生交流协会急诊医学专业委员会副主任委员等。《中华心血管病杂志》编委、《中国循环杂志》常务编委等。重视临床实践，多年来主要致力于心血管病急危重症的诊断和治疗，以及心力衰竭病因的探讨和心肌疾病的研究。强调临床科研，先后主持和参加国家自然科学基金、首都医学发展基金、国家十二五支撑项目、国家公益性基金等多项科研。在国内外杂志，如 JACC、《中华心血管病杂志》等刊物上发表科研论文 20 多篇。主编《心力衰竭》、《心内科常见病用药》两部著作。

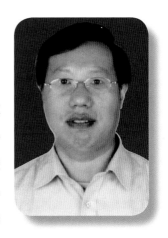

韦丙奇

医学博士，副主任医师，曾在山西医科大学第二医院心内科工作，2002 年到中国医学科学院阜外医院心内科工作至今。2009 年起，在心力衰竭中心主任张健教授带领下，专注于心力衰竭的临床诊治和科研工作。每年诊治各种心力衰竭患者上千人，不断丰富着在心力衰竭临床救治方面的经验和知识。参与多项有关心力衰竭的国际和国内大规模、多中心临床研究工作，在核心期刊发表心力衰竭相关学术论文 20 余篇，参与编写心力衰竭专著 8 部。中华医学会心血管病学分会第八届委员会心力衰竭学组委员。参与我国"2010 急性心力衰竭诊治指南"和"2014 中国心力衰竭诊治指南"的制定工作。

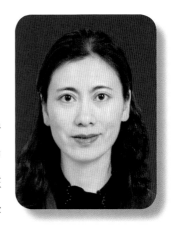

张宇辉

医学博士，副主任医师，硕士研究生导师，阜外医院心力衰竭中心病房副主任，中华医学会心衰学组委员，中国医师协会心脏重症协会组织委员。独立负责国家自然科学青年基金等课题。负责阜外医院心衰病房与国外心力衰竭中心开展心衰临床和基础研究的课题合作项目。发表 SCI 及核心期刊学术论文十余篇。

前　言

　　肥厚型心肌病是人们最早认识到的心肌疾病。自发现后，经过近百年不断深入的临床观察和基础研究，目前我们已经明确了肥厚型心肌病的一些基本特点：如肥厚型心肌病是一种遗传性心肌病，其患病率约0.2%；家族性的肥厚型心肌病多符合常染色体显性遗传规律，而散发病例则是由自发性基因突变引起。肥厚型心肌病的基本病理改变有：组织形态学是心肌细胞肥大、排列紊乱，单位体积心肌内小冠状动脉分布减少，管壁增厚和管腔狭窄；大体解剖结构是非对称性的心肌肥厚，以局限性室间隔肥厚最常见，也可表现为向心性心肌肥厚。依据患者血流动力学改变的特点，可分为梗阻性和非梗阻性肥厚型心肌病两种类型，这对预后判断和治疗方法的选择有指导意义；肥厚型心肌病的主要并发症有心绞痛、心律失常、心力衰竭、猝死等，其年死亡率约1%。治疗包括：一般的药物治疗，ICD植入，对梗阻性肥厚型心肌病的外科手术治疗和介入治疗，以及晚期患者的心脏移植等。

　　尽管如此，我们对肥厚型心肌病的一些重要方面还缺乏全面深入的认识，如：造成这类患者猝死的因素和机制，肥厚型心肌病合并心力衰竭的类型和发生机制等。本书以丰富的病例资料，展示肥厚型心肌病合并的各种临床类型的心力衰竭，其临床表现的特点、病情发展的规律、实验室和影像检查的发现、治疗的选择及效果等。通过这些生动的病例，可以让读者认识到肥厚型心肌病合并的心力衰竭是如此纷繁复杂和丰富多彩。既可以是单纯的舒张功能不全导致的心力衰竭，也可以是发展至左心室扩张阶段而出现的收缩性心力衰竭，还可以表现为限制型心肌病样的心力衰竭，以及合并感染性心内膜炎而发生的心力衰竭等，即使是心尖肥厚型心肌病这类通常认为预后良好的类型，其实也可以发生典型的心力衰竭，而且恶化了预后。显然，这样丰富的病例资料和系统的对比分析是以往教科书和临床专著所不曾有过的。

　　本书在提供生动的病例资料的基础上，对每个病例的诊断和治疗进行了理论联系实际的详细而系统的分析，展示了科学的临床思维能力。这种能力在我们面对肥厚型心肌病合并心力衰竭的重症患者时尤其重要。同时，对文献资料的把握和运用不但增强了论述的力度，而且开阔了读者的视野，加深了我们对这一重症的认识。在典型病例之后，本书还对肥厚型心肌病的基础和临床的几个重要方面进行了详细的讲解，如肥厚型心肌病的病理基础、分子遗传学进展、超声心动图和磁共振成像等的应用，以及对梗阻性肥厚型心肌病的外科和化学消融治疗等。这对我们更加全面和深入地认识和掌握肥厚型心肌病大有裨益。

　　本书中各个典型病例的写作者都是长期在临床一线工作的、有着丰富临床经验的医师，都有扎实的临床基本功和较强的临床诊治能力。其他各章节的作者都是相关方面有着深厚造诣的专家。由于他们的辛勤劳动，使得各个病例和章节都精彩纷呈。感谢他们的付出。相信本书的出版将丰富和加深我们对肥厚型心肌病的认识，促进我们对肥厚型心肌病合并心力衰竭的研究。这本书为心血管临床医生提供了一本宝贵的参考书，也可供全科医生、研究生和肥厚型心肌病的基础研究者参考。

张　健　韦丙奇

2015 年 9 月

目　录

第一章
肥厚型心肌病概述

　　肥厚型心肌病以左心室心肌肥厚为基本病理特点，需除外可引起心肌肥厚的其他心脏疾病和系统性疾病，如主动脉瓣狭窄、高血压、心肌淀粉样变、糖原累积病、Fabry病以及运动员心脏等。由于分子遗传学的发展，现已明确，肥厚型心肌病是一种常染色体显性遗传性疾病，是编码肌小节蛋白的基因突变所致，已经确定了至少8个这样的基因。根据国内外多个流行病学调查结果，全球不同地区肥厚型心肌病的患病率相近，约0.2%，在各种心肌病中是患病率最高的。因此美国心脏病学院基金会（ACCF）和美国心脏学会（AHA）2011年"肥厚型心肌病诊断和治疗指南"把肥厚型心肌病定义为一种常见的遗传性心脏病，在形态学上以不能解释的左心室心肌肥厚而心室腔通常不扩大为特点。

一、病理生理改变

肥厚型心肌病的病理生理改变与心肌肥厚的部位和程度有关，主要有以下几个方面：

1. 左室流出道梗阻或左室心腰部梗阻 左室流出道梗阻者，心肌肥厚的部位主要位于室间隔基底部，并突向左室流出道，造成左室流出道狭窄，在心脏收缩时狭窄的左室流出道内形成压力阶差，特别是在合并二尖瓣前叶前向运动（SAM）时，加重左室流出道梗阻。一般以左室流出道压力阶差≥30mmHg为左室流出道梗阻的诊断标准。在所有的肥厚型心肌病中，约1/3患者在静息时即有梗阻，又称梗阻性肥厚型心肌病；1/3患者在静息时无梗阻而激发试验后出现梗阻，为潜在梗阻性肥厚型心肌病；另1/3患者在静息和激发下均无梗阻，称为非梗阻性肥厚型心肌病。在罕见的情况下，肥厚的心肌主要位于左心室的中部，造成心腰部梗阻，从心腰部将左心室分为心尖部的高压腔和心底部的低压腔，心尖部的高压腔可向外膨出形成心尖部室壁瘤。不论是左室流出道梗阻还是左室心腰部梗阻，均可引起严重的血流动力学异常，造成心输出量减少、左心室后负荷增加，引起心肌缺血、恶性室性心律失常和心力衰竭。非梗阻性肥厚型心肌病患者不出现上述与梗阻有关的血流动力学异常。其中，以心尖部心肌受累为主的肥厚型心肌病称为心尖肥厚型心肌病，是非梗阻性肥厚型心肌病的特殊类型，预后较其他类型的肥厚型心肌病好。

2. 左室舒张功能不全 是肥厚型心肌病患者心功能不全的常见类型，这与心肌肥厚造成心室收缩和松弛不同步性增加、心室壁和心腔僵硬度增加有关。在心肌缺血、左室流出道梗阻患者，舒张功能不全更加容易发生。可出现活动时胸闷、气短等心力衰竭症状和钠水潴留的相应体征。

3. 左室收缩功能不全 虽然多数肥厚型心肌病患者的左心室腔不大，但少数肥厚型心肌病患者可以发展为左心室扩大和收缩功能降低，呈扩张型心肌病样改变，这常是肥厚型心肌病的晚期改变，表现为严重的心力衰竭，常合并各种心律失常。

4. 心肌缺血 在不合并冠心病的情况下，肥厚型心肌病本身即可引起心肌缺血。这是由于，在肥厚型心肌病患者，心壁内小冠状动脉的管壁常增厚而导致管腔狭窄，同时，单位体积心肌内小冠状动脉和毛细血管的分布相对不足，使心肌供血减少；而肥厚心肌的耗氧量增加，因此易于发生心肌缺血。

在运动量增加和情绪激动时可发作心绞痛症状。此时的症状和心电图表现均不易与冠心病心肌缺血相区分，需行冠状动脉造影或 CT 检查以明确。

5. 心律失常 肥厚型心肌病患者可以出现各种心律失常，并出现相应的临床症状如心悸、胸闷、黑蒙、晕厥等。致命性的室性心律失常如持续性室性心动过速、心室颤动或扑动，严重的缓慢性心律失常如窦性停搏、窦房阻滞或房室阻滞，是造成患者猝死的重要原因。室上性快速心律失常如房颤、房扑、阵发性室上性心动过速等，可使患者的血流动力学恶化而诱发心力衰竭。合并房颤者的血栓栓塞危险增加。

二、临床表现

肥厚型心肌病可发生于各年龄患者，多数无明显临床症状，预期寿命正常。这些患者只是在健康体检或家系筛查时经超声心动图检查而诊断。在一些肥厚型心肌病患者，可出现下列症状和体征。

1. 症状 如胸闷、气短、心悸、胸痛、黑蒙、晕厥等，活动和休息时均可出现，以劳累和情绪激动时更易发作，休息后缓解。出现严重并发症如心律失常、心力衰竭时则表现出相应的症状。少数患者可以发生感染性心内膜炎而出现相应的症状如发热、心悸、气短等。有的患者首发表现即为猝死。

2. 体征 在梗阻性肥厚型心肌病患者，心脏听诊可在心前区闻及收缩期喷射性杂音。合并房颤时，出现心音强弱不等、心律绝对不齐和脉搏短绌等表现。合并心力衰竭时可以出现肺部湿性啰音、胸腔积液、颈静脉充盈、肝脏肿大、腹腔积液、下肢水肿等体征。

三、实验室及辅助检查

对于肥厚型心肌病患者，应进行下列检查，以进一步判断肥厚型心肌病的类型及其合并症，如心律失常、收缩或舒张心功能不全、其他器官损害等。

1. 心电图 在肥厚型心肌病患者，仅有极少数的心电图是正常的。多数患者的心电图表现异常，可显示各种心律失常、病理性 Q 波、ST-T 异常。心尖肥厚型心肌病常有特征性的心电图改变：$V_2 \sim V_6$ 导联 T 波深倒，ST 段下移，而且在短期内没有动态变化。

2. 超声心动图 是诊断肥厚型心肌病的主要影像学检查。可以明确肥厚心肌的部位和程度，评价是否有左室流出道梗阻或心室中部梗阻，了解是否有左心室收缩或舒张功能不全，是否合并二尖瓣结构和功能异常，在合并感染性心内膜炎时发现赘生物等。但对于心尖肥厚型心肌病，由于肥厚心肌局限于心尖部，以及经胸超声检查时的声窗限制，可能造成漏诊。

3. X线胸片 对肥厚型心肌病没有诊断价值，但在肥厚型心肌病合并心力衰竭或肺部感染时，有助于病情判断。

4. 磁共振成像 是评价和诊断肥厚型心肌病的重要影像学方法，能对心肌肥厚的部位和程度做出准确的评价。

5. 动态心电图 对于发现和监测各种心律失常有重要价值，特别是对于评价患者的猝死危险有重要意义。

6. 各种化验检查 包括生化全项、血常规、尿常规、甲状腺功能等。对合并心力衰竭等重症患者，应进行血气分析、血浆 BNP/NT-proBNP 浓度、浆膜腔积液化验等检查。

四、诊断和临床评价

（一）肥厚型心肌病的诊断和鉴别诊断

首先明确是否有心肌肥厚，主要依据超声心动图等影像学检查，通常以最大室壁厚度≥15mm 为成年人心肌肥厚的诊断标准，室壁厚度在 13～14mm 时为临界增厚，若有肥厚型心肌病的家族史，则仍可诊断为肥厚型心肌病。

在做出肥厚型心肌病诊断之前，需明确是否有以下可造成心肌肥厚的心脏病和全身性疾病，并注意排除运动员心脏等生理情况。

1. 高血压 有明确的高血压病史，其室壁增厚多为对称性的均匀增厚。肥厚型心肌病也可以合并高血压，此时以非对称性的室间隔或心尖部心肌肥厚为特点，遗传学检测有助于进一步确定诊断。对降压治疗的反应也有助于鉴别诊断，若良好控制血压半年后，室壁厚度能减轻，则支持是高血压造成的心肌肥厚。

2. 主动脉瓣狭窄 其有典型的体征，即心脏听诊可闻及明确的收缩期吹风样杂音，以胸骨右缘第 2 肋间为著，向颈部传导；超声心动图可以明确主动脉瓣病变；其室壁增厚的特点为对称性的均匀增厚。

3. 有心肌肥厚表现的其他疾病 如线粒体病、Fabry 病、糖原累积病、心肌淀粉样变等。这些疾病临床罕见，而且常合并心脏以外器官系统的异常，如神经肌肉病变、肝脏病变等。

对于已明确诊断的肥厚型心肌病患者，应进行家系调查，对其一级亲属进行心电图和超声心动图检查，及早发现尚未出现临床症状的肥厚型心肌病患者。有条件者可进行遗传学检查以明显致病基因。

（二）是否有左室流出道梗阻

在肥厚型心肌病人群中，约 1/3 患者静息时有左室流出道梗阻，即在心室收缩期左室流出道峰值压差 ≥30mmHg，另有 1/3 患者静息时无左室流出道梗阻，但在运动或药物激发下左室流出道峰值压差 ≥30mmHg，即有潜在梗阻。有左室流出道梗阻者，称为梗阻性肥厚型心肌病，其发生心力衰竭、猝死的危险均显著高于无梗阻的患者，因此，评价是否存在左室流出道梗阻及梗阻的程度是肥厚型心肌病临床评价的重要方面，对判断患者预后和指导临床治疗均有重要意义。超声心动图是判断是否有左室流出道梗阻及其程度的主要方法。磁共振成像也有助于判断是否有左室流出道梗阻及其程度。必要时可行左心室造影，直接测量左心室腔和左室流出道内的压力，据此计算左室流出道峰值压差，判断左室流出道梗阻程度。对于左室流出道峰值压差 ≥50mmHg 者，应分析是否需要外科手术治疗或室间隔化学消融术（详见第七章和第八章）。

（三）心功能评价

多数肥厚型心肌病患者的心功能正常，部分患者可以出现左心室舒张功能或收缩功能不全，并可在此基础上发生心力衰竭。其中，左室舒张功能不全最常见。一些患者在病程的晚期出现左室收缩功能降低。少数情况下可合并感染性心内膜炎而发生心力衰竭。肥厚型心肌病合并的心力衰竭常常是左心衰，或以左心衰为主的全心衰。心力衰竭的临床评价要结合症状、体征、胸片、心电图、超声心动图及血浆 BNP/NT-proBNP 等多个方向面进行综合评价。

（四）心律失常监测

肥厚型心肌病患者可以出现各种心律失常，及时发现各种可加重患者病情甚至导致猝死的心律失常，是肥厚型心肌病病情评价的又一重要方面，主要是通过常规心电图、24~48 小时动态心电图、住院患者的持续床旁心电监测等，来发现和确定出现的心律失常。为临床判断预后、制订治疗方案提供依据。

（五）猝死危险分层

肥厚型心肌病是青少年猝死的主要病因之一，约 1/3 的青少年猝死者患有肥厚型心肌病。肥厚型心肌病患者的年猝死发生率约 1%。对于发生过持续性室速或室颤的肥厚型心肌病患者，年猝死率约 10%。因此，对每个肥厚型心肌病患者均需评价猝死危险。主要从下列几方面来评价猝死危险：

1. 恶性室性心律失常发生情况：曾发生过室颤而成功复律者，或发生过持续性室速，或心源性猝死心肺复苏成功者，这些均是猝死高危患者，需植入 ICD 治疗以预防猝死。

2. 询问心源性猝死家族史。

3. 病史中有不明原因的晕厥症状发作。

4. 心电监测发现频率超过 120 次/分的非持续性室速。

5. 影像学检查发现最大室壁厚度≥30mm。

6. 影像学检查有左室流出道梗阻者。

7. 运动时血压反应异常：运动时血压升高没有达到 20mmHg，甚至降低超过 20mmHg。

8. 磁共振成像发现延迟强化征象。

（六）临床合并症评价

1. 其他心血管危险因素检测 如高血压、高血脂、糖尿病等。

2. 冠心病 部分肥厚型心肌病可合并冠心病，特别是在有各种心血管危险因素的患者。因二者均可出现心绞痛症状，心电图均可表现 ST-T 异常和病理性 Q 波，因此其鉴别诊断需行冠脉造影或 CTA 检查以明确。在二者合并存在时，其治疗方法的选择有所不同。

3. 其他系统器官功能评价 如呼吸衰竭、肾功能不全、肝功能异常等。

五、治　疗

（一）一般治疗

1. 限制体力劳动和运动量 是对所有肥厚型心肌病患者的基本要求，不论肥厚型心肌病的类型及是否有临床症状。由于肥厚心肌的病理改变，使得患者易于在运动时发生心肌缺血、心律失常。在梗阻性肥厚型心肌病，运动还可诱发和加重左室流出道梗阻，诱发心衰甚至猝死。因此这些患者应避免参加竞技性体育运动和重体力劳动。但可以参加一些轻度的有氧运动。

2. 控制其他心血管危险因素 如高血压、糖尿病和高血脂。合并高血压者的降压药物选择，在梗阻性肥厚型心肌病患者要慎用扩张血管药。

（二）药物治疗

药物治疗是肥厚型心肌病的基础治疗，多数患者经药物治疗可缓解或减轻心绞痛、心悸、气短等症状。

1. β受体阻滞剂　通过降低交感神经活性，产生负性肌力、负性心率和抗快速心律失常作用。有助于降低心肌耗氧量，降低心室壁张力，改善舒张功能，减轻左室流出道梗阻，减少快速心律失常的发生及控制心动过速的心率。在收缩功能降低的患者，β受体阻滞剂能降低总死亡率、猝死率和再住院率，改善患者的预后。因此是肥厚型心肌病的基本治疗药物。

（1）适用于所有有症状如心绞痛或气短的肥厚型心肌病患者，无论有无左室流出道梗阻和收缩功能是否降低。

（2）避免用于低血压者、有窦性心动过缓、严重房室传导阻滞和支气管哮喘的患者。

（3）依据心率和血压调整剂量。

2. 非二氢吡啶类钙拮抗剂　如维拉帕米和地尔硫䓬，具有类似于β受体阻滞剂的负性肌力和减慢心率作用，可改善舒张功能，预防和减轻心肌缺血。

（1）适用于所有有症状如心绞痛或气短的肥厚型心肌病，若β受体阻滞剂效果不佳或因禁忌证而不能应用时，可用维拉帕米或地尔硫䓬。

（2）因其减慢心率和房室传导的作用，避免用于有窦性心动过缓和严重房室传导阻滞者；因其扩张血管作用，在低血压者和梗阻性肥厚型心肌病左室流出道压力阶差很高者避免使用；因其负性肌力作用，在合并收缩性心力衰竭患者禁用。

（3）依据心率和血压调整剂量。

3. 双异丙吡胺　具有负性肌力作用。在梗阻性肥厚型心肌病应用β受体阻滞剂或（和）维拉帕米不能有效控制胸痛、气短等症状时，可与β受体阻滞剂或维拉帕米联合应用以增加疗效。因其可能增加房颤时的房室传导，不单独应用于合并房颤的患者。

4. 血管紧张素转换酶抑制剂或血管紧张素Ⅱ受体拮抗剂　在非梗阻性肥厚型心肌病可用，特别是在发生收缩功能降低的心力衰竭时，血管紧张素转换酶抑制剂或血管紧张素Ⅱ受体拮抗剂有改善预后的作用，但在梗阻性肥厚型心肌病有可能加重左室流出道梗阻而应禁用。

5. 在梗阻性肥厚型心肌病患者，下列药物有可能加重左室流出道梗阻而应避免应用　二氢吡啶类钙拮抗剂硝苯地平，血管紧张素转换酶抑制剂，血管紧张素受体拮抗剂地高辛，β受体激动剂多巴胺、多巴酚丁胺、肾上腺素等。

（三）非药物治疗

1. 外科手术和介入治疗 用于梗阻性肥厚型心肌病患者。此时，肥厚的室间隔是造成左室流出道狭窄的根本原因，在此基础上合并二尖瓣向前运动而加重了左室流出道梗阻，这种机械性梗阻可导致严重的血流动力学障碍：一方面，左心室血液不能顺利进入体循环，造成心脑供血不足而发生心绞痛、晕厥甚至猝死；另一方面，左心室收缩期后负荷增加，心功能受损而发生心力衰竭。为纠正这一血流动力学异常，目前已经发展了外科手术和介入治疗2种非药物治疗方法，在药物治疗无效的患者，均可有效减小室间隔的厚度从而缓解左室流出道梗阻。外科手术方法是切除肥厚的室间隔心肌，同时对并存的异常二尖瓣进行修复或置换，能比较彻底地缓解左室流出道梗阻，目前是难治性梗阻性肥厚型心肌病的标准治疗方法，在合并二尖瓣病变、感染性心内膜炎或冠状动脉病变需要手术治疗的病人更为合适，对年轻患者和室间隔显著肥厚（如室间隔厚度大于30mm）者为首选治疗，其经典术式已应用于临床50年，在经验丰富和技术成熟的治疗中心，单纯心肌切除术的死亡率低于1/万。长期随访的结果表明，成功手术后的患者的长期生存率与正常人接近。但外科手术创伤较大，一些患者不能接受，对于高龄和合并其他慢性疾病如呼吸系统疾病者手术风险增加。因此，近20年来又成功地发展了梗阻性肥厚型心肌病的介入治疗方法，称为经皮室间隔肥厚心肌消融术（PTSMA），也称酒精室间隔消融术，该方法是通过冠状动脉造影技术确定供应肥厚室间隔心肌的冠状动脉分支血管——间隔支，再选择性地对确定的间隔支注入无水酒精，人为造成肥厚室间隔心肌的缺血、坏死，使肥厚的室间隔变薄，从而缓解左室流出道梗阻。PTSMA具有创伤小，易于为病人接受的特点，对于外科手术风险大的患者可选择此治疗方法，对于适合外科手术但患者不能接受手术治疗者可选择PTSMA，同样可以达到解除左室流出道梗阻的效果。但PTSMA也有其自身的局限性，即手术的效果除依赖于术者的经验和技术外，还取决于靶血管的解剖结构和有无交通支等情况，室间隔严重肥厚者，如室间隔厚度大于30mm者，PTSMA的效果也较差。不论是外科心肌切除手术还是PTSMA，均应首先经药物治疗以缓解心绞痛和气短等症状，在药物治疗不能控制症状时才选择非药物治疗。

2. 起搏器 曾经有在HOCM患者应用双腔起搏器治疗而成功降低左室流出道梗阻的报道，其原理是通过起搏右室心尖部而改变心室的起搏顺序，使室间隔延迟收缩，同时因心室收缩不同步而收缩力降低，从而减轻左室流出道梗阻。虽然在某些临床实验中，双腔起搏可以明显改善症状和降低压差，但在随机临床实验中，其疗效却值得怀疑，仅有不到40%的病人受益，甚至在有些临床对照研究中提示：起搏器植入治疗导致的症状缓解，仅仅是安慰剂效应，而非真正的改变疾病状态。目前，一般认为此方法仅适用于那些不适用其他治疗方法且心动过缓的患者。

（四）合并症的治疗

1. 心律失常的治疗 对肥厚型心肌病合并心律失常的治疗，首先是治疗增加猝死危险的心律失常，如持续性室性心动过速、心室颤动或扑动。在这些心律失常发作时要及时电复律，并口服胺碘酮等药物预防其反复发作，植入心律转复除颤器（ICD）以预防猝死。对于缓慢性心律失常，则植入永久心脏起搏器。对于快速心室率的房颤或房扑，若诱发急性血流动力学异常而出现急性心力衰竭甚至心源性休克时，需紧急电复律治疗，为控制房颤或房扑的反复发作可口服胺碘酮，部分患者也可进行射频消融治疗，但复发率较高。β受体阻滞剂可减少室性和室上性快速心律失常发生，控制房扑或房颤时的快速心室率。维拉帕米（异搏定）对减少房性心动过速有一定治疗作用。

2. 心力衰竭的治疗

（1）生活管理：限制日常活动量、摄入体内的液体量和进食量，以减轻心脏负担。注重避免剧烈情绪波动，保持平和心态。

（2）急性失代偿心力衰竭的治疗：依据对病情的评估采取相应的治疗措施，包括：①对于有低血压和休克表现者，应用多巴胺、去甲肾上腺素等血管活性药静脉泵入，以迅速纠正低血压和休克；②依据钠水潴留的程度应用适当剂量的襻利尿剂，以有效消除钠水潴留有关的症状和体征，在利尿效果不佳时可应用静脉超滤，胸腔或腹腔积液量大者予穿刺引流；③纠正缺氧，依据低氧程度，可选择鼻导管吸氧、面罩吸氧、无创呼吸机、甚至气管插管和呼吸机人工通气治疗；④控制和消除各种诱发和加重心力衰竭的因素，如控制感染、预防和纠正心律失常等；⑤保持内环境稳定，及时检测和纠正电解质紊乱和酸碱平衡失调；⑥对合并感染性心内膜炎者，积极抗生素治疗，待体温正常4周后，择期外科手术治疗，或经积极药物治疗不能有效控制心力衰竭的病情时，可考虑急诊外科手术治疗。

（3）慢性心力衰竭的治疗：①口服维持量的利尿剂，以预防水钠潴留及其相关症状；②β受体阻滞剂，无论是梗阻性还是非梗阻性的肥厚型心肌病，在血压不低、心率不慢的情况下，口服适当剂量β受体阻滞剂有助于消除症状，减轻心脏负担，对于收缩性心力衰竭者尤其合适；③ACEI/ARB，应用于非梗阻性肥厚型心肌病，特别适合呈收缩性心力衰竭者；④地高辛，在非梗阻性肥厚型心肌病合并收缩性心衰和快速心室率的房颤时可以应用。

（4）晚期重症心衰的治疗：可考虑植入机械辅助装置和心脏移植。

（韦丙奇　张　健）

参 考 文 献

1. 2011 ACCF/AHA Guideline for the Diagnosis and Treatment of Hypertrophic Cardiomyopathy：A Report of the American College of Cardiology Foundation/American Heart Association Task Force on Practice Guidelines. JACC，2011，58：1-49.
2. 2014 ESC Guidelines on diagnosis and management of hypertrophic cardiomyopathy. Euro Heart J，2014，35：2733-2779.

第二章
肥厚型心肌病合并心力衰竭典型病例

　　肥厚型心肌病合并心力衰竭时有什么临床表现和特点？如何诊治？相关的指南和教科书都没有明确的描述。本章的8个典型病例给我们呈现了肥厚型心肌病合并心力衰竭等并发症时的各种临床表现和治疗过程。从中可以看出，肥厚型心肌病合并心力衰竭的表现是丰富多彩的，既可呈限制性血流动力学特点，也可呈扩张型心肌病的表现；可以表现为显著的收缩性心力衰竭，也可是单纯的舒张性心力衰竭；可以因左室流出道梗阻而发生心力衰竭，也可以是左心室中部梗阻合并心尖部室壁瘤；可以发生感染性心内膜炎而导致心力衰竭，也可以在心尖肥厚型心肌病患者出现典型的心力衰竭；有时虽然合并了严重的冠心病甚至心肌梗死，但由于成功的外科手术治疗和介入治疗，而保持了相对正常的心功能状态。有些病例虽有肥厚型心肌病的影像学表现，但却是其他少见病因导致，如巨细胞性心肌炎。让我们在这些生动的典型病例中，体会肥厚型心肌病合并的心力衰竭的特色吧。

病例1 呈限制性血流动力学表现的肥厚型心肌病

韦丙奇　张健　张宇辉　周琼　黄燕

【基本病情】

这是一位55岁的女性患者。当她于2009年8月21日第一次来到阜外医院急诊室时，其严重的全身水肿表现令接诊的医生非常吃惊。当时查体所见：血压138/84mmHg，心率142次/分，房颤律。患者不能平卧，端坐位。口唇发绀，颜面及全身水肿，颈静脉怒张。心浊音界向两侧扩大，心音强弱不等，心律绝对不齐，胸骨下端左侧闻及Ⅱ/6级收缩期吹风样杂音。呼吸急促，25次/分，双肺呼吸音低，左肺闻及湿性啰音。两个乳房肿大如两个面袋子，垂在胸腹前，侧卧转身时需先用手把两个肿大的乳房翻转过来。腹部膨隆，似怀孕8个月的孕妇，腹壁可见显著的"妊娠纹"，肝大平脐、质中等硬度、轻度压痛，没有结节感，腹水征阳性。双下肢重度凹陷性水肿，下肢皮肤有水泡、溃烂，皮肤颜色暗紫，有色素沉着。

患者发生这么严重的全身水肿？是什么疾病导致的呢？

从病史中得知，患者出现"间断心慌、气短已16年，伴全身水肿已5年"。

患者16年前开始出现活动时心慌、气短，休息后缓解，这位北京郊区的农村妇女选择了看中医门诊，间断服中药治疗，并未明确诊断。5年前上述症状加重，出现气短不能平卧伴全身水肿，就诊于北京市某三甲医院，这是她第一次进行心脏病的相关检查。当时的心电图示心房颤动、心室率87次/分、ST-T异常。超声心动图报告：双房大（左房66mm×55mm、右房54mm×64mm），左室（舒张末内径47mm）和右室（前后径24mm）不大，室间隔显著非对称性肥厚，最厚处28mm，余室壁厚度正常（左室后壁厚度11mm），左室流出道宽15mm，静息状态下无左室流出道梗阻，三尖瓣少量反流，估测肺动脉收缩压52mmHg，肺动脉内径增宽，超声诊断为"非对称性肥厚型心肌病"。胸部 X 线片报告双下肺片絮状阴影，全心增大。化验血常规示贫血，血红蛋白 7.2 ~ 8.9g/L。诊断为"心律失常、心房颤动，肥厚型心肌病，冠心病不除外，心功能 Ⅲ 级，高血压 1 级，缺铁性贫血（中度）"。予阿司匹林、单硝酸异山梨酯、合心爽、地高辛、阿米洛利、硫酸亚铁和叶酸等治疗，病情好转出院。

这一最初的诊治记录显示患者当时心脏的基本病变：室间隔非对称性肥厚，双心房增大、双侧心室不大，左心室射血分数（LVEF）不低，持续性心房颤动，无明显的瓣膜病变、先天性的结构性心脏病和心包疾病，冠心病虽不能除外，但没有典型的心绞痛和心肌梗死病史。那么患者是肥厚型心肌病吗？

患者此后断续的治疗中病情逐渐加重，间断出现胸憋气短不能平卧，全身水肿，腹部膨隆。特别是近 3 年内，患者每隔 6 ~ 10 个月就因"胸憋和水肿加重"而住院治疗。据患者就医记录，2006 年 6 月，患者因"喘憋不能平卧，伴腹胀、右上腹痛、下肢水肿"在当地中医院住院诊治，ECG 示心房颤动，最快心率 134 次/分，血压 160/90mmHg。入院后行动态血压监测平均血压 122/72mmHg，24 小时血压偶见偏高。化验见高胆红素血症，总胆红素 69.6μmol/L、结合胆红素 24.4μmol/L、非结合胆红素 45.1μmol/L，未见低蛋白血症、贫血、高血脂等，空腹血糖正常（5.9mmol/L）、餐后 2 小时血糖 18.3mol/L。经毛花苷丙等控制心室率，呋塞米等利尿治疗，12 天后症状好转出院，复查胆红素恢复正常范围。2006 年 12 月患者病情再次加重，因"胸憋不能平卧，伴咳嗽、咳白痰 2 个月"住上述中医院，当时查体记录患者端坐位，血压 120/80mmHg，心率 140 次/分，双肺有湿啰音，双下肢中度凹陷性水肿。心电图示心房颤动。超声心动图示双房大（心尖四腔图示：左房 52mm×73mm、右房 51mm×73mm），室间隔增厚（15.4mm），左室后壁厚度 11mm，室间隔厚度与左室后壁厚度之比≈1.4，双室不大（左室舒张末内径 44mm、右室 22mm），左室流出道（LVOT）流速未见明显加快。化验见高胆红素血症（总胆红素 40.9μmol/L、结合胆红素 23.5μmol/L、非结合胆红素 17.4μmol/L），空腹血糖增高（7.4mmol/L）。经利尿、控制心室率、控制血糖等治疗，13 天后症状好转出院。出院后口服呋塞米 20mg qd、螺内酯 20mg qd、阿替洛尔（氨酰心安）6.25mg qd 等。2007 年 10 月再次因"喘憋不能平卧和周身水肿半月"住上述医院，入院时端坐位，血压 140/90mmHg，快速房颤，心室率 140 次/分，双肺呼吸音低，肝大肋下 7cm，全身水肿。

UCG 示双房右室大（右室 37.3mm），室间隔厚 21mm，左室后壁厚 11mm，三尖瓣中量反流，肺动脉高压。胸片示肺水肿。血液化验示高胆红素血症（总胆红素 99.5μmol/L、结合胆红素 50.1μmol/L、非结合胆红素 49.4μmol/L）。经上述类似治疗 17 天病情好转出院。

从患者在这同一家医院的 3 次住院记录中可以看出患者病情的基本特点：每次都表现为严重的全心衰，伴有快速房颤，血压正常或偏高；超声心动图所见心脏的改变是双房扩大和室间隔增厚，而没有明显的瓣膜病变和心包病变，左室收缩功能正常；胆红素明显升高；静脉应用利尿治疗可以有效缓解病情。从这些检查和治疗的反应中分析，可以明确除外瓣膜性心脏病和先天性的结构性心脏病，心包疾病可以基本除外；冠心病虽不能除外，但没有明显的相关症状、心肌酶学改变和心电图演变；心肌病变以室间隔肥厚和双房大为主，可排除扩张型心肌病，那么肥厚型心肌病的诊断应该是有证据的，但这能够解释患者的病情吗？

2008 年 2 月 15 日，患者病情再次加重，这次她被家属送到了北京市另一著名的三甲医院并被收住院诊治。据病历记录，当时的血压 150/90mmHg，心率 135 次/分，全身重度凹陷性水肿，腹部明显膨隆。UCG 示双房（左房 68mm×50mm、右房 66mm×47mm）右室大（25mm），室间隔厚 15mm，左室后壁 11mm，左室舒张末内径 48mm，LVEF 72%，左室流出道未见收缩期血流加速，二尖瓣少量反流，三尖瓣大量反流，肺动脉收缩压 50mmHg。X 线胸片示两肺淤血渗出，心脏普大，少量胸腔积液。腹部 B 超报告淤血性肝肿大，腹腔积液。诊断为"肥厚型心肌病，心脏扩大，心房颤动，心功能 Ⅲ～Ⅳ级；2 型糖尿病；缺铁性贫血；亚临床甲减"。经加强利尿、控制心率、控制血糖、华法林抗凝等治疗，1 个半月后，于 3 月 31 日病情好转出院。出院带药：阿替洛尔 25mg bid、托拉塞米 5mg qd、螺内酯 20mg qd、华法林 3mg qd、阿卡波糖 50mg tid、硫酸亚铁 0.1g tid、叶酸 5mg tid 等。出院后坚持服药，定期在该三甲医院门诊随诊治疗，曾因出现便血而停服华法林。其间曾复查腹部 B 超显示仍有"大量腹水"。出院 8 个月后（即当年 11 月）因气短不能平卧，胸片示右侧大量胸腔积液（至第 2 前肋水平），再次在该三甲医院住院诊治。在利尿等治疗基础上，反复胸腔穿刺抽液 7 次，每日引流胸腔积液约 1500ml，腹腔穿刺引流 1 次，胸腹水均呈黄色渗出液，病理检查不除外间皮瘤，在血清、胸腔积液和腹水中肿瘤标记物 CA125 均明显升高，考虑恶性积液可能性大。曾化验甲状腺功能异常，FT$_3$ 2.88pmol/L、FT$_4$

18.8pmol/L、TSH 11.08μIU/ml，予口服优甲乐 12.5μg qod，2 周后心率上升至 140～150 次/分，复查甲状腺功能 FT₃ 3.25pmol/L、FT₄ 18.33pmol/L、TSH 10μIU/ml，停优甲乐。复查 UCG 示双房增大（左心房69mm×61mm，右心房 65mm×66mm）和右心室增大（24mm），室间隔增厚（22mm），左室后壁 13mm，左室不大（左室舒张末内径42mm），LVEF 73%，左室流出道未见收缩期血流加速，三尖瓣中量反流，肺动脉收缩压 64mmHg，下腔静脉明显增宽。住院期间口服阿替洛尔 25mg bid 至 31.25mg（早）+25mg（晚）、阿卡波糖 50mg tid、托拉塞米 10mg qd、氯沙坦 25mg qd、曲美他嗪 20mg tid 等治疗。患者住院治疗近 2 个月，至 2009 年 1 月 20 日，病情仍未控制，仍不能平卧，带胸腔引流管自动出院。出院后一方面坚持口服上述药物，另一方面持续右侧胸腔引流，如此治疗半年，至 2009 年 7 月，气短再次加重，胸腔引流管不畅，并且腹水增多，再次在该三甲医院就诊，腹部 B 超显示大量腹水，双侧胸腔积液，胸部 CT 示双肺多发实变及磨玻璃样密度影，考虑炎症；右肺结节（2.7cm×2.8cm），右侧斜裂增厚，考虑叶间积液伴包裹性积液形成；双侧胸腔积液；心脏增大。这一年多来的诊治经过告诉我们，患者的病情没有得到有效控制，甚至在加重，特别是出现了顽固性胸腔积液和腹水；而患者的心脏病变并没有明显的进展，仍然是室间隔增厚和双房增大，同时也发现一些可能加重病情的心脏外因素，如甲状腺功能异常，可疑的间皮瘤。

因治疗效果欠佳，患者于 2009 年 8 月 21 日来到我院（中国医学科学院阜外医院）急诊科，体检所见正如前述。心电图仍示心房颤动，UCG 示室间隔增厚和双房扩大。血气分析显示明显低氧血症，PaO₂ 55mmHg。面对如此病情，在鼻导管吸氧、应用毛花苷丙控制心室率的同时，重在加强利尿治疗以有效消除钠水潴留，初以呋塞米 40～60mg/小时，持续静脉泵入，最初 6 天每日出入量负平衡 2000～3000ml，此后每日注射呋塞米 60～80mg，保证每日出入量负平衡约 1000ml。经 16 天治疗，患者全身水肿基本消退，心率和血压稳定，夜间可以平卧入睡。这一良好的治疗效果令患者和家属非常欣喜，因为近 1 年多来，病人从来没能躺平睡觉，始终插着胸腔积液引流管，每天引流出 1000ml 多的胸腔积液，全身水肿也未完全消退。仅从这一治疗效果看，基本上否定了胸膜间皮瘤造成胸腹水的可能。患者没有住院进一步诊治就从急诊留观室回家了，出院后最初坚持服用下列药物：呋塞米 40mg qod（单日服）、托拉塞米 40mg qod（双日服）、螺内酯 20mg tid、地高辛 0.25mg qd、酒石酸美托洛尔12.5mg（早）+6.25mg（晚）、氯化钾缓释片。可是，这种疗效没能维持长久，在1个月后患者胸憋、气短症状和全身水肿表现再次出现并逐渐加重，于2009年11月5日再次就诊我院急诊科，为进一步诊治以"肥厚型心肌病，心脏扩大，心律失常，心房颤动，心功能Ⅳ级"收入心力衰竭监护病房。

既往史：发现糖尿病3年，否认高血脂和高血压。

家族史：患者有哥哥一个，猝死，生前确诊患"肥厚型心肌病"。

个人史：无烟酒嗜好，无过敏史。

月经生育史：育2女，均健康，曾行心电图和UCG检查未见异常。

入院时查体

血压124/66mmHg，心率75次/分，房颤律。半卧位。口唇发绀，颜面及全身水肿，颈静脉怒张。心浊音界向两侧扩大，心音强弱不等，心律绝对不齐，胸骨下端左侧闻及收缩期Ⅱ/6级吹风样杂音。双肺呼吸音低，未闻及干湿性啰音。腹部显著膨隆，肝大肋下5cm、质中等硬度、轻度压痛，腹水征阳性。双下肢明显凹陷性水肿，下肢皮肤色素沉着。

病情初步分析和判断

从上述患者的临床表现、病情变化和诊治的过程，可以初步判断患者的基础心脏病是肥厚型心肌病，其依据是院外多次超声心动图所显示的室间隔肥厚，而没有可能引起左室肥厚的主动脉瓣狭窄病变，其肥厚型心肌病的家族史也为肥厚型心肌病的诊断提供了依据，该患者没有肯定的高血压病，虽然在几次心力衰竭症状急性加重时血压偏高，但在患病之前和每次急性心力衰竭缓解后血压均不高，因此认为患者的心肌肥厚可以排除高血压原因。但疑问是，如此严重的全身性水肿是肥厚型心肌病造成的吗？是否还有其他因素参与了病情的变化？因此有必要对患者进行全面的检查以明确整体病情。

实验室检查

血常规显示：白细胞和血小板正常，轻度贫血（小细胞低色素性），血红蛋白94克/L。尿常规和便常规基本正常。血液生化示：ALT 13U/L、总胆红素35.8mmol/L、结合胆红素14.4mmol/L、肌酐176μmol/L、尿素氮15.2mmol/L、尿酸591μmol/L、总蛋白64.2g/L、白蛋白33.5g/L。电解质和心肌酶正常。血沉8mm/h。抗链球菌溶血素"O"104.0IU/ml，C反应蛋白4.48mg/L，类风湿因子<20.0IU/ml。血气分析正常：pH 7.441，二氧化碳

分压 38.00mmHg，氧分压 77.10mmHg，剩余碱（全血）1.30mmol/L，剩余碱（细胞液）1.20mmol/L。甲状腺功能异常：促甲状腺素 8.36μIU/ml↑（正常值 0.35~5.5），T_3 和 T_4 正常。BNP 422pg/ml。

心电图（图 2-1-1）

心房颤动，心室率 80 次/分，Ⅰ 和 aVL 导联有病理性 Q 波，肢体和胸前导联 ST 段下移、T 波倒置。这些改变支持心肌病变的诊断。而且这种改变与外院时的表现比较无明显动态变化。

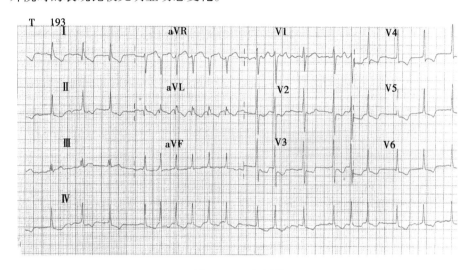

图 2-1-1　心电图

胸部 X 线片（图 2-1-2）

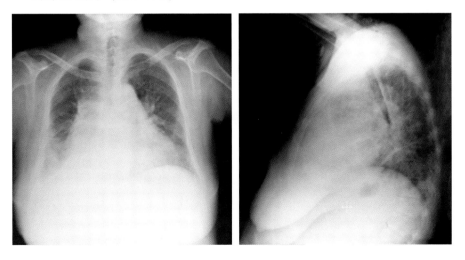

图 2-1-2　心脏远达片

双肺淤血，心界扩大，正位片心影呈烧瓶样，右侧少量胸腔积液，心胸比0.66。这一表现既是心衰的重要依据，同时烧瓶样心影也提示其心肌病变可能为限制型心肌病，是否合并缩窄性心包炎也需予以明确。

超声心动图（图2-1-3和图2-1-4）：双房右室扩大，左室舒张末内径47mm，LVEF 55%，室间隔肥厚（19mm），左室后壁厚度10mm，右室流出道和肺动脉内径增宽，左室流出道内径正常，少量心包积液，下腔静脉内径增宽（35mm），三尖瓣大量反流，估测肺动脉收缩压61mmHg。

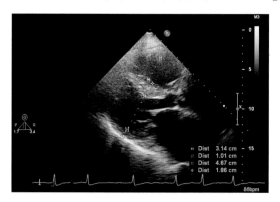

图2-1-3　超声心动图（左室长轴）：左室内径47mm，室间隔增厚约19mm

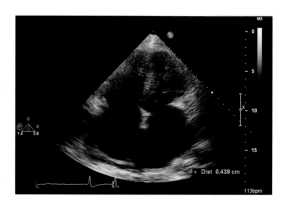

图2-1-4　超声心动图（心尖四腔图）：双房显著扩大

超声心动图所见心肌病变的特点是既有心肌肥厚的表现，又有限制型心肌病的表现，特别是心尖四腔位切面所见左心室不大，双房高度扩大，下腔静脉增宽，强烈提示限制性血流动力学改变的特点。而超声心动图所见排除了原发的瓣膜病变。为进一步明确心脏病的性质和特点进行了心脏MRI和

MDCT 检查。

心脏 MRI（图 2-1-5 ~ 图 2-1-7）所见：双房扩大，左房前后径 55mm，左右径 87mm，左室不大（左室最大舒张末横径 50mm），右室饱满，室间隔非对称性梭形肥厚，最厚约 17mm，余左室各壁厚度正常低限或偏薄（左室下壁 6 ~ 7mm），左室流出道未见明显梗阻征象，心包无增厚，心包腔见少量积液信号。二尖瓣少量反流信号，三尖瓣中量反流信号，上下腔静脉增宽，双侧少量胸腔积液，上腹部可见腹水征象。

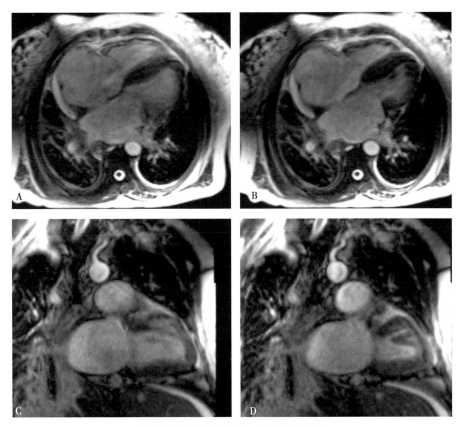

图 2-1-5 心脏 MRI：左室长轴切面

电影序列四腔位舒张末（A）和收缩末期（B）

左室两腔位舒张末（C）和收缩末期（D）

显然，MRI 所见心肌病变和心脏形态改变的特点与超声心动图结果一致，均既有心肌肥厚的证据，也提示限制性血流动力学改变的特点。那么，患者是限制型心肌病吗？特别是当心肌肥厚和限制性血流动力学改变同时存在时，可能是心肌淀粉样变等限制型心肌病的特征性影像学表现，也需考虑除外肥厚型心肌病合并缩窄性心包炎的可能。为此，进行了多排 CT 检查。

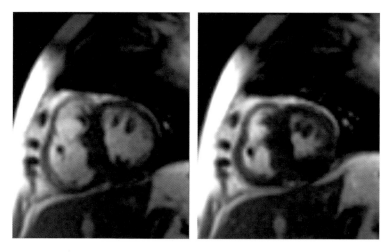

图 2-1-6 心脏 MRI：左室短轴切面

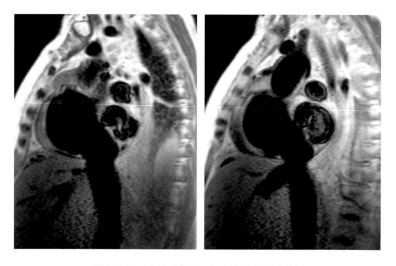

图 2-1-7 心脏 MRI：左房和上下腔静脉

MDCT（图 2-1-8、图 2-1-9）所见为：主肺动脉、左右肺动脉增宽，管径分别约 37mm、22mm、44mm（同水平升、降主动脉管径分别为 38mm、24mm），段以上肺动脉充盈良好。双房增大，上下腔静脉增宽，心包未见明显增厚及积液。结合心脏 MRI 表现，进一步除外了缩窄性心包炎的可能，也排除了肺动脉栓塞的可能。

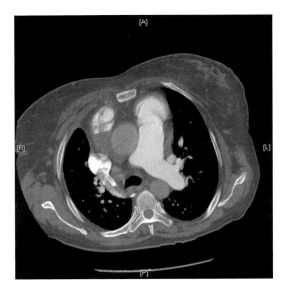

图 2-1-8　心脏 CT 横断面：肺动脉增宽

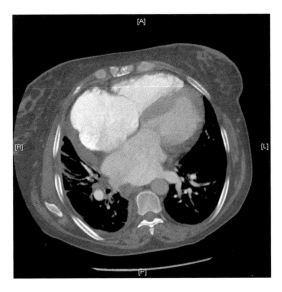

图 2-1-9　心脏 CT 横断面：双房明显扩大，室间隔增厚

24 小时动态心电图：心房颤动，心室率 58～99 次/分，平均 73 次/分，有偶发室性异位搏动（全程共 16 次）。

腹部 B 超：淤血性肝肿大，胆囊壁水肿，腹腔积液（111mm 液性暗区）。

上述检查所见，不但显示了心脏结构和功能改变的特点，而且显示了全身多个重要器官的功能改变情况：患者在心衰的同时合并有肾功能异常、肝功能异常、贫血、糖尿病、甲状腺功能异常等。

【诊断与鉴别诊断】

综合分析患者的症状、体征、病史和各项检查结果，其病情的特点是：其主要临床表现是全身水肿，包括肺部淤血水肿、肝脏淤血水肿、胸腔积液、腹腔积液、全身皮肤淤血水肿，而且这种水肿达到了非常严重的程度，呈现顽固性水肿的临床过程；根据患者客观检查的结果，患者有明确的心脏病变，同时合并肝功能和肾功能的轻度异常，因此认为这种严重的全身水肿是心衰的表现，肝功能和肾功能的异常是心衰恶化发展的结果而不是全身水肿的根本原因。那么心脏病变的性质是什么？患者是肥厚型心肌病吗？从患者 5 年来在多家医院就诊所作 UCG 检查的结果及患者这次到我院（中国医学科学院阜外医院）住院后所进行的 UCG、MRI 等影像学检查的表现，均显示患者心肌病变以室间隔肥厚为主要表现，结合患者有明确的肥厚型心肌病家族史，所以患者的病因诊断应该首先考虑"肥厚型心肌病"。而患者 UCG 和心脏 MRI 等影像学检查所见的左心室不大而双房显著扩大的心脏形态特点，肺动脉高压、下腔静脉显著扩张等血流动力学改变的特点，以及患者顽固性全身水肿的表现，让我们更加倾向于考虑其限制型心肌病的可能。而诊断限制型心肌病首要要排除缩窄性心包炎，根据 UCG、心脏 MRI 和 MDCT 等影像学检查未见心包增厚、钙化等病变，病史中也没有急性心包炎和结核等病史，因此缩窄性心包炎可以排除。在排除了合并缩窄性心包炎的可能后，患者的临床和影像表现均符合限制型心肌病的特点，特别是既有心肌肥厚改变，又有限制性血流动力学改变时，一种特殊类型的限制型心肌病如心肌淀粉样变的可能性则应该加以考虑和排除？若是心肌淀粉样变，其心电图常显示肢体导联低电压，胸前导联普遍呈 rS 型；UCG 显示普遍的室壁增厚而不是局限于室间隔，肥厚部位的心肌在二维超声心动图显示闪光颗粒，心脏 MRI 也常显示延迟强化的征象，这些改变在该患者均未出现，而且心肌淀粉样变的自然病程罕有长达 16 年的。因此，该患者是心肌淀粉样变的可能性不大。当然若要明确心肌淀粉样变则需心肌活检，鉴于患者病情严重且心肌活检对患者的具体治疗的实际指导意义不大，因此未进行心肌活检和其他部位的组织活检。那么该患者是应该诊断"肥厚型心肌病"？还是"限制型心肌病"？若从患者住院时的临床特点和影像表现看，诊断"限制型心肌病"有充分依据。但若从病史和最可能的病因分析，还是应该诊断"肥厚型心肌病"，其特殊性在于，该患者是有突出的限制性血流动力学改变的"肥厚型心肌病"。因此，其完整的诊断是"肥厚型心肌病、心脏扩大、三尖瓣重度关闭不全、二尖瓣轻度关闭不全、心律失常、心房颤动、偶发室性期前收缩、全心衰、心功能Ⅳ级；心源性肝硬化；腹腔积液（大量）；慢性肾功能不全；2型糖尿病；贫血（轻度）；亚临床型甲状腺功能减低"。

【治疗经过】

针对患者严重的、顽固的全身性水肿，以及合并的肝肾功能不全，治疗的目标首先是消除水肿，改善心力衰竭的相关症状，同时保护肝肾功能。入院后给予硝普钠静脉泵入，呋塞米80mg iv qod（单日），托拉塞米40mg iv qod（双日），口服地高辛片0.125mg qd、富马酸比索洛尔片2.5mg qd、卡托普利片6.25mg bid、螺内酯片20mg tid、纠正贫血，保护胃肠道等治疗。因肾功能不全、血钾偏高，停用螺内酯。根据利尿效果调整利尿剂用量，呋塞米每日200~240mg iv，能保证每日出入量负平衡约500~1000ml，未行腹腔积液穿刺引流。经40天治疗，患者下肢水肿和腹水逐渐消退，病情好转，静脉利尿剂改为口服。在利尿剂效果欠佳时曾给予冻干重组人脑利钠肽静脉泵入，利尿效果有改善。曾出现心室率慢至50次/分，停用地高辛，比索洛尔减为1.25mg qd，平时心率维持在60~75次/分。

经上述治疗后患者胸闷、憋气、水肿等症状逐渐好转。无明显咳嗽、咳痰，夜间可平卧位休息。查体：BP 113/58mmHg，HR 73次/分，房颤律，双肺呼吸音低，无干湿性啰音，颈静脉充盈减轻，肝大肋下2cm，压痛消失，腹水征阴性，双下肢水肿消退。病情缓解出院，予口服比索洛尔减为1.25mg qd、呋塞米60mg qod（单日服）和托拉塞米40mg qod（双日服）交替口服，及补钾药等长期治疗。

日常在上述口服药物治疗和严格限制入量的情况下，水肿和腹水仍有反复加重，在我院（中国医学科学院阜外医院）首次住院后2年间，患者每间隔6~8个月就因心衰症状加重而住院治疗1次，而且利尿剂效果越来越差，3次予以床旁血滤治疗以缓解肺循环和体循环淤血水肿，特别是腹水，最长超滤时间12天。曾行核素肾功能检查显示肾小球滤过率严重降低，左肾和右肾GFR分别为19ml/min和13ml/min。曾做漂浮导管检查见PCWP 24mmHg，CVP 24cmH$_2$O。曾考虑心脏移植，因肾功能严重低下而不能心脏移植。最终，患者在病情再次加重时，拒绝到医院治疗，20天后（于2012年1月4日）

病故于家中。

【讨论】

1. 有关诊断的探讨，即应该诊断为"肥厚型心肌病"还是"限制型心肌病"？

（1）患者有肥厚型心肌病的充分诊断依据：有肥厚型心肌病的家族史；有肥厚型心肌病的影像表现：超声心动图和心脏磁共振成像均见非对称性室间隔梭形增厚超过15mm。按照1995年WHO有关心肌病的分类定义和2011年美国AHA肥厚型心肌病诊断和治疗指南的定义，肥厚型心肌病是常染色体显性遗传病，其形态学特征是超声心动图和心脏MRI显示左心室壁增厚超过15mm，并排除可导致心肌肥厚的疾病，如高血压、主动脉瓣狭窄、心肌淀粉样变、糖原累积症、心脏结节病等，在临床上以猝死、心衰和心律失常为主要并发症，1年猝死发生率为1%，心衰发生率约为1%～3%。该患者符合该定义的要求，因此可诊断为肥厚型心肌病，其并发症在该患者主要表现为心衰。肥厚型心肌病的心衰主要是舒张性心衰，其中约10%可以发展为左室扩大、EF降低的收缩性心衰。该患者是LVEF正常的心衰。

（2）该患者同时具有限制型心肌病的特点，不论其临床表现还是影像学检查结果，如临床上以全心衰为主要表现，右心衰的症状和体征突出，肝脏淤血肿大，反复大量腹水，下肢重度水肿；UCG和MRI等影像学检查均显示：双房高度扩大，肺动脉高压，右心室扩大，上腔静脉和下腔静脉扩张。按照1995年WHO有关心肌病的分类定义和2006年美国有关心肌病的分类定义，限制型心肌病是一侧或双侧心室舒张受限，超声心动图表现为左心室内径正常或缩小，收缩功能正常，主要临床表现为心力衰竭。限制型心肌病的诊断是"功能＋形态"诊断，其包含了各种病因的心肌病变，如原发性限制型心肌病、心肌淀粉样变、糖原累积症、心脏结节病等。而肥厚型心肌病则是"病因＋形态"诊断，病因就是遗传，形态改变就是左心室肌肥厚，并且已经明确了8个遗传基因的1000多个突变位点。而原发性限制型心肌病也多为遗传所致，而且其遗传基因与肥厚型心肌病有重叠。有报道，部分携带肥厚型心肌病基因的患者可以表现为限制型心肌病而无明显的左心室肥厚。这就为临床诊断带来了困难，正如该患者的表现一样，当患者既有肥厚型心肌病的改变，又有限制性血流动力学改变时，该如何做出诊断？因为肥厚型心肌病合并的心衰以舒张性心衰为主要类型，即舒张期心室充盈受限，特别是在其病程的晚期，这种限制性血流动力学表现更加突出，与限制型心肌病更难鉴别。这时常常会诊断为限制型心肌病，而罕见有肥厚型心肌病呈限制性血流动力学改变的报道。

2. 肥厚型心肌病合并严重全心衰的治疗：如何消除钠水潴留？

从该患者的临床表现可知，当肥厚型心肌病合并严重全心衰时，临床常表现为严重的全身性水肿，此时患者多已至终末期，常合并有肝肾功能不全，这使得常规的利尿药物治疗效果不佳，呋塞米等利尿剂的剂量常超过一般用量的数倍。即使大剂量利尿剂，长期应用利尿效果也会逐渐减弱。在常规利尿剂无效时可加用 rhBNP 等新型有利尿作用的药物，常可产生较好的利尿效果。若仍无效，可选择非药物治疗方法如超滤。但这些治疗可以在短期内缓解钠水潴留的表现而不能改变心衰的自然病程。到该阶段时，由于肝肾功能异常，使得心脏移植难以实施。而如何早期预防病情的进展，还没有确切的治疗方法，还需要进一步的观察和研究。

【小结】

这是一例有限制性血流动力学改变的肥厚型心肌病，其肥厚型心肌病的诊断依据充分：多次超声心动图、心脏磁共振成像均显示非对称性室间隔肥厚，有肥厚型心肌病家族史，唯一的哥哥患肥厚型心肌病猝死。其临床表现的特点是以心力衰竭的症状和体征为主要表现，病程长达 16 年以上，多次因严重的全身性水肿住院，体循环淤血的临床表现突出，即全身水肿、大量胸腔积液和腹腔积液、颈静脉充盈、肝脏肿大、下肢严重水肿伴皮肤色素沉着。同时其影像学检查也显示限制性血流动力学的改变：双房显著扩大，右心室增大，下腔静脉和肺动脉增宽。合并持续性心房颤动。在患者长达 16 年的心力衰竭病史中，随着病情日益加重，治疗的难度越来越大，多次在急性加重而住院时常规利尿剂效果不明显，采用了床旁超滤治疗。对肾功能的检测发现，患者肾小球滤过率严重降低。这种严重的肾功能损害既是心力衰竭的后果，也进一步加重了心力衰竭的治疗难度，并使心脏移植不能进行。

<hr>

参考文献

1. Feld S, Caspi A. Familial cardiomyopathy with variable hypertrophic and restrictive features and common HLA haplotype. Isr J Med Sci, 1992, 28: 277-280.

2. Kubo T1, Gimeno JR, Bahl A, et al. Prevalence, clinical significance, and genetic basis

of hypertrophic cardiomyopathy with restrictive phenotype. J Am Coll Cardiol, 2007, 49 (25): 2419-2426.

3. Rai TS1, Ahmad S, Ahluwalia TS, et al. Genetic and clinical profile of Indian patients of idiopathic restrictive cardiomyopathy with and without hypertrophy. Mol Cell Biochem, 2009, 331 (1-2): 187-192.

4. Richardson P, McKenna W, Bristow M, et al. Report of the 1995 World Health Organization/International Society and Federation of Cardiology Task Force on the Definition and Classification of cardiomyopathies. Circulation, 1996, 93 (5): 841-842.

5. Barry JM, Jeffrey AT, Gaetano T, et al. Contemporary Definitions and Classification of the Cardiomyopathies: An American Heart Association Scientific Statement From the Council on Clinical Cardiology, Heart Failure and Transplantation Committee; Quality of Care and Outcomes Research and Functional Genomics and Translational Biology Interdisciplinary Working Groups; and Council on Epidemiology and Prevention. Circulation, 2006, 113: 1807-1816.

病例 2　呈扩张型心肌病样改变的肥厚型心肌病

韦丙奇　陈旭华　张健

【基本病情】

这位 22 岁的男性患者于 2003 年 11 月首次来我院（中国医学科学院阜外医院）住院时，已经被诊断为"肥厚型心肌病"12 年了。12 年前（1991年），患者 10 岁时，曾在体育课中发生一次晕厥，持续时间不长，自行恢复意识。因其父亲和奶奶之前已经在当地被确诊为"肥厚型心肌病"。故对他行超声心动图检查，结果发现"心肌肥厚，无其他异常"，当地也确诊为"肥厚型心肌病"。因相隔时间较久，未能保存当时的超声心动图结果，因此，无从得知当时心肌肥厚的程度和是否合并左室流出道梗阻。之后，患者无任何症状，故未服药治疗。此后 6 年间无明显自觉不适，能胜任日常的体育运动，无胸闷、胸痛、黑蒙、晕厥等症状。在患者 16 岁（1997 年）时，再次于剧烈体育运动后发作晕厥，此后日常活动偶有胸闷，曾到医院检查，但当年的结果患者家属已不能提供，也不能相对明确地描述，记得曾服用维拉帕米 1 个月，之后就停用了。至 2003 年 11 月患者 22 岁时，在 1 月内反复发作晕厥 3 次，分别于休息时或饮酒后发作，持续数十秒钟而后苏醒，晕厥前有心悸和胸闷感，曾有一次晕厥时伴小便失禁。于当地行 Holter 检查示"频发室早、短阵室速"。超声心动图发现"左室扩大和左室射血分数降低"。开始口服地高辛、酒石酸美托洛尔等治疗。并在当地医生的建议下来到我院诊治，门诊以"肥厚型心肌病、心律失常、频发室早、室性心动过速"收入院。既往无高血压病史。肥厚型心肌病家族史如上所述。入院时患者一般情况良好，查体所见：BP 95/60mmHg，心率 70 次/分，呼吸平稳，呼吸 18 次/分，平卧位无气短，无口唇发绀和颈静脉充盈，双肺未闻及干湿性啰音，心浊音界向左下扩大，心音正常，心律齐，无杂音。腹部平软，肝脾未及。双下肢不肿。

27

入院后的心电图可见提示心肌病的一些特点：窦性心律，一度房室传导阻滞和完全性右束支阻滞，下壁导联和前壁导联均见病理性 Q 波（图 2-2-1）。

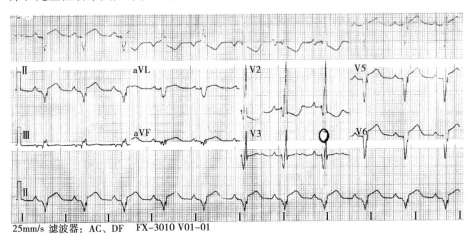

25mm/s 滤波器：AC、DF　　FX-3010 V01-01

图 2-2-1　2003 年 11 月 26 日心电图：窦性心律，病理性 Q 波

超声心动图（图 2-2-2）示左心房（53mm）和左心室（68mm）均显著增大，左室射血分数（LVEF）27%，室间隔及左室游离壁非对称性肥厚，以室间隔增厚为著，最厚处 18mm，左室后壁 11mm。无左室流出道狭窄和 SAM 现象。

心脏远达片示两肺淤血，左房室增大为主，心胸比 0.61。

动态心电图示窦性心律、有短阵室性心动过速。

化验检查：血常规、尿常规、肝肾功能、心肌酶、甲状腺功能均正常。

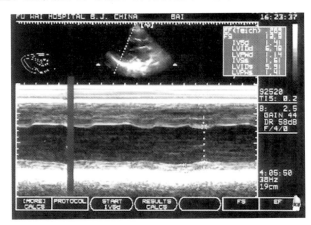

图 2-2-2　2003 年 12 月 5 日 UCG：左房 53mm，左室 68mm，
LVEF 27%，室间隔 18mm，左室后壁 11mm

【病情分析和诊断】

1. 临床表现特点　从患者的临床表现、家族史、心电图和超声心动图结果看，其"肥厚型心肌病"的诊断是明确的。该患者的特点是：①以晕厥为首发症状，晕厥也是病情加重的表现；②首次晕厥后，发现心肌肥厚，确诊"肥厚性心肌病"，之后 6 年间没有出现其他临床表现；③再次晕厥后开始有些胸闷不适；④确诊 12 年后多次发作晕厥，检查有多种"室性心律失常"；⑤心电图显示肢体导联和胸导联普遍的病理性 Q 波；⑥超声心动图检查发现心脏结构改变，左室壁增厚，左心室扩张，同时左室射血分数降低；⑦心力衰竭的症状并不突出。

2. 晕厥原因的鉴别　肥厚型心肌病患者发生晕厥的原因较多，如：左室流出道梗阻、室性心动过速等快速心律失常、缓慢性心律失常、直立性低血压。该患者经动态心电图检查发现频发室早，短阵室速，而无缓慢心律失常，超声心动图无左室流出道梗阻，结合患者晕厥前有心悸症状，故考虑其晕厥是由恶性室性心律失常造成。

3. 确定诊断　依据上述临床表现的特点，明确诊断为：肥厚型心肌病、心脏扩大、心律失常、一度房室传导阻滞、完全性右束支传导阻滞、室性期前收缩、室性心动过速、心源性晕厥（多次）、心功能 II 级。

【治疗选择】

1. 针对收缩性心衰的治疗　因超声心动图示左室明显扩大，LVEF 明显降低，表现为严重的收缩功能不全性心衰，故予口服卡维地洛 6.25mg bid、西拉普利 2.5mg qd、地高辛 0.125mg qd、呋塞米 20mg qod、螺内酯 20mg qd、氯化钾缓释片 1.0g tid、曲美他嗪 20mg tid 等治疗。

2. 针对晕厥的预防和治疗　因考虑患者晕厥是由恶性室性心律失常造成，遂于 2003 年 11 月 24 日植入双腔 ICD 以预防猝死，并口服胺碘酮 200mg qd 预防室性心动过速发作。

在植入 ICD 术后，患者坚持服用上述改善心功能和抗心律失常等药物治疗，10 个月内病情基本稳定，可从事日常工作和生活，未再发生晕厥。

【病情变化和第二次住院诊治经过】

患者植入 ICD 10 个月后，于 2004 年 10 月 7 日，因与人争吵而情绪激动时再次发作晕厥，随即就诊当地医院。程控 ICD 显示晕厥时有室性心动过速发作，心率 140 次/分，ICD 经 ATP 方式（1 阵 Burst，2 阵 Ramp）治疗未成功，室速转为室颤，经室颤治疗方式（1 阵 Shock，34.8J）成功转复窦性心律。此后仍坚持原有口服药物治疗，1 个月内病情相对稳定。

此次晕厥发作后 1 个月，于当年 11 月 7 日开始出现反复心悸、胸闷，在当地医院住院诊治。心电监测发现，心悸发作时患者心律表现为异位心律，QRS 宽大畸形，心律齐，心率 90～100 次/分，而平时心律为起搏心律，心率 60 次/分。这是一种以前不曾出现过的心律失常，根据 QRS 形态宽大畸形及心率增快，判断为室性心律，但不同于心率在 150 次/分左右的一般的阵发性室性心动过速，其心率较慢，接近正常心率范围。当这种心律失常发生时，患者血压偏低（90～100/60～70mmHg）。当时分析认为是一种低频的室性心动过速，因血压低，停用卡维地洛，改用酒石酸美托洛尔 25mg bid。上述室速呈阵发性发作，持续数秒至数分钟。于 11 月 10 日该种室速呈持续性，静脉应用胺碘酮（36 小时内总量 900mg），并将口服胺碘酮由 200mg qd 加量至 400mg qd，未能终止室速。次日患者出现黄疸，总胆红素升高达 72μmol/L，故停用静脉和口服胺碘酮。至 11 月 12 日，该室速持续两日仍未终止，予静脉注射心律平 70mg，室速不能终止，并出现明显气促、不能平卧等急性左心衰症状，故停用心律平，改为索他洛尔 80mg bid 口服，同时予加强利尿治疗。因该种室速持续不能终止，遂程控 ICD 起搏频率至 109 次/分持续起搏心室以超速抑制室速。并于 11 月 13 日以"肥厚型心肌病、心律失常、室性心动过速、双腔 ICD 植入术后、心功能Ⅳ级"紧急转诊我院。途中乘 2 小时飞机，由急救车送入我院（全程共用 4.5 小时）。

入院时患者病情已十分严重。查体所见：BP 65/30mmHg，意识尚清楚，表情淡漠，巩膜黄染，未见颈静脉充盈，双下肺可闻及湿性啰音，心界向左扩大，心率 109 次/分，律齐，无杂音，肝脏肋下未及，双下肢不肿，四肢末梢皮肤湿冷。提示患者已处于心源性休克状态。

实验室检查：心电图示起搏心律，起搏方式 DDD，起搏频率 109 次/分。床旁超声心动图显示左心房（52mm）和左心室（71mm）均明显扩大、LVEF 26%、室间隔（15mm）及左室后壁（12mm）增厚，室壁运动弥漫性减低。胸片示双肺淤血。化验血 K^+ 4.08mmol/L、ALT 75U/L、AST 79U/L、总胆红素 54.6μmol/L、血清肌酐 162μmol/L，血常规、血气分析和甲状腺功能正常。

治疗经过：患者第二次入院时病情较第一次明显加重，突出表现为4个方面：血流动力学不稳定，为心源性休克的表现；药物不能控制的室性心动过速，为低频的室性心动过速；严重左心室收缩功能减低（EF 26%）；肝肾功能损害。治疗决策上：①首先稳定血流动力学。先予静脉注射多巴胺3mg并继之持续静脉泵入，以维持血压于90/60mmHg以上。颈内静脉穿刺监测中心静脉压（CVP）以帮助判断容量负荷高低，初入院时CVP波动于6～10mmHg；②改善心功能。患者表现为严重的收缩性心力衰竭，LVEF只有26%，在此基础上，心率只有100次/分的室速，即造成患者血流动力学的不稳定。因此，给予积极纠正心衰治疗，口服地高辛0.125mg qd、呋塞米20mg qod（单日）、氢氯噻嗪50mg qod（双日）、螺内酯20mg qd、氯化钾缓释片1.0g tid；③治疗室性心律失常；④保护肝肾功能。

此次患者病情变化突出的表现是反复室速发作且不能控制，室速发作时心室率虽然在100次/分，但出现了血压下降等血流动力学改变。而入院前应用胺碘酮和普罗帕酮等抗心律失常药时，不但不能有效终止室速发作而且出现明显不良反应。同时，普罗帕酮的效应可能诱发和促进了心力衰竭的加重。在ICD超速起搏，长途转运的情况下转入我院时，患者表现出血流动力学不稳定，进入心源性休克状态。入院后首先程控ICD，将起搏频率降至60次/分，心电监测显示室速已终止，更改起搏频率为85次/分，室速识别频率置于120次/分。患者血流动力学得到稳定，之后，为拮抗交感神经过度激活的作用，加用美托洛尔12.5～25mg bid治疗。此后仍间断发作上述低频率的室速，室速时心率90～100次/分，持续时间数分钟至1小时不等。程控心室起搏频率至109次/分超速起搏心室30分钟可终止室速，但频繁复发。11月16日晨起后该室速发作呈持续性，室速频率逐渐升至110～120次/分，伴血压下降。经ICD识别后予ATP方式（Burst治疗三次、CV治疗四次、分别9.2J、19.7J、34.3J、34.3J）未能终止室速。考虑患者该种室速呈持续单形性，反复发作，伴血压下降，常规服用β受体阻滞剂等药物治疗不能控制，而入院前静脉应用胺碘酮时出现明显肝损害，且目前经ICD治疗不能有效终止室速，故在多巴胺600μg/min［8.5μg/（min·kg）］持续静脉泵入以保证血流动力学稳定的情况下，急诊行射频消融术治疗，以消除此类室速。术中心内电生理检查发现该低频室速起源于ICD电极心内膜附着处，为自发性，不能由ICD终止。采用盐水冲洗大头，以30W、45～48℃消融90秒，成功终止室速，予巩固消融5次，经110～160次/分脉冲重复刺激20余次，该室速不再被诱发，考虑射频消融成功。术后调整 ICD 起搏器参数。在常规抗心衰药物治疗的情况下，术后三天未再发作室速。血压维持于 100～120/65～70mmHg，多巴胺逐渐减量至 300μg/min［4.3μg/(min·kg)］。体表心电图（图 2-2-3）示 VAT 起搏方式，心率 60 次/分。

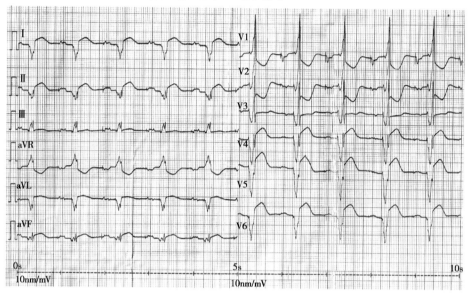

图 2-2-3　DDD 起搏心律时的心电图

术后次日（2004 年 11 月 17 日）复查 UCG 发现左心室心尖部附壁血栓，予华法林抗凝治疗。

术后第四天，这种低频率室速再次反复发作，频率 100～120 次/分，体表心电图（图 2-2-4）室速图形与术前基本一致，室速发作时血压轻度下降。考虑患者心功能较前好转，肝功能已恢复正常，无其他有效控制室速的治疗方法，故予静脉胺碘酮 150mg 于 30 分钟内缓慢静脉推注，至静脉推注 135mg 时室速终止，继以 1000μg/min［14.3μg/(min·kg)］静脉泵入胺碘酮 6 小时。次日患者再次出现黄疸伴转氨酶升高，ALT 286U/L，AST 212U/L，总胆红素 30.8mmol/L。这再一次提示，对该患者，静脉胺碘酮易于引起肝脏损害，故停用静脉胺碘酮。但从疗效方面考虑，胺碘酮剂量足够的情况下仍然能有效终止该室速。考虑口服胺碘酮对肝功能的影响较小，故 11 月 22 日始口服胺碘酮 0.2g tid，三天后改为 0.2g qd 口服维持，期间有间断室速，但次数逐渐减少，此后 13 天内无室速发作，经保肝治疗后转氨酶也降低至正常。在接下来的 11 天内（12 月 5 日至 12 月 16 日）又有低频室速间断发作，室速时心率 110~120 次/分，不伴明显血流动力学障碍，室速持续时间最长 3 分钟，均能自行终止。查胺碘酮血浓度 1.72μg/ml（有效浓度 0.5~2.0μg/ml），血钾大于 4.0mmol/L。将口服胺碘酮加量至 0.2g tid，再负荷 3 天后改为 0.3g qd 以提高胺碘酮血药浓度，室速发作明显减少，3 天后复查胺碘酮药物浓度示 2.48μg/ml。但这种疗效仅仅维持了 1 周。12 月 28 日晚，无明显诱因，患者再次发作持续性室速，心室率 115~120 次/分，发作时心电图图形基本同前，程控 ICD 予 ATP 方式不能终止室速，之后在静脉应用镇静药的情况下，程控 ICD 予 10J 低能电转复，1 次成功转为起搏心律，室速持续约 2 小时左右。2 天后（12 月 30 日 8：30pm）患者再次发作此类持续性室速，心室率 100~125 次/分，发作时心电图图形基本同前，伴 ICD 心室感知不良，因室速呈持续发作不能终止，伴明显心悸和胸闷等症状，再次予急诊射频消融术。术中标测室速起源点同前。在电极附着处近内侧消融后室速终止，但可再次诱发，后在其前后消融，保留游离壁侧，以备 ICD 感知之用，此后室速不易被诱发。消融后 ICD 心室感知功能和心室起搏功能不良。术后体表心电图示 VAT 方式起搏。

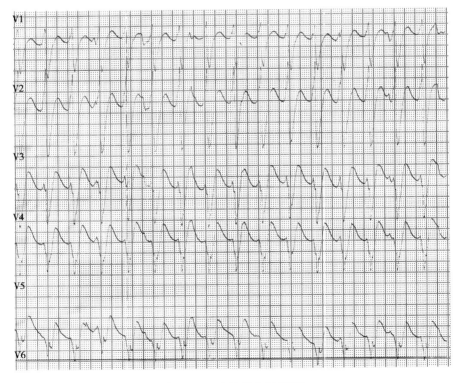

图 2-2-4　室速发作时 ECG

第二次 RFCA 术后次日（12 月 31 日晚 8：30），无明显诱因患者再发这种持续性室速，心室率 100～125 次/分，ICD 未能识别（室速识别频率设为 105 次/分），持续近 1 小时仍不能终止，在患者有自觉心悸、胸闷等症状，而无其他治疗方法可供选择的情况下，慎重应用了低剂量的胺碘酮 75mg 缓慢静脉注射，约 5 分钟后室速终止。这次在口服保肝药治疗的情况下，未再出现明显皮肤巩膜黄染，化验胆红素、丙氨酸氨基转移酶、门冬氨酸氨基转移酶均基本正常。考虑胺碘酮治疗有效但血药浓度不够，于 1 月 5 日口服胺碘酮加量至 0.4g qd，酒石酸美托洛尔加量为 31.25mg bid，此后患者未再发作持续性室速。但反复出现室早，体表心电图示心室电极感知功能不良，出现与心室刺激信号有关的室性期前收缩（图 2-2-5），考虑与起搏器心室起搏电极输出电压过高有关，程控 ICD 心室起搏输出电压后上述症状消失。

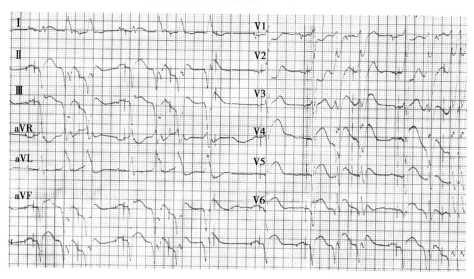

图 2-2-5 2005 年 1 月 26 日 ECG 示起搏器感知不良

患者口服药物调整为：地高辛 0.125mg qd、呋塞米 40mg qod、布美他尼 1mg qod、氯沙坦 25mg qd、酒石酸美托洛尔 31.25mg bid、螺内酯 20mg qd、氯化钾缓释片 1.0g tid、门冬氨酸钾镁 2 片 tid、胺碘酮 0.4g qd、华法林 1.5mg qd 等维持治疗。室速发作基本控制，但心功能一直较差，日常轻微活动即感气短，2 月 24 日复查 UCG 示左房内径 57mm、左室舒张末内径 75mm、LVEF 28%、室间隔 15mm、左室后壁 13mm、肺动脉收缩压 40mmHg。考虑患者左室明显扩大，LVEF 显著降低，已处于终末期心衰阶段，在最优化药物治疗的情况下心衰症状仍不能良好控制，而且植入 ICD 后发生了与起搏电极有关的、不易为药物和 ICD 终止的持续性室速，对该类室速 2 次射频消融术后，又发生了起搏器电极起搏和感知不良。在这种情况下，经充分的术前调整和检查准备后，患者病情逐渐相对稳定，血流动力学状况逐渐平稳，肝肾功能转正常，基本能够生活自理，符合心脏移植适应证，没有禁忌证，伦理委员会讨论同意心脏移植，于 2005 年 4 月成功进行了同种原位心脏移植术，术后受体心脏病理（图 2-2-6）示肥厚型心肌病改变，心肌细胞肥大、排列紊乱，瘢痕形成；壁内小冠状动脉内膜高度增厚，管腔狭窄。

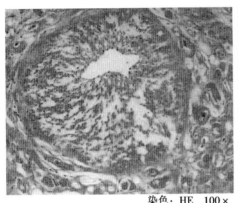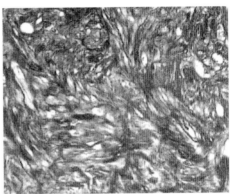

染色：HE　100×　　　　　　　　　　染色：PTH　100×

图 2-2-6　移植术后受体心脏病理

【病情分析和讨论】

　　该患者是典型的呈扩张型心肌病样改变的肥厚型心肌病。早年，患者的肥厚型心肌病的诊断依据充分：有明确的肥厚型心肌病家族史，符合肥厚型心肌病常染色体显性遗传的规律，患者的奶奶和父亲均是确诊的肥厚型心肌病。多次超声心动图检查显示非对称性室间隔肥厚，无左室流出道梗阻。患者心脏移植术后受体心脏病理示肥厚型心肌病改变，心肌细胞肥大、排列紊乱，瘢痕形成，小冠状动脉病变。

　　1. 该患者的病情特点　以晕厥为首发和主要症状。在反复出现晕厥并发生胸闷等临床症状而首次住院时，超声心动图检查左心室已有明显扩大（左室舒张末内径 68mm），左室收缩功能明显减低，LVEF 27%，呈现扩张型心肌病样结构改变的特点，然而，心室壁厚度仍然在正常高限。而从患者 10 岁时体检发现肥厚型心肌病，到 12 年后首次住院诊治时超声心动图显示左心室扩大和 EF 降低等扩张型心肌病样改变，期间并无明显的心衰症状，该发展过程是隐匿的。而且提示肥厚型心肌病晚期，心肌可由向心性肥厚逐渐转化为扩张型心肌病样的心腔扩张为主的解剖学特点。当发展到这个阶段后，在 1 年的时间段中，病情迅速恶化，左心室进一步扩大，收缩功能持续降低。以至于在发生心室率只有 100～120 次/分的室性心动过速时即出现血压下降等血流动力学不稳定情况。在严重心力衰竭的基础上，患者有室性心动过速频繁发作，并出现了左心室心尖部附壁血栓。心脏移植术后受体的心脏病理检查也证实心尖部有附壁血栓。

据相关文献报道，5%～10% 的肥厚型心肌病在晚期可出现扩张型心肌病样改变。其发生机制并未完全阐明，可能是多方面的。从遗传角度讲，可能与基因突变的类型有关，一方面可能是不同的基因突变结果，另一方面，肌小节病变的表型主要为肥厚型心肌病，但部分也可为扩张型心肌病，两者分享共同的基因突变。其病理机制可能是，在心肌肥厚的同时有冠状动脉小血管的病变，造成了心肌缺血，特别是在肥厚型心肌病出现舒张功能不全时使室壁压力增加，加重了心内膜下的心肌缺血，导致心肌坏死、瘢痕形成、心室壁变薄，心室腔扩大，呈现扩张型心肌病样改变。从该患者的心脏病理改变上确实发现心壁内小冠状动脉内膜高度增厚，管腔狭窄。为心肌缺血机制提供了直接证据。有文献报道一种儿童型肥厚型心肌病，临床表现以充血性心力衰竭（扩张型心肌病）为主，与成人型不同，此类患者通常于幼年发病。此病例患者发病年龄在 10 岁左右，可能归于儿童型肥厚型心肌病。

该患者的症状特点是以晕厥为首发和主要症状，造成该患者晕厥的原因被证明是恶性室性心律失常（持续性室速和室颤）。在肥厚型心肌病患者中，其他引起晕厥的可能原因有左室流出道梗阻、其他快速心律失常（如快速心房扑动和心房颤动）、严重的缓慢性心律失常、异常血压反应等。当证实有室性心动过速时，及时植入 ICD 是预防猝死的最有效方法，该患者在植入 ICD 11 个月后再发室速、室颤伴晕厥发作，被 ICD 识别并及时放电中止，挽救了患者的生命。ICD 的疗效已为大规模临床研究所证实。

2. 该患者的治疗特点

（1）针对收缩性心力衰竭的治疗：第一次住院时相应的治疗是：卡维地洛 6.25mg bid、西拉普利 2.5mg qd、地高辛 0.125mg qd、呋塞米 20mg qod、螺内酯 20mg qd、氯化钾缓释片 1.0g tid、曲美他嗪 20mg tid 等。患者病情稳定 10 个月后，因反复发作室速而心力衰竭症状恶化，曾一度出现心源性休克状态，故停用 ACEI/ARB 类药物，口服地高辛 0.125mg qd、呋塞米 20mg qod、氢氯噻嗪 50mg qod、螺内酯 20mg qd、氯化钾缓释片 1.0g tid。在血流动力学稳定后口服美托洛尔 12.5mg bid，并逐渐加量至 31.25mg bid。而从患者心脏移植前的超声心动图结果看，左心室进一步扩大至 75mm，LVEF 28%。常规的心力衰竭药物治疗不能有效控制病情的进展。

（2）针对室性心律失常的治疗：患者因反复晕厥而就诊，而 UCG 检查无左室流出道梗阻表现，最初动态心电图检查发现非持续性室性心动过速，考虑晕厥原因为恶性室性心律失常，故植入 ICD 预防猝死，并口服胺碘酮预防室性心律失常发作。随后的临床过程证明，患者在植入 ICD 10 个月后，发作持续性室性心动过速，并演变为室颤伴晕厥，ICD 及时放电转复了室颤，从而挽救了患者的生命。ICD 的植入确实起到了预防猝死的作用。患者在植入 ICD 11 个月后出现了反复发作的持续性室速，室速发作时心室率 100～120 次/分，虽然心室率不快，但伴有血压下降和心悸、气短等症状，而且反复发作，最初静脉和口服胺碘酮疗效差且产生了明显的肝脏损害，静脉应用普罗帕酮后诱发了急性左心衰。在不能用药物控制的情况下，进行了 2 次射频消融治疗，虽能暂时中止室速，但效果有限，数日后又反复发作。而心内电生理检查发现室速起源于 ICD 起搏电极心内膜附着处心肌。提示室速的发生有可能是起搏电极下的瘢痕所致。此后在射频消融改良了室速发生的电生理机制后，在心力衰竭的综合治疗基础上，口服适当剂量的胺碘酮，有效控制了室速的发作。从该患者室速发生的过程和特点看，其室速有 2 种类型，在植入 ICD 前后的 2 次晕厥时所发生的室速频率快，与心肌自身病变有关；在 ICD 植入 11 个月后反复发作的低心率的室速起源点特殊，经心内电生理检查证实为 ICD 心室电极的心内膜附着处。考虑与电极固定部位局部瘢痕组织增生以及病理性心肌组织的电活动异常有关。此时 ICD 室速治疗程序不能有效终止室速。该患者室速的治疗分别应用了抗心律失常药物胺碘酮、植入性心律转复除颤器（ICD）、射频消融治疗 3 种方法，而从疗效和风险方面分析则各有利弊。①胺碘酮是严重心力衰竭时治疗室性心动过速的唯一不增加死亡率的药物，但它也不降低总死亡率。从该患者的应用结果看，在严重心力衰竭时静脉应用胺碘酮可能产生严重的肝功能损害，其机制可能与胺碘酮静脉制剂的溶剂成分多聚山梨酯 80（吐温 80）有关，且此毒副作用呈明显剂量相关性。在静脉应用胺碘酮造成肝功能损害的情况下，口服胺碘酮因不含多聚山梨酯80仍可应用。此例患者在应用小剂量静脉胺碘酮时可有效终止室速，同时口服胺碘酮后室速发作时的心室率明显减慢，未再出现伴血流动力学障碍的持续性室速。从中可知，在静脉胺碘酮出现肝功能损害后，作为个别经验，可以认为在口服保肝药的基础上，对于心脏扩大合并心力衰竭及恶性室性心律失常的患者，口服胺碘酮仍可以应用。胺碘酮口服吸收后的分布特点为"三室模型"，大部分蓄积在脂肪组织内，且逐渐释放入血，只有小部分与血浆蛋白结合或呈游离状态，故不能单靠胺碘酮血浓度来评价胺碘酮的量效关系。而且，胺碘酮临床应用剂量的个体差异大，部分病人所需口服维持剂量较大。②ICD是慢性收缩性心衰患者预防心源性猝死的有效方法。其作为心源性猝死的一级和二级预防均是可靠的。大规模临床试验已经证实其显著改善了患者的预后。ICD作为一种植入体内的起搏器，除常见的不良反应如起搏器囊袋感染等外，该患者出现了一种相当少见的副作用，即起搏器电极与心室壁接触部位所形成瘢痕组织处起源的室性心动过速，该室速不易为ICD所终止。③射频消融是肥厚型心肌病合并持续性室性心动过速的非常规治疗方法，该患者在胺碘酮等抗心律失常药物出现严重不良反应，ICD不能终止室速的情况下，在室速持续发作并造成血流动力学不稳定时，两次采用了急诊射频消融术治疗。从治疗效果来看，射频消融仅取得暂时终止室速的效果，但数日后室速即再次复发。射频消融的另一个效果是，原来室速不易被胺碘酮终止，在射频消融之后，室速易于被胺碘酮终止，这被称为射频消融的"易化作用"。但射频消融术亦存在一定弊端，即射频消融易导致新的瘢痕组织增生，造成新的电活动不稳定因素；甚至对起搏器电极周围的消融可能会导致ICD心室电极功能失效。

（3）终末期心衰的治疗：该患者因左室收缩功能严重低下，即使心率只有100～120次/分的室性心动过速，也引起了血压下降等血流动力学恶化，在规范药物治疗下，心力衰竭的症状仍不能控制，植入ICD曾经有效预防了1次恶性室性心律失常导致的猝死，但带来新的问题，即反复发生与起搏电极有关的室速，而且药物和2次射频消融均不能消除此类室速的发作，并因射频消融起搏器电极周围心肌组织而造成起搏器感知不良和起搏不良。患者病情已至终末期心力衰竭阶段，在患者的心力衰竭和心律失常均不能经药物和非药物治疗得到有效控制时，最终选择了心脏移植。心脏移植术后已经8年，患者各系统功能和生活质量均保持正常。

【小结】

这是一例呈扩张型心肌病样改变的肥厚型心肌病患者。有明确的肥厚型心肌病家族史，在 10 岁时检查发现并确诊为肥厚型心肌病。其早期的和突出的临床症状是发作性晕厥。经检查判断其晕厥由恶性室性心律失常造成，故植入了双腔 ICD，在 ICD 术后 10 个月时再发晕厥，证实为持续性室性心动过速转变为室颤所导致，ICD 放电成功复律而挽救了患者的生命。此时，距离患者被确诊为肥厚型心肌病已 12 年，超声心动图显示左心室已显著扩大（71mm），左室射血分数显著降低（28%），呈扩张型心肌病样改变。此后又出现了反复发作的室性心动过速，并诱发和加重了心力衰竭，甚至出现了心源性休克。在严重心力衰竭的情况下，抗心律失常治疗的选择变得异常困难，静脉应用胺碘酮效果不佳，并出现了明显的肝功能损害；静脉应用普罗帕酮诱发了急性左心衰；ICD 虽起到了预防心源性猝死的作用，但其起搏器电极在心室壁的固定点成为另一种室性心动过速的起源点；射频消融治疗暂时消除了室性心动过速的发作，但数日后这种室性心动过速再次复发，射频消融还影响了起搏电极的功能。该患者的肥厚型心肌病已发展至扩张型心肌病样表现的阶段，出现了反复发作的室性心动过速，并导致血流动力学不稳定，心力衰竭持续恶化，说明患者已到 D 期心力衰竭阶段，是心脏移植的适应证。成功的心脏移植彻底改变了患者的生活质量，至今 8 年来一直维持良好的心功能和生活状态。

参考文献

1. Hina K，Kusachi S，Iwasaki K，et al. Progression of left ventricular enlargement in patients with hypertrophic cardiomyopathy：incidence and prognostic value. Clin Cardiol，1993，16：403-407.

2. Fujino N，Shimizu M，Ino H，et al. Cardiac troponin T Arg92Trp mutation and progression from hypertrophic to dilated cardiomyopathy. Clin Cardiol，2001，5：397-402.

3. Tetsuo K，Masami S，Hidekazu I，et al. A Novel Missense Mutation in the Myosin Binding Protein-C Gene is Responsible for Hypertrophic Cardiomyopathy With Left Ventricular Dysfunction and Dilation in Elderly Patients. J Am Coll Cardiol，2003，41：781-786.

4. Elisa C，Matthew R. G，Gianfranco S，et al. α-Myosin Heavy Chain A Sarcomeric Gene Associated With Dilated and Hypertrophic Phenotypes of Cardiomyopathy. Circulation，2005，

112：54-59.

5. E Douglas Wigle. The diagnosis of hypertrophic Cardiomyopathy. Heart，2001，86：709-714.

6. Barry J. M. Hypertrophic Cardiomyopath：A Systematic Review. Clinical Cardiology，2002，287：1308-1320.

病例 3　左心室中部梗阻的 肥厚型心肌病

高晓津　张健　韦丙奇

【基本病情】

当这位 54 岁的男性患者于 2008 年 3 月 28 日来我院（中国医学科学院阜外医院）就诊时，已经历了 3 次生死考验。最初于 2004 年，患者无明显诱因于休息时出现晕厥，意识丧失，持续约 1 分钟，自行苏醒，无四肢抽搐及二便失禁。这种严重的症状当时并未引起患者本人和家属的重视，也未就诊。2007 年 12 月患者无诱因突发心悸、胸闷，伴大汗、后背部疼痛，无意识丧失，就诊于当地医院，心电图显示为持续性室性心动过速，经静脉应用胺碘酮而成功转复窦性心律，转复后行超声心动图检查，显示心尖部室壁瘤形成伴心尖部附壁血栓。这一诊断仍然没引起患者及家属的重视，也未服药治疗。大约 4 个月后，2008 年 3 月 14 日，患者再次出现心悸、胸闷等症状，不伴胸痛、意识丧失，至当地医院再次诊断为室性心动过速（图 2-3-1），静脉胺碘酮未

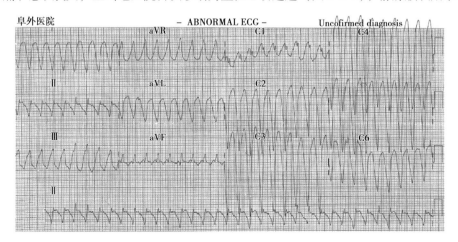

图 2-3-1　外院心电图提示室性心动过速（2008 年 3 月 14 日 23：50）

能复律，给予电复律成功。复律后曾用临时起搏器治疗数日。经历了这次电击复律和临时起搏器治疗，患者终于认识到病情的严重性，自 3 月 18 日起，患者坚持口服胺碘酮、华法林、美托洛尔等药物治疗，未再发作上述症状。为明确诊治患者才来我院就诊并被收住院。患者 1 年前曾患乙型病毒性肝炎；吸烟史 20 年，40 支/日；饮酒史 15 年，500～1000g 白酒/日；其父患有冠心病。

入院查体：神志清，血压 120/75mmHg；无颈静脉怒张，双肺呼吸音清晰，未闻及干、湿啰音；心脏浊音界向左下略扩大；心率 53 次/分，律齐，未闻及心脏杂音，双下肢无水肿。

实验室检查：入院时 cTnI 高 （0.993ng/ml），1 周后复查降至正常值 0.04ng/ml 以下；CK、CK-MB 均正常；NT-proBNP 升高 （1078.2fmol/ml）；甲状腺功能、肝功能、肾功能、电解质、血脂、血糖、血常规、ESR、ASO、RF 等均正常。

心电图示：窦性心动过缓、心率 50 次/分，ST-T 改变 （图 2-3-2）。

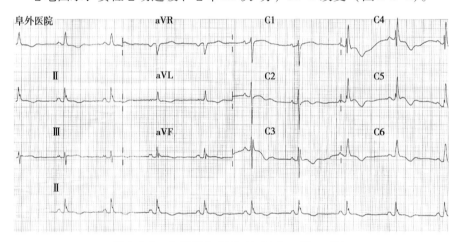

图 2-3-2　入院后心电图 （2008 年 4 月 11 日）

24 小时动态心电图示：窦性心动过缓，平均心率 48 次/分，最慢心率 40 次/分，最快心率 76 次/分，24 小时室性期前收缩 104 次 （部分成对），ST-T 改变。

心脏远达片示：两肺纹理重，左房室增大为主，心胸比 0.59。

超声心动图示：各房室内径正常范围，左室舒张末期前后径 55mm，左室中部心肌肥厚，室间隔中部厚约 20mm，左室侧壁中段厚约 25mm，致左室腔中部狭窄，内径约 10mm，狭窄处探及高速血流 （约 3.0m/s），左室心尖部向外膨出，范围约 35mm×37mm，其中可探及 14mm×15mm 大小的中高回声团块（图 2-3-3），左心室腔整体呈"葫芦"形（图 2-3-4），估测左室射血分数约 50%，考虑为左心室中部梗阻性肥厚型心肌病、心尖部室壁瘤形成。

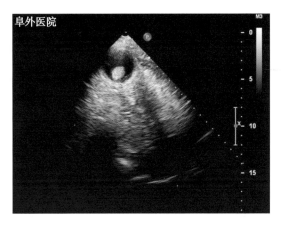

图 2-3-3 超声心动图示心尖部强回声光团

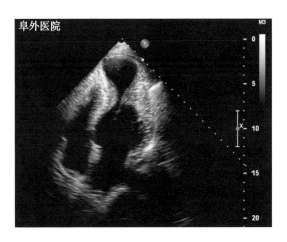

图 2-3-4 超声心动图示左心室腔呈"葫芦"形

静息核素心肌灌注显像示：左心室腔扩大，广泛心尖部、下后壁血流灌注受损（图 2-3-5）。

冠状动脉造影（图 2-3-6 ～ 图 2-3-8）示：右冠状动脉全程呈扩张性改变；左冠状动脉前降支偏细，中端肌桥，收缩期压迫管腔致 60% 狭窄；心尖部到心底部压差 60 ～ 70mmHg。

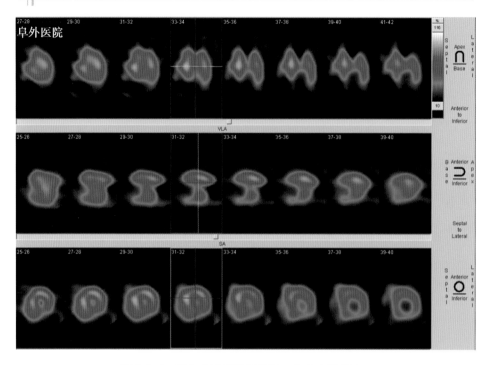

图 2-3-5　静息心肌灌注显像示：左心室腔扩大，
心尖部和下后壁广泛血流灌注受损

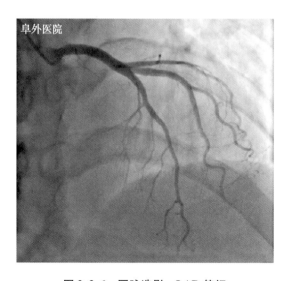

图 2-3-6　冠脉造影：LAD 偏细

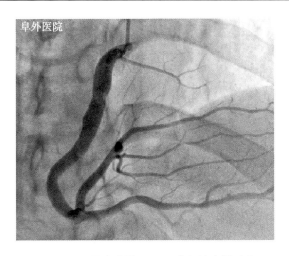

图 2-3-7 冠脉造影：RCA 全程扩张性改变

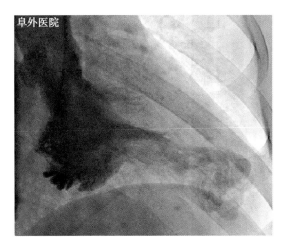

图 2-3-8 左室造影：左室腔呈"葫芦"形

心脏磁共振检查（图 2-3-9 ~ 图 2-3-12）示：左心室中部梗阻性肥厚型心肌病，室壁瘤形成，主要累及左室心尖部。

【病情分析和诊断】

该患者的病情有如下特点，其基本症状是与室性心动过速发作有关的心悸、胸闷，甚至晕厥；入院时查体并未发现明显的阳性体征；化验检查发现 TnI 升高和 NT-proBNP 升高；心电图显示 I、II、aVL、aVF、V_3 ~ V_6 导联 T 波倒置；心脏远达片显示左房室增大；超声心动图显示左心室中部心肌肥厚，造成了左心室中部的血流梗阻，有心尖部室壁瘤形成和心尖部的附壁血栓；

静息核素心肌显像提示心尖部和左室下后壁血流灌注受损；冠状动脉造影并未发现狭窄病变，而是右冠状动脉扩张性病变和左冠状动脉前降支肌桥；心脏磁共振成像显示左心室中部心肌明显肥厚伴心尖部室壁瘤形成，左心室中部梗阻，左心室形态呈"葫芦样"；左心室造影显示心尖部和心底部的压差高达 60～70mmHg。

依据上述临床表现和各项检查的发现，可以诊断为：左心室中部梗阻性肥厚型心肌病、心尖部室壁瘤形成、附壁血栓形成、心脏扩大、心律失常、室性期前收缩、持续性室性心动过速、心功能Ⅲ级。

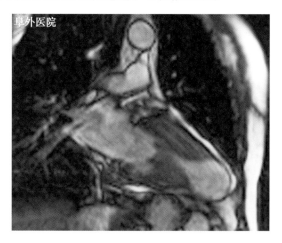

图 2-3-9　MRI 左室长轴位：左室中部心肌明显肥厚，
心尖部室壁瘤形成（收缩末期）

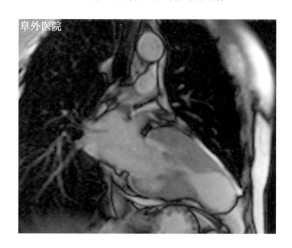

图 2-3-10　MRI 左室长轴：
舒张末期左室仍呈"葫芦"形

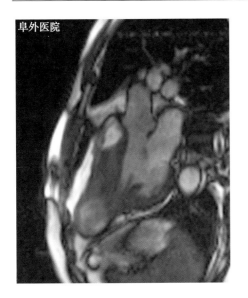
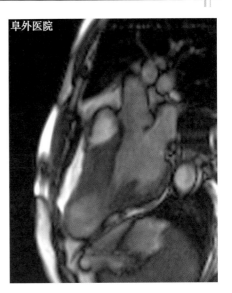

图 2-3-11　MRI 左室矢状位：收缩
末期左室中部梗阻明显

图 2-3-12　MRI 左室矢状位：舒张
末期左室仍呈"葫芦"形

显然，这是一种少见的肥厚型心肌病，其临床的严重性也是少有的，既有恶性室性心律失常，也有左心室中部的梗阻和心尖部室壁瘤形成。

【治疗选择】

针对该患者的病情特点，其治疗的主要目标是：①预防持续性室性心动过速的发生和猝死；②防止发生急性失代偿性心力衰竭；③预防血栓栓塞并发症；④纠正异常的心脏结构异常；⑤防止心室重构的进展。

药物治疗的选择：在既往口服胺碘酮的基础上，继续口服胺碘酮 0.2g qd，加用美托洛尔 12.5mg bid，以预防室性心动过速和猝死；口服呋塞米 20mg qod，伊迈格 20mg qod 等利尿剂和氯化钾缓释片补钾治疗；口服 ACEI（卡托普利 6.25mg bid）、醛固酮受体拮抗剂（螺内酯 20mg qd）预防心室重构；口服抗凝药华法林预防血栓栓塞，其他对症、支持治疗。

非药物治疗方案的选择：①外科手术矫治：可切除部分肥厚心肌，解除左心室中部梗阻，在保证左室容积的情况下行室壁瘤折叠术，从而纠正心脏结构的异常，但手术难度大。②植入型自动转复除颤器（ICD）植入：作为猝死的二级预防，如果患者心脏结构的异常不能纠正，则植入ICD有绝对适应证。但ICD只能解决室性心动过速对生命的威胁，不能解除左室中部梗阻，亦不能改善心功能，并非首选；且患者拒绝植入ICD。③心脏移植：该患者有左心室中部梗阻，心尖部室壁瘤形成，反复发作室性心动过速。如单纯切除室壁瘤，则可能使手术后左心室容积太小，不能维持足够的心输出量，患者将难以生存，而且室性心动过速还可能发作，若行心脏移植术，可一并解决上述问题；但患者本人及家属难以接受心脏移植术。

经过我院心血管内科、外科、超声科、放射科、核医学科等多科室联合讨论认为，最适宜的治疗方法是外科手术治疗。2008年6月10日，患者于全麻、低温、体外循环下行室壁瘤折叠＋左室成形＋冠状动脉旁路移植术。术中见左室心尖部菲薄，呈反常运动，瘤颈部心肌明显肥厚。切除瘤颈部部分肥厚心肌，松解左心室体部，清除室壁瘤内血栓，在保证左心室容积的情况下折叠缝合瘤体；术中测右冠状动脉血流缓慢，故同时行升主动脉－右冠状动脉旁路移植（取大隐静脉为血管材料）。术后患者恢复良好，一周后出院。

病理分析：取术中切除心肌组织（大小约3cm×2cm×1cm）送病理，大体所见：局部心内膜灰白增厚，部分肌层见大量纤维组织。镜下可见：大片瘢痕组织（箭头所示）形成，瘢痕内主要为胶原蛋白，非瘢痕区心肌细胞基本正常，未见心肌细胞肥大及排列紊乱；供应梗死区的小冠状动脉（黑色箭头所指）呈肥厚型心肌病的血管改变，主要表现为纤维肌性增厚、狭窄，部分血管中膜肥厚、狭窄；对该血管进行弹力纤维特殊染色，可见增生的弹力纤维，导致内膜增厚、管腔狭窄（图2-3-13）。

术后随访：术后4个月随访，患者一般情况良好，可正常生活及工作，未再发作室速及晕厥，无心血管事件。患者长期坚持口服胺碘酮0.2g qd、卡托普利6.25mg bid、美托洛尔（倍他乐克）25mg bid、阿司匹林100mg qd、螺内酯20mg qd、氢氯噻嗪50mg qd、欣康20mg bid及口服门冬氨酸钾镁（潘南金）等。术后4个月复查：超声心动图（图2-3-14）：左室心尖部回声增强，运动减低，余室壁运动可；收缩期左室中部偏窄；梗阻较术前明显减轻，左室舒张末容积60ml，左室收缩末容积24ml；左室舒张末内径47mm，LVEF 60%；X线胸片：两肺纹理重，心胸比0.54；心电图（图2-3-15）：窦性心率，T波改变；Holter：窦性心律，平均心率65次/分，最慢心率51次/分，最快心率100次/分；室性异位搏动1017次/24小时，偶见成对；ST-T改变。

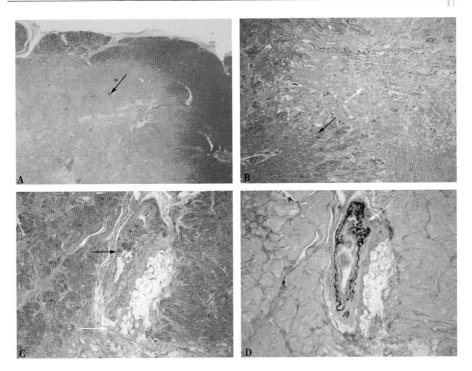

图 2-3-13　心脏手术后病理检查结果。A、HE（×20）：可见大片瘢痕（箭头所示）形成，瘢痕内主要为胶原蛋白；B、HE（×200）：瘢痕区（梗死区）心肌组织（白色箭头）与非瘢痕区心肌组织（黑色箭头）的对比；C、HE（×200）：下面是梗死区（白色箭头），供应梗死区的小冠状动脉（黑色箭头）呈 HCM 的血管改变，主要表现为纤维肌性增厚、狭窄，部分血管中膜肥厚、狭窄；D、弹力纤维特殊染色（×200）：箭头所示为增生的弹力纤维，导致内膜增厚、管腔狭窄

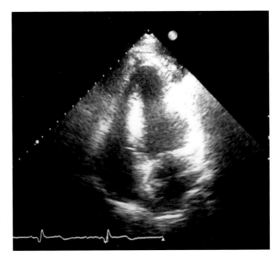

图 2-3-14　术后 4 个月超声心动图（四腔心）：左室中部梗阻较术前明显减轻

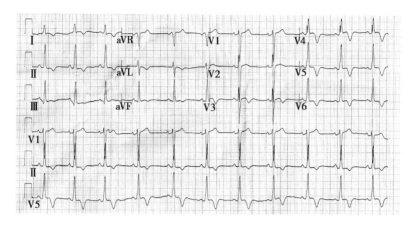

图 2-3-15　术后 4 个月心电图：同术前相比，T 波导致略加深，余变化不明显

【讨论】

左心室中部梗阻性肥厚型心肌病是一种少见的肥厚型心肌病类型，仅占梗阻性肥厚型心肌病的 5% 左右[3]。左心室中部梗阻性肥厚型心肌病可合并心尖部室壁瘤形成，且冠脉造影一般正常[4-15]，但这种病例很少见，国内外均有少数个案报道[16-19]。目前为止，室壁瘤的形成机制仍不明确。推测其可能机制包括：左室收缩期不能完全排空，以及舒张末期压力增加，导致心尖部心肌慢性的压力超负荷[20-20]，心内膜下的心肌缺血导致了心尖部心肌坏死和纤维化[12-21]；心室中部梗阻造成的后负荷增加和心尖部压力升高，导致心肌内冠状动脉受压，使得心肌供血减少，而心肌厚度增加引起需氧增加，肥厚心肌细胞周围的毛细血管网密度减低引起供氧下降等[21]。Sato 等[4]发现了一例心室中部梗阻的肥厚型心肌病患者，在一次急性心肌缺血后心尖部室壁瘤进展很快，但多数病例则未能找到急性心肌缺血的证据，且冠脉造影一般正常。本例患者冠状动脉造影未见狭窄病变，但在第一次发作室性心动过速时曾有胸痛症状，提示心肌缺血的可能，第二次发作室性心动过速后 10 天有心肌肌钙蛋白 I 一过性升高，不排除心肌缺血损伤的可能。

据文献报道，合并室壁瘤形成者常伴有持续性室性心动过速[7,10,11,13,15]，包括单形性室速或多形性室速，药物治疗通常效果欠佳，因此主要治疗方法包括 ICD 植入和室壁瘤切除术。Alfonso 等[23]对 51 例动态心电图检查提示有室速发作的肥厚型心肌病患者进行了分析，其中有 2 例为持续性单形室速并需要临床干预。这两例患者均伴有心尖部室壁瘤形成，且冠脉造影均正常。

治疗方面，对于左心室中部梗阻伴有心尖部室壁瘤形成及恶性心律失常的肥厚型心肌病患者，可考虑 ICD 植入、外科手术切除室壁瘤＋左心室成形和心脏移植三种方案。ICD 植入创伤小，可解除室性心律失常对患者生命的威胁，但对于患者心功能改善无帮助；对于室壁瘤体积大，心功能明显受影响者，外科手术切除室壁瘤、同时切除左心室的部分肥厚心肌、进行左心室成形，对于纠正心脏结构的异常，改善心功能，减少心律失常的发生，均有更为积极的意义，但手术难度大，需要经验丰富的心外科医师才能完成；对于合并终末期心衰者，宜考虑行心脏移植。

这种少见病例的准确诊断和成功手术治疗，与临床医师的认识水平提高、心内科医生及时救治和详细的检查、影像科室高质量的影像学图像及高水平的心外科技术是密不可分的，需要团结协作才能够共同完成其诊断及治疗。

【小结】

这是一例少见的肥厚型心肌病患者，心肌肥厚的部位在左心室中部，造成了左心室中部的严重狭窄和血流梗阻，跨越梗阻部位的压力差达 60～70mmHg，形成了心尖部室壁瘤，发生了危及生命的心律失常——持续性室性心动过速，发作时心室率达 200 次／分。而且其首发的和主要的临床表现是室性心动过速发作导致的晕厥、心悸、胸闷等。而室性心动过速发生的基础是上述严重的心脏结构异常改变。现代心脏影像学检查使我们能够明确这些心脏形态结构和血流动力学的异常，也为进行手术治疗奠定了基础。这个病人是幸运的，当他首次发生晕厥时还能苏醒过来，在他两次发作持续性室性心动过速时能得到及时的药物和电复律治疗，他最后能够等到成功的外科手术治疗，比较彻底地纠正了上述心脏结构和功能上的异常，从而长期存活。感谢上天对生命的眷顾，感谢医学科学进步的力量。这是多学科协作成功诊治患者的典范。

参考文献

1. Maron BJ，Gardin JM，Flack JM，et al. Prevalence of hypertrophic cardiomyopathy in a general population of young adults：echocardiographic analysis of 4111 subjects in the CARDIA Study. Circulation，1995，92：785-789.

2. Spirito P，Seidman CE，McKenna WJ，et al. The management of hypertrophic cardiomyopathy. N Engl J Med，1997，336：775-785.

3. Maron BJ，McKenna WJ，Danielson GK，et al. American College of Cardiology／European

Society of Cardiology clinical expert consensus document on hypertrophic cardiomyopathy. A report of the American College of Cardiology Foundation Task Force on Clinical Expert Consensus Documents and the European Society of Cardiology Committee for Practice Guidelines. J Am Coll Cardiol, 2003, 42: 1687-1713

4. Sato Y, Matsumoto N, Matsuo S, et al. Mid-ventricular obstructive hypertrophic cardiomyopathy associated with an apical aneurysm: evaluation of possible causes of aneurysm formation. Yonsei Med J, 2007, 48 (5): 879-882.

5. Sato Y, Matsumoto N, Yoda S, et al. Mid-ventricular obstructive hypertrophic cardiomyopathy with apical aneurysm: Report of 2 cases. Int J Cardiol, 2007, 9: 19.

6. Kurisu S. Apical Aneurysm Formation in Hypertrophic Cardiomyopathy with Mid-ventricular Obstruction. Clin Cardiol, 2007, 9: 10.

7. Sanghvi NK, Tracy CM. Sustained ventricular tachycardia in apical hypertrophic cardiomyopathy, midcavitary obstruction, and apical aneurysm. Pacing Clin Electrophysiol, 2007, 30 (6): 799-803.

8. Fan K, Chau E, Chiu CS. Hypertrophic cardiomyopathy with mid ventricular obstruction, apical infarction and aneurysm formation. Heart, 2005, 91 (5): e42.

9. Jiang T, Han Z, Wang J, et al. Hypertrophic cardiomyopathy with apical left ventricular aneurysm: a case report. Chin Med J (Engl), 2002, 115 (5): 782-784.

10. Ito N, Suzuki M, Enjoji Y, et al. Hypertrophic cardiomyopathy with mid-ventricular obstruction complicated with apical left ventricular aneurysm and ventricular tachycardia: a case report. J Cardiol, 2002, 39 (4): 213-219.

11. Kono K, Higashi T, Hara K, et al. Mid-ventricular obstructive hypertrophic cardiomyopathy associated with an apical aneurysm and sustained ventricular tachycardia: a case report. J Cardiol, 2001, 38 (6): 343-349.

12. Akutsu Y, Shinozuka A, Huang TY, et al. Hypertrophic cardiomyopathy with apical left ventricular aneurysm. Jpn Circ J, 1998, 62 (2): 127-131.

13. Mantica M, Della B. P, Arena V. Hypertrophic cardiomyopathy with apical aneurysm: a case of catheter and surgical therapy of sustained monomorphic ventricular tachycardia. Heart, 1997, 77 (5): 481-483.

14. Partanen J, Kupari M, Heikkilä J, et al. Left ventricular aneurysm associated with apical hypertrophic cardiomyopathy. Clin Cardiol, 1991, 14 (11): 936-939.

15. Wilson P, Marks A, Rastegar H, et al. Apical hypertrophic cardiomyopathy presenting with sustained monomorphic ventricular tachycardia and electrocardiographic changes simulating coronary artery disease and left ventricular aneurysm. Clin Cardiol, 1990, 13 (12): 885-887.

16. Amano Y, Takayama M, Kumita S. Magnetic resonance imaging of apical left ventricular aneurysm and thinning associated with hypertrophic cardiomyopathy. J Comput Assist Tomogr, 2008, 32 (2): 259-264.

17. Barbaresi F, Longhini C, Brunazzi C, et al. Idiopathic apical left ventricular aneurysm in hypertrophic cardiomyopathy. Report of 3 cases, and review of the literature. Jpn Heart J, 1985, 26 (3): 481-494.

18. 吴江，丁志坚，颜紫宁. 心尖肥厚性心肌病合并左心尖室壁瘤一例. 中华老年多器官疾病杂志，2006，5 (2): 141-143.

19. 陈太波，方理刚，郭丽琳，等. 肥厚型心肌病合并室壁瘤、持续性室性心动过速一例. 中华内科杂志，2002，41 (12): 843.

20. Inoue T, Sunagawa O, Tohma T, et al. Apical hypertrophic cardiomyopathy followed by midventricular obstruction and apical aneurysm: A case report. J Cardiol, 1999, 33: 217-222.

21. Matsubara K, Nakamura T, Kuribayashi T, et al. Sustained cavity obliteration and apical aneurysm formation in apical hypertrophic cardiomyopathy. J Am Coll Cardiol, 2003, 42: 288-295.

22. Nakamura T, Matsubara K, Furukawa K, et al. Diastolic paradoxic jet flow in patients with hypertrophic cardiomyopathy: Evidence of concealed apical asynergy with cavity obliteration. J Am Coll Cardiol, 1992, 19: 516-524.

23. Alfonso F, Frenneaux MP, McKenna WJ. Clinical sustained uniform ventricular tachycardia in hypertrophic cardiomyopathy: association with left ventricular apical aneurysm. Br Heart J, 1989, 61 (2): 178-181.

病例 4　梗阻性肥厚型心肌病合并感染性心内膜炎

韦丙奇　张健　刘小宁

【基本病情】

这位 35 岁的女性患者当初并没有意识到其所患心脏病的致命后果。当她于 2003 年在当地检查发现"肥厚型心肌病"时并无胸闷、胸痛、心悸、气短等任何相关症状，只是因发热就诊时偶然发现的。当时的发热症状被当地的卫生院诊断为咽炎，经青霉素治疗数日后即体温正常了。作为中国中部偏南省份安徽省的一位农村妇女，日常的家庭和田间劳动并不轻松，在她被诊断为"肥厚型心肌病"的最初 3 年，做这些劳动时并无任何不适症状，生活和劳动丝毫不受影响，也未再出现发热症状。患者于 2005 年初夏怀孕，2006 年 3 月顺产一男婴。尽管对于"肥厚型心肌病"患者，妊娠和分娩都意味着可能诱发心力衰竭的风险，但她却顺利度过了这个时期而没有出现任何不适症状。只是到了 2006 年 6 月，即分娩 3 个月后，可能因受凉而出现发热，体温最高 39℃，伴有寒战、头痛等。自以为感冒发热，使用青霉素治疗数日后体温即正常。但间隔 10 天日后再次发热，仍以感冒治疗后热退。此后 4 个月内体温反复升高多次，均给予感冒药及抗生素治疗。直至 4 个月后出现了胸憋、气短、乏力等症状，才到当地一个市级医院的心内科就诊，做超声心动图发现室间隔增厚和二尖瓣可疑赘生物，随后即住院诊治，行 2 次血培养和 1 次骨髓培养均显示松鼠葡萄球菌，遂诊断为"肥厚型心肌病，感染性心内膜炎"。在使用头孢哌酮（三代头孢菌素）抗菌治疗 10 天后体温恢复正常。做胸片和 B 超检查报告双侧大量胸腔积液，行胸腔穿刺 4 次，每次抽出淡黄色胸腔积液 800～960ml，胸腔积液常规检查显示为漏出液，考虑为心力衰竭所致。给予口服利尿剂等治疗，胸憋、气短等症状不能缓解，虚弱和乏力症状越来越明显，故于 2006 年 11 月 6 日来到我院（中国医学科学院阜外医院）急诊就诊并收入重症监护病房进一步诊治。既往无高血压病史，个人史无特殊。家族中无类似疾病和猝死患者。

患者来我院急诊时病情已十分严重，入院时查体可见：T 35.5℃、P 110次/分、R 25 次/分、BP 95/47mmHg。一般情况很差，精神萎靡，虚弱无力，气短不能平卧，45 度卧位，贫血貌，巩膜无黄染，口唇轻度发绀，颈静脉无怒张，胸廓对称，心界向左扩大，心音清晰，心律齐，心率 110 次/分，胸骨左缘第 3～4 肋间可闻及Ⅳ/6 级粗糙的收缩期吹风样杂音，向心尖部传导。双肺呼吸音低，未闻及干湿性啰音。腹部平软，肝大肋下 6cm，有压痛，脾未及，腹水征阴性，双下肢无水肿。

实验室检查：①血常规：WBC 10.51×10⁹/L，N 81.5%，RBC 3.26×10^{12}/L，HB 86g/L。②血气分析：pH 7.508，$PaCO_2$ 34.1mmHg，PaO_2 57.1mmHg，BE 3.8mmol/L，SaO_2 92.4%。③肝肾功能、电解质、心肌酶等正常。④血清白蛋白 31g/L。⑤血清总胆红素 47.5μmol/L，结合胆红素 16.5μmol/L。⑥血沉 40mm/h。⑦C 反应蛋白 14.27mg/L。⑧NT-proBNP 2754.3pg/ml。⑨甲状腺功能正常。

心电图（图2-4-1）：窦性心动过速、心率 110 次/分，左房肥大、左室肥大。

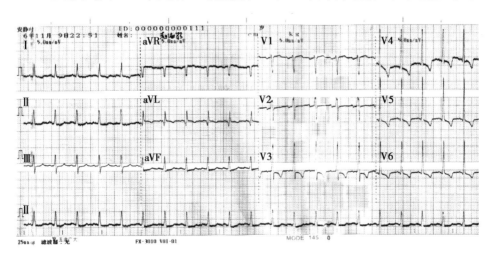

图 2-4-1　心电图：窦性心动过速，左室肥大

X 线胸片：示两肺淤血、透光度减低，双侧少量胸腔积液，主动脉结不宽，肺动脉段平直，左室增大，提示左心受累疾病，肺水肿。

UCG（2006 年 11 月 8 日）：左房扩大（45mm）、左室内径正常（49mm）、LVEF 78%，室间隔和左室前壁明显增厚，最厚处 33mm，室壁回声粗糙，呈斑点样改变，心肌纹理排列紊乱，运动减低，余室壁厚度正常。

M 型超声可见二尖瓣叶完全 SAM 现象。二尖瓣前叶瓣体中下段回声明显增强，回声不规则，随瓣叶呈连枷样摆动。左室流出道内径狭窄，最窄处位于室间隔基底部，主动脉瓣收缩中期提前关闭。心包腔未见异常。双侧胸腔内可见大量液性暗区。左室流出道探及收缩期高速射流，峰值压差 96mmHg。收缩期二尖瓣大量反流信号。超声诊断：梗阻性肥厚型心肌病，二尖瓣前叶赘生物形成伴腱索断裂，二尖瓣大量反流，双侧大量胸腔积液。

腹部 B 超：2006 年 11 月 17 日在患者住院治疗 10 天后 B 超检查肝胆胰脾双肾结构和血流未见明显异常。

【诊断和病情分析】

根据上述病史、症状、体征和实验室检查结果，可以明确患者病情有下列 3 方面的诊断：

1. 患者"肥厚型心肌病"的诊断是明确的，有"肥厚型心肌病"病史，入院后超声心动图显示室间隔和左室前壁明显增厚，最厚 33mm，并且呈梗阻性肥厚型心肌病的特点，二尖瓣前叶完全 SAM 现象，左室流出道狭窄，压力阶差 96mmHg。心电图显示左室肥大改变，从病史和超声心动图检查可除外高血压、主动脉瓣狭窄等可引起心肌肥厚的常见疾病。

2. 患者"感染性心内膜炎"的诊断也有充分依据：在已有梗阻性肥厚型心肌病的情况下，出现了反复间断发热 5 个月，查体发现心脏杂音等体征，血液化验显示白细胞增高、贫血，超声心动图发现二尖瓣腱索断裂和赘生物形成，并且 2 次血培养和 1 次骨髓培养均阳性，且为同一细菌。

3. 在肥厚型心肌病合并感染性心内膜炎的情况下，患者出现了严重的心力衰竭表现：气短不能平卧，胸片显示肺淤血水肿、胸腔积液，而没有明确的肺部感染表现，化验血 NT-proBNP 显著升高，血气分析显示为低氧血症，表现为 I 型呼吸衰竭。

因此，该患者应诊断为：梗阻性肥厚型心肌病合并感染性心内膜炎，二尖瓣赘生物形成，二尖瓣腱索断裂，二尖瓣重度关闭不全，心脏扩大，心功能Ⅳ级，双侧大量胸腔积液；I 型呼吸衰竭；贫血；低蛋白血症。

【治疗选择】

针对患者的上述病情，治疗主要解决下列 3 个方面的问题：①感染性心内膜炎的治疗，如何选择抗菌药物？是否进行手术治疗？②心力衰竭的治疗，如何稳定血流动力学，消除肺部淤血水肿、胸腔积液等；③梗阻性肥厚型心肌病的治疗，在有严重的左室流出道狭窄的情况下，如何选择手术治疗？④合并症的治疗，纠正贫血和低白蛋白血症。

1. 内科治疗

（1）抗感染治疗：在血培养阳性的情况下，依据药敏试验选择如下抗菌药：左氧氟沙星 0.2g ivgtt q12h 和口服利福平 0.3g bid。入院后患者体温保持正常，多次血常规示血象偏高，多次复查血培养均阴性。

（2）心力衰竭的治疗：患者入院来一直血压偏低（80～90/50～60mmHg），心率偏快 90～110 次/分，以多巴胺持续静脉泵入以维持血压。针对肺部淤血水肿，予呋塞米 40mg qod iv（单日）、布美他尼 1mg qod iv（双日）、同时口服氯化钾缓释片 1.0g tid。对右侧胸腔大量积液进行穿刺引流 2次，分别引流出 1400ml 和 1350ml 漏出液。此后胸腔积液消退，肺部淤血好转。可高枕卧位入睡，胸憋气短等症状明显减轻。

（3）对症支持治疗：纠正低白蛋白血症，予补充白蛋白。纠正贫血：口服琥珀酸亚铁 0.2g tid、输注浓缩红细胞 4 个单位，血红蛋白由 61g/L 提高到 83g/L。

2. 外科手术治疗　在心衰症状减轻，体温正常 4 周后，于 2006 年 11 月27 日行"二尖瓣置换术＋三尖瓣成形术＋左室流出道疏通、室间隔开槽术"。

（1）术中见：二尖瓣二叶均增厚，前叶增厚呈菜花样改变，心房面瓣叶上有赘生物，部分呈溃烂、钙化样改变，腱索粗，二尖瓣环大致正常。主动脉瓣三叶，右叶边缘中点心室面有 2mm×2mm×2mm 小赘生物附着。室间隔增厚，以基底部为著（25mm），自主动脉切口行室间隔开槽术。三尖瓣环大，行环缩术至 29mm 大小。

（2）术后病理结果（图 2-4-2）：①二尖瓣：瓣叶增厚，前叶及后叶遍布灰黄色突起。病理诊断为亚急性细菌性心内膜炎。②室间隔心肌组织：局部内膜灰白增厚，一处呈灰黄色。病理诊断为亚急性细菌性心内膜炎。心肌细胞肥大、变性，局部排列紊乱，符合肥厚型心肌病的改变。

（3）术后效果评价：胸憋气短症状完全缓解；感染得到有效控制，术后1 周血象恢复正常，血红蛋白基本恢复正常（表 2-4-1）。

（4）超声心动图：手术当日左室流出道内径基本恢复正常，流速由术前的 4.8m/s 降至 2.3m/s。术后 1 周复查 UCG，各房室大小恢复正常，左房前后径 35mm，左室舒张末前后径 40mm，室间隔最大厚度由术前的 33mm 减少到 22mm，左室流出道内径正常，二尖瓣机械瓣功能正常。

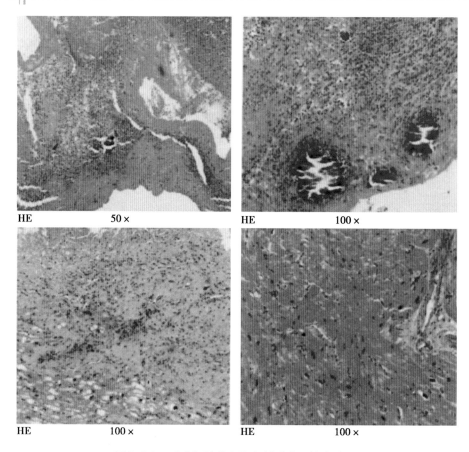

图 2-4-2　手术切除的心肌和瓣膜病理检查结果

表 2-4-1　手术前后血常规的改变

日期	WBC（×10⁹/L）	N（%）	RBC（×10¹²/L）	HB（g/L）	备注
2006-11-06	12.38	79.2	2.99	76	
2006-11-07	10.00	76.8	2.35	61	
2006-11-15	11.01	78.0	2.92	83	
2006-11-27	10.70	80.4	2.56	78	当日手术前
2006-12-04	6.09	69.4	3.79	115	术后1周

（5）心电图（图 2-4-3、图 2-4-4）：窦性心律，心率 100 次/分，ST-T 异常。

（6）长期随访结果：患者术后至今已 7 年余，在口服美托洛尔的情况下，长期维持稳定的病情，未再因心脏原因住院。因家庭原因患者未再来我院复查 UCG。

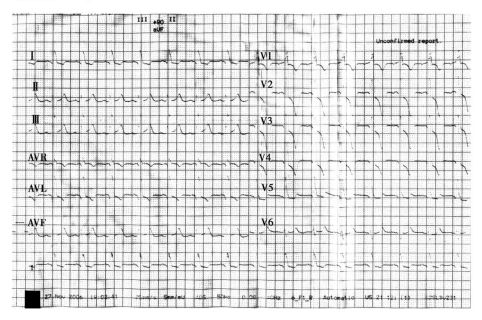

图 2-4-3　术后当日心电图（2006-11-27）

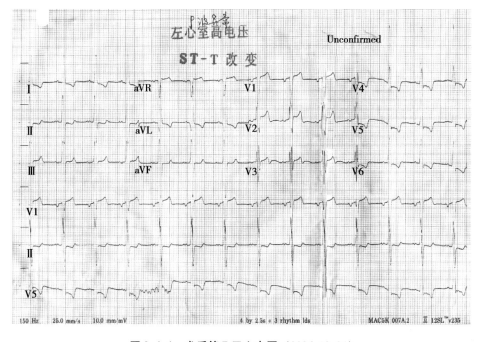

图 2-4-4　术后第 7 天心电图（2006-12-04）

【讨论】

1. 该患者是肥厚型心肌病合并感染性心内膜炎、并获得成功救治的典型病例。肥厚型心肌病是常见的心肌疾病，在一般人群中患病率约为 0.2%。但肥厚型心肌病合并感染性心内膜炎者相当少见。在肥厚型心肌病患者中，感染性心内膜炎的年发生率是 0.14%。而且文献报道，感染性心内膜炎均发生于梗阻性的肥厚型心肌病患者，在该亚组人群中感染性心内膜炎的年发生率约 0.38%。左室流出道梗阻合并左心房扩大超过 50mm 是发生感染性心内膜炎的高危预测因素，这部分患者感染性心内膜炎的年发生率为 0.92%。从这一点看，对肥厚型心肌病患者，明确是否有左室流出道梗阻有重要意义，因为尚无非梗阻性肥厚型心肌病发生感染性心内膜炎的报道。该例患者也是梗阻性肥厚型心肌病合并的感染性心内膜炎。而梗阻性肥厚型心肌病为何易发生感染性心内膜炎？其发病基础与左室流出道狭窄造成的高速射流、SAM 现象时二尖瓣前叶与室间隔碰撞所造成的心内膜损伤有关。赘生物最常见的部位是二尖瓣，部分患者还累及主动脉瓣。从本例患者的术中观察和病理发现可知，其二尖瓣和主动脉瓣均有赘生物，同时发现梗阻部位的室间隔表面的心内膜也发生了心内膜炎，这是流出道狭窄时的高速血流及室间隔与二尖瓣前叶的直接碰撞所引起的损伤的确切证据。这种损伤是感染性心内膜炎发生的基础，一旦出现一过性菌血症，就有可能导致感染性心内膜炎的发生，而在日常生活中，一过性菌血症是经常发生的。这就提出了一系列问题：在梗阻性肥厚型心肌病患者中如何预防感染性心内膜炎？在什么情况下该应用抗生素预防菌血症？在什么情况下明确诊断感染性心内膜炎以及如何诊治？等等。

2. 肥厚型心肌病合并感染性心内膜炎后的突出问题是心衰。在发生感染性心内膜炎之前，该例患者心功能正常，并能顺利经受妊娠和分娩过程；在出现感染性心内膜炎后逐渐发生了严重心衰。分析其机制与下列因素有关：一方面左室流出道梗阻造成左室后负荷过重，同时二尖瓣的大量反流又造成左心室的前负荷过重，加上感染性心内膜炎时出现的贫血，进一步加重了心脏的负担和能量代谢的障碍，使得此时心衰表现严重，肺部淤血水肿、胸腔积液，并引起呼吸衰竭。

3. 肥厚型梗阻性心肌病合并感染性心内膜炎时心衰的治疗，首先是控制感染，根据血培养结果选择有效抗生素。通过利尿等治疗消除心衰时钠水潴留所导致的症状和体征。在内科治疗心衰难以控制的情况下，外科手术是根本的治疗办法。外科手术治疗可解除左室流出道梗阻，修复或替换病变的二尖瓣，彻底纠正二尖瓣反流，去除感染灶，有利于完全治愈感染。因此应积极创造条件，争取及早手术。在此基础上的抗生素治疗＋控制心衰治疗渴望能够获得最佳治疗效果。此患者手术效果良好，随访 7 年未再发生心衰，也未出现严重心律失常，未发生猝死。

【小结】

肥厚型心肌病合并感染性心内膜炎并不常见，这位女性患者就是这样的疾病。其病史特点是，在其 32 岁时偶因感冒就诊时，听诊发现了心脏杂音，进一步体检诊断为肥厚型心肌病，最初能从事日常生活和田间劳动，甚至怀孕并顺利分娩。但在分娩后 3 个月开始出现间断发热，在当地 2 次血培养和 1 次骨髓培养为同一种少见的细菌——松鼠葡萄球菌，明确诊断为肥厚型心肌病合并感染性心内膜炎。在明确诊断并开始抗生素治疗时，患者出现了心力衰竭的症状和体征，胸憋、气短、不能平卧，出现双侧大量胸腔积液。其心前区杂音明显。超声心动图检查显示患者心脏结构改变的特点是，非对称性室间隔肥厚，最厚 33mm，左室流出道严重狭窄伴梗阻，左室流出道峰值压差 96mmHg，二尖瓣前叶完全 SAM 现象，二尖瓣前叶赘生物形成伴腱索断裂，二尖瓣大量反流。严重的心脏病变导致严重的左心衰，合并低氧血症、贫血和低蛋白血症。在选择有效抗生素治疗、缓解心衰症状和营养支持治疗的基础上，成功进行了外科手术治疗（二尖瓣置换＋三尖瓣成形＋左室流出道疏通、室间隔开槽术）。术后患者恢复良好，长期随访 8 年，日常生活和活动恢复正常，无再因心脏原因住院。

参考文献

1. Spirito P, Rapezzi C, Bellone P, et al. Infective endocarditis in hypertrophic cardiomyopathy: prevalence, incidence, and indications for antibiotic prophylaxis. Circulation, 1999, 99: 2132-2137.

2. Wilson W, Taubert KA, Gewitz M, et al. Prevention of infective endocarditis: guidelines from the American Heart Association: a guideline from the American Heart Association Rheumatic Fever, Endocarditis, and Kawasaki Disease Committee, Council on Cardiovascular Disease in the Young, and the Council on Clinical Cardiology, Council on Cardiovascular Surgery

and Anesthesia, and the Quality of Care and Outcomes Research Interdisciplinary Working Group. Circulation, 2007, 116: 1736-1754.

3. Ahmet Guler, Soe M. Aung, Beytullah Cakal, et al. Infective Endocarditis Complicating Hypertrophic Obstructive Cardiomyopathy: Is Antibiotic Prophylaxis Really Unnecessary? Current Cardiology Reviews, 2013, 9: 308-309

病例5 肥厚型心肌病合并单纯舒张性心力衰竭

韦丙奇　张健　翟玫

【基本病情】

这位男性患者于 2013 年接受心脏移植时年龄 42 岁，10 年前被诊断为"肥厚型心肌病"。当时患者出现了活动时心悸、胸闷和气短，上 3 层楼时出现症状，休息后即缓解，经超声心动图诊断为"肥厚型心肌病"，当时的检查结果未保留，具体心肌肥厚程度和房室大小不详。曾服用普萘洛尔（心得安），因严重心动过缓（最慢心率 30 次/分）伴晕厥而停用。此后 1 年内未再服药，症状也未加重。在出现上述症状 1 年后的一个晚上，患者休息时感心悸、胸憋，坐卧不安，次日到当地医院检查，发现快速房颤，心室率 140 次/分。此时患者气短不能平卧，纳差、腹胀、恶心、尿少，出现下肢和颜面水肿。在当地治疗过程中因输液过快，气短症状加重，咳嗽、咳白色泡沫痰，遂来我院（中国医学科学院阜外医院）急诊。此前曾用地高辛，心率已有所减慢（98 次/分），血压 120/80mmHg，呼吸 22 次/分，双肺未闻及干湿性啰音，心音强弱不等，心律绝对不齐，心尖部和胸骨左缘 3~4 肋间均可闻及 II/6 级收缩期吹风样杂音，肝脾不大，双下肢轻度凹陷性水肿。急诊床旁超声心动图显示室间隔和左室后壁增厚，室间隔最厚处 23mm，余室壁轻度增厚；双房扩大（左房 50mm），左室不大（45mm），左室射血分数 55%；M 型超声可见二尖瓣叶 SAM 现象，二尖瓣轻度关闭不全；左室流出道内收缩期血流轻度增快（峰值流速 2.1m/s），峰值压差 19mmHg。心电图（图 2-5-1）示心房颤动，III、aVF 导联有病理性 Q 波，V_1~V_4 导联 R 波增长不良，V_6 导联 ST-T 异常。心脏远达片报告两肺淤血，心脏明显增大，心胸比 0.63。

患者入院后进行了心脏磁共振检查，显示室间隔大部和相邻前侧壁增厚，室间隔中段最厚，约 25mm，心尖部室壁偏厚，余室壁厚度大致正常。双房内径均偏大，左右心室内径不大。心包腔内少量液体信号，双侧胸腔少量液

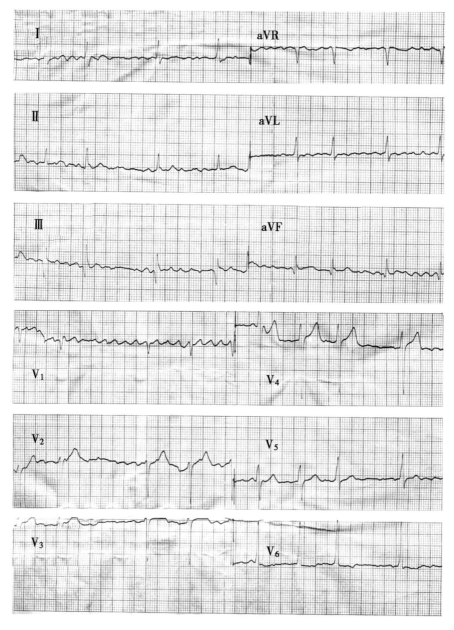

图 2-5-1　2003 年初诊心电图

体信号。

【病情分析和诊断】

　　患者的病情特点是：心悸、胸闷、气短、下肢水肿等是基本症状，在活动和房颤发作时加重，提示心力衰竭；体检发现心律不齐、心音强弱不等和脉搏短绌等房颤的表现，下肢水肿等心力衰竭表现，以及心前区轻度收缩期杂音；心电图显示的病理性 Q 波和 ST-T 改变提示心肌病变；超声心动图显示了明确的心肌肥厚改变，同时排除了主动脉瓣狭窄病变；病史中也没有高血压，排除了高血压导致的心肌肥厚；有肥厚型心肌病家族史，其父患"肥厚型心肌病合并房颤"，并出现脑梗，已病故。根据上述病情特点和相关检查结果，可明确诊断为"肥厚型心肌病，双房扩大，心律失常，心房颤动，心力衰竭，心功能Ⅲ级，少量心包积液，双侧少量胸腔积液"。

尽管多普勒超声显示有轻度左室流出道狭窄，但左室流出道压差未超过30mmHg，因此为"非梗阻性肥厚型心肌病"。这次病情变化主要表现为快速心室率的房颤发作，诱发了急性失代偿性心力衰竭。因超声心动图显示左室收缩功能正常，没有瓣膜病变，没有左室流出道梗阻，那么其心力衰竭发生的基础是什么？结合文献报道和指南的描述，肥厚型心肌病常常合并左室舒张功能不全。二尖瓣血流频谱 E/A 比值小于 1 是最常用的反映左室舒张功能降低的指标，但在合并房颤的情况下，E/A 比值无法测量，此时，左心房扩大是反映左室舒张功能降低，左室舒张末充盈压升高的客观表现之一。该患者在出现胸闷症状并诊断为肥厚型心肌病 1 年后，因快速心室率的房颤诱发了急性心力衰竭，此时左心房有明显扩大，而左心室不大，左室射血分数不低，故考虑应该是在左室舒张功能减低的基础上，由快速心室率的房颤所诱发的舒张性心力衰竭。

【治疗选择】

针对该患者的上述病情特点，治疗的主要目标是：①控制快速房颤的心室率；②缓解心衰的症状和体征；③预防血栓和栓塞并发症；④防止再次发生急性失代偿心力衰竭；⑤防治心室重构；⑥预防猝死。

该患者因快速房颤而诱发了急性心力衰竭，外院给予地高辛口服以控制房颤的心室率，就诊我院时心室率已降到至 100 次/分左右。那么在肥厚型心肌病合并快速心室率的房颤时，该如何选择药物来控制心室率？在血压不低的情况下，首选 β 受体阻滞剂，因为既可降低心率，也有预防猝死的效果。也可以选择非二氢吡啶类钙拮抗剂如地尔硫䓬、维拉帕米。β 受体阻滞剂和钙拮抗剂无效时，还可试用胺碘酮。当血压偏低而上述药物不能应用时，可以选用地高辛。当有血压低伴血流动力学不稳定表现时，紧急直流电复律。

该患者口服阿替洛尔 12.5mg bid、地尔硫䓬 30mg tid，心率得到较好控制。入院最初 3 天，为消除钠水潴留的相关表现，每日静脉注射呋塞米 40mg，此后改为口服呋塞米 40mg qd，同时口服氯化钾缓释片 1.0g tid。为了防止心肌重构的进展，予口服卡托普利 6.25mg bid、螺内酯 20mg qd。为预防血栓栓塞，口服华法林 1.5mg qd。经上述药物治疗，患者心悸、气短、水肿等症状缓解，生命体征稳定，血压 105/65mmHg，心率 62 次/分，15 天后病情稳定出院。此后坚持上述治疗。

【病情演变和随诊】

治疗 3 年后，于 2007 年 1 月曾来我院复查。上述症状无明显加重，有时头晕。查体：血压 110/70mmHg，心率 72 次/分。心电图与前比较无明显变化，仍为房颤。UCG 示室壁厚度同前（最厚 22mm），双房扩大（左房 56mm），左室 51mm，左室射血分数 65%，左室流出道轻度狭窄，最窄处位于室间隔基底段（约 14mm），未见明显梗阻（峰值流速 1.9m/s），少量心包积液。心脏远达片示心影较前扩大，心胸比 0.7（2003 年 12 月为 0.63），两肺轻度淤血。虽然没有留下当时的图像资料可以直观比较，但从 UCG 和胸片的上述报告结果可知，心房和左心室内径较前有进一步扩大（3 年前左房内径 50mm，左室内径 45mm），而室壁厚度无明显变化，左室流出道未见明显梗阻，左室射血分数保持正常。比较可知，常规药物治疗可以控制患者的症状，但心脏的结构改变则在逐渐进展。治疗上继续原有口服药物，后来患者曾自行停用呋塞米、螺内酯和氯化钾缓释片。

此后的 4 年中，患者运动耐力逐渐降低，至 2011 年 7 月，患者平路步行稍快即感心慌气短，并间断出现下肢水肿、腹胀。故再次来我院住院诊治。血压 100/70mmHg，心率 71 次/分。右心衰体征明显：颈静脉充盈、肝脏肿大和双下肢水肿。心脏远达片（图 2-5-2）示心影较前进一步扩大，心胸比 0.73（2003 年 12 月为 0.63，2007 年 1 月为 0.70），两肺淤血。UCG（图 2-5-3）示室壁厚度较前减轻（最厚 17mm），双房扩大更加显著（左房 63mm），左心室内径在正常范围（51mm），EF58%，左室流出道通畅，少量心包积液，二尖瓣环和三尖瓣环均扩张，均有少量反流，左室舒张功能减低，超声心动图表现类似限制型心肌病改变。于 2011 年 7 月 27 日行心脏 MRI 检查（图 2-5-4）显示：两心房明显增大（左房内径 56mm×120mm，右房内径 73mm×85mm），两心室内径不大，右室心尖部可见闭塞征象，左室舒张末短轴横径 50mm；室间隔厚度正常上限（室间隔厚 13.5mm），余节段室壁偏薄（左室侧壁厚约 2.5mm，左室前壁厚约 5mm）。两心室舒张运动受限。电影序列和血流序列左室流出道通畅。二、三尖瓣可见少量反流，余瓣膜启闭未见异常。心包无增厚或不规则，心包腔少量积液征象。心肌灌注延迟扫描两心室心尖部室壁及室间隔可见不均匀强化。左房耳部可见充盈缺损影。提示：心肌受累疾患，考虑限制性心肌病（双心室受累）可能大；左房耳部血栓形成。

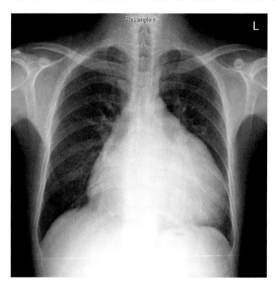

图 2-5-2　2011-7-25 远达片：两肺淤血，未见实变；主动脉结不宽；肺动脉段饱满；全心增大，左房室大著；心胸比 0.73

　　显然，自从出现临床症状以来，尽管口服了 β 受体阻滞剂、钙拮抗剂、ACEI、利尿剂等，患者的心衰症状在逐渐加重，心功能的改变仍为舒张功能不全而收缩功能基本正常，由于双房越来越扩大，目前已呈现限制型心肌病的特点。

　　此后 1 年半内，患者劳动耐力进一步降低，室内稍微活动即感气短，常规利尿治疗效果越来越差。2013 年 2 月再次住院，UCG（图 2-5-5）显示，肥厚的室间隔已经变薄，仅轻度增厚，最厚约 13mm，而左右心房则显著增大（左房 66mm），右心室内径也显著扩大（48mm），左心室虽在正常范围内（53mm），但与以前比较有进一步扩大（2011 年为 51mm），EF50%；室壁运动僵硬，二尖瓣和三尖瓣均中度关闭不全，下腔静脉增宽（31mm），呈限制充盈为主的功能改变特点。心脏远达片（图 2-5-6）：两肺淤血，未见实变；主动脉结不宽；肺动脉段饱满；左房室明显增大；心胸比 0.74。

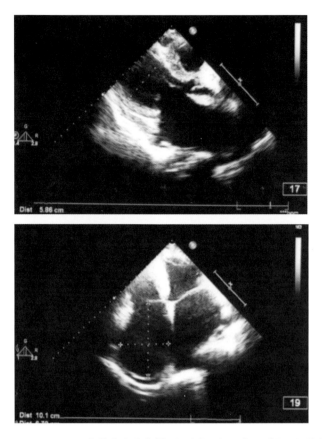

图 2-5-3　UCG：胸骨旁左室长轴（上图）和心尖四腔图（下图）

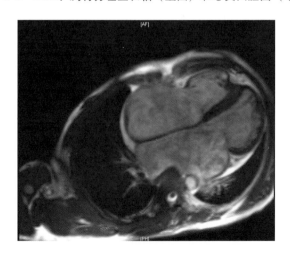

图 2-5-4　2011-7-27MRI：双房高度扩大，
室间隔增厚，双室不大

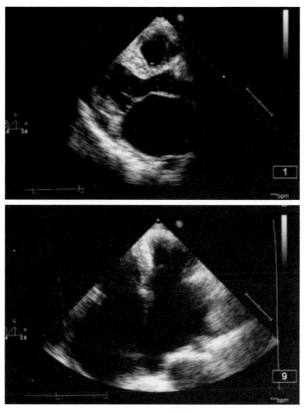

图 2-5-5　UCG：左室长轴切面（上图）
和心尖四腔图（下图）

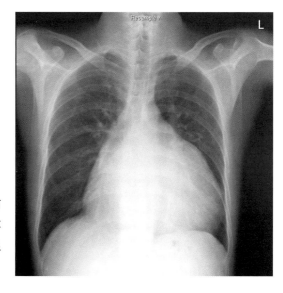

图 2-5-6　2013-2-25 远达片：两
肺淤血，未见实变；主动脉结不
宽；肺动脉段饱满；左房室明显
增大；心胸比：0.74

2013年2月26日再次行心脏MRI检查显示（图2-5-7）：双房扩大更加明显（左房前后径×左右径：57mm×138mm，右房前后径×左右径：88mm×117mm）。两心室内径不大，右室心尖闭塞（中段短轴横径：左室50mm，右室39mm）。室间隔偏厚（12～15mm），左室游离壁偏薄（中段侧壁6mm）。左室心尖部形态正常，未见闭塞，右室流出道不宽。两心室收缩减弱，舒张运动明显受限。心肌首过灌注期双室心尖部灌注偏低，延迟扫描中、远段室间隔及双室心尖段室壁可见强化高信号。二、三尖瓣可见少许反流信号，主动脉瓣未见反流信号。各部心包未见增厚、不规则，可见少量心包积液，主要分布于心脏膈面和两侧。上、下腔静脉略偏宽（上腔静脉直径25mm，下腔静脉直径33mm）。左心耳血栓消失。提示：限制型心肌病（双室受累）；心包积液（少量）。

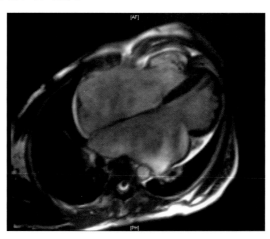

图2-5-7 心脏MRI：四腔心切面

从UCG和MRI的结果与1年前比较发现，双房有进一步扩大，心功能改变的特点仍然是舒张功能不全，EF仍在正常范围。这些心脏结构和功能的变化与心衰症状逐渐加重的发展趋势是一致的。从药物治疗效果看，利尿剂的效果越来越差，提示心力衰竭的进展和肾功能的损害。对肾功能的监测和评价发现，血清肌酐轻度升高（127μmol/L），而核素肾动态显像定量测定肾小球滤过率已明显降低（分别是左肾29.9ml/min和右肾35.1ml/min）。在综合评价患者的临床表现、心功能状态和肾功能后，认为患者已到了晚期心力衰竭阶段，最终进行了心脏移植，病变心脏的形态改变呈限制型心肌病的外观，而病理组织学检查则符合肥厚型心肌病特点，即心肌细胞肥大，排列紊乱。

【讨论】

1. 该患者"肥厚型心肌病"的诊断明确，诊断依据充分。在患者出现心悸、气短症状时，UCG 和 MRI 等影像学检查显示心脏结构改变呈非对称性室间隔肥厚（最厚 23mm），而没有主动脉瓣狭窄等病变，病史中没有高血压，家族中其父亲生前诊断"肥厚型心肌病"，心脏移植后病变心脏的病理组织学表现符合肥厚型心肌病的改变，即心肌细胞肥大和排列紊乱。

2. 该患者的临床过程呈现下列变化特点：①主要表现为心悸、胸闷、气短、下肢水肿等心力衰竭的症状，并逐渐加重，历经 10 年发展为药物不能控制的晚期心力衰竭；②出现了持续性心房颤动；③心脏结构改变的特点是非对称性室间隔肥厚和双心房扩大，双心室不大。心房扩大呈进行性加重，肥厚的室间隔则逐渐变薄，左心室内径虽在正常范围，但也逐渐扩大；④患者心脏功能改变的特点为射血分数保留的心力衰竭（HFpEF），LVEF 一直在 50% 以上；⑤尽管进行了比较积极的药物治疗，心脏结构改变和心力衰竭表现仍进行性加重，最终进行了心脏移植。

3. 该患者的病情变化对我们的启示是：①部分肥厚型心肌病患者的心脏结构异常改变可呈现逐渐发展变化的过程，从心室壁的厚度、心室腔大小，到心房大小，均逐渐变化，呈房室腔逐渐扩大的趋势，部分患者这种结构改变以心房扩大为主；②在心脏结构改变的基础上，心力衰竭的症状和体征也逐渐加重；③此类患者的心力衰竭可表现为单纯的舒张性心力衰竭，即使发展至终末期，左心室的收缩功能仍可维持正常。

4. 面对这类肥厚型心肌病的病情特点，有几个方面的问题值得深入思考。①促使该类心脏结构异常改变不断进展的因素是什么？是由遗传因素所决定？还是由异常的血流动力学改变决定？②如何对这类 EF 正常的心力衰竭进行诊断和评价？③这种心脏结构和功能的异常改变的不断进展是否可以预防？如何预防？④现有的药物治疗是否能延缓病情的发展？

5. 现有文献缺乏对肥厚型心肌病的结构改变如何进展的研究，而对其心力衰竭的机制，目前认为仍以左室舒张功能不全为主要类型，仅约 10% 患者可发展为 EF 降低的心力衰竭。由于对左室舒张功能的评价要比收缩功能的评价复杂得多，涉及心室被动扩张的特性和主动松弛的功能，目前还没有简单易行的单一指标来评价舒张功能不全，那么我们如何把握肥厚型心肌病的心功能呢？在患者出现了心力衰竭的相关症状和体征时，若超声心动图显示左室射血分数不低于50%，则提示为舒张功能不全，在没有左室流出道梗阻和合并瓣膜病变的情况下，即考虑为舒张功能不全造成的心力衰竭，此时，由于左心室充盈受限，左心房血液流入左心室受限，左心房会逐渐扩大，这也是舒张功能不全的表现之一。目前临床上还没有有效的预防其进展的治疗措施，现有药物治疗如利尿剂、β受体阻滞剂和钙拮抗剂主要是缓解症状。

【小结】

这是一例肥厚型心肌病合并严重舒张性心力衰竭的典型病例，有心力衰竭的典型症状和体征：活动时胸闷、气短、乏力，颈静脉充盈、肝脏肿大和下肢水肿；有持续性心房颤动的体征和心电图表现，并曾诱发患者发生急性心力衰竭；有肥厚型心肌病家族史；超声心动图和磁共振成像显示明确的非对称性室间隔肥厚（最厚处分别测定为23mm和25mm），双房扩大，左右心室不大，没有左室流出道狭窄和梗阻。10年随访发现，在规范的药物治疗下，患者的心力衰竭表现如气短和乏力症状在逐渐加重，活动耐力逐渐降低，反复出现下肢水肿，利尿剂效果越来越差，超声心动图和磁共振成像历次复查结果的对比发现，心脏的结构在逐渐变化，突出表现为双房扩大逐渐加重，室间隔厚度在逐渐变薄，左心室大小和收缩功能一直维持正常，但舒张功能越来越差，最终呈限制性血流动力学改变和限制型心肌病的形态学外观。患者接受了心脏移植手术治疗，术后状态维持良好，术后病变心脏的病理检查结果显示为肥厚型心肌病改变，即心肌细胞肥大，排列紊乱。

参 考 文 献

1. 2011 ACCF/AHA Guideline for the Diagnosis and Treatment of Hypertrophic Cardiomyopathy. A Report of the American College of Cardiology Foundation/American Heart Association Task Force on Practice Guidelines. J Thorac Cardiovasc Surg, 2011, 142（6）：e153-203.

2. Paulus WJ, Lorell BH, Craig WE, et al. Comparison of the effects of nitroprusside and nifedipine on diastolic properties in patients with hypertrophic cardiomyopathy：altered left ventricular loading or improved muscle inactivation? J Am Coll Cardiol, 1983, 2：879-886.

3. Bonow RO, Dilsizian V, Rosing DR, et al. Verapamil-induced improvement in left ventricular diastolic filling and increased exercise tolerance in patients with hypertrophic cardiomyopathy: short- and long-term effects. Circulation, 1985, 72: 853-864.

4. Wigle ED, Sasson Z, Henderson MA, et al. Hypertrophic cardiomyopathy: the importance of the site and the extent of hypertrophy: a review. Prog Cardiovasc Dis, 1985, 28: 1-83.

5. Wigle ED, Rakowski H, Kimball BP, et al. Hypertrophic cardiomyopathy: clinical spectrum and treatment. Circulation, 1995, 92: 1680-1692.

病例6 梗阻性肥厚型心肌病合并冠心病

韦丙奇　张健

【基本病情】

当这位 66 岁的男性患者因间断发作胸痛于 2005 年 8 月 25 日就诊于我院（中国医学科学院阜外医院）门诊时，首先让人想到的是冠心病，因为其胸痛症状呈典型的心绞痛特点，开始表现为较重的体力活动如上 5 层楼时，发作胸骨后压迫样疼痛，休息 5 ~ 10 分钟缓解。这种症状间断发作已经 4 年，近 1 个月有所加重，较轻的体力活动，如日常步行 300 米或快走时即有发作。患者既往有高血压史（已 15 年），曾于 15 年前发生脑梗。门诊心电图（图 2-6-1）显示窦性心律，左室高电压，ST-T 改变（Ⅰ、aVL、V_4 ~ V_6 导联 ST 段下移 0.05 ~ 0.10mv，T 波直立）。体检时在胸骨左缘 3 ~ 4 肋间听到了Ⅲ/6 级收缩期吹风样杂音，这让接诊的医生提高了警惕，因为可导致心绞痛症状的疾病，除冠心病外，还有主动脉瓣狭窄和梗阻性肥厚型心肌病等，特别是在有心脏杂音的情况下。因此进行了超声心动图检查，结果显示：室间隔增厚，最厚 25mm，而左室后壁厚度为 9mm，左心房 37mm、左心室舒张末内径 43mm、LVEF 64%，二尖瓣前叶部分 SAM 现象，致使左室流出道内径狭窄及二尖瓣关闭欠佳，左室流出道的最高压差为 88mmHg，同时发现主动脉瓣轻度增厚，交界区轻度钙化，但主动脉瓣未见明显狭窄和关闭不全。这证实了初诊医生的临床思路。初步诊断为"梗阻性肥厚型心肌病；高血压病；陈旧性脑梗；冠心病？"为进一步诊治收住院。家族中无类似疾病或猝死患者。

入院时查体：BP 130/70mmHg，HR 70 次/分，律齐，心脏杂音同前述。双肺呼吸音清楚，无干湿性啰音。无颈静脉怒张、肝脾肿大和下肢水肿。入院后完善了实验室和影像学检查，心脏远达片示：双肺纹理正常，主动脉结凸，肺动脉段平直，左心房稍大，心胸比 0.51。心脏 MRI 检查进一步明确了心肌肥厚的范围和程度：室间隔大部及前壁基底段增厚，室间隔近段最厚（25～26mm），左室流出道有收缩期梗阻征象。虽然单纯的梗阻性肥厚型心肌病就能够解释患者心绞痛的发作，但是此患者有明确的冠心病危险因素，是否还有别的病因？因此，为了判断有无合并冠心病，2005年9月13日进行了冠状动脉造影和左室造影，结果显示：冠状动脉双支病变，累及前降支和右冠状动脉，前降支近端斑块，中端近段80%局限偏心狭窄、中段管状偏心狭窄60%，远端管状狭窄70%，第一对角支开口局限偏心狭窄90%；右冠状动脉近端和中端均散在斑块，左室后侧支中段狭窄70%。左室造影显示（图2-6-2）：左室流出道压差70mmHg。

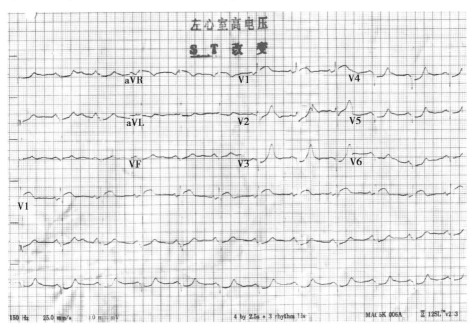

图2-6-1　心电图（2005年8月25日首次就诊时）

【病情分析和诊断】

　　该患者病情的基本点是：以发作性胸痛为基本症状，活动时明显，使得其日常活动明显受限。既往有高血压病史和脑梗死史。查体发现心前区收缩期吹风样杂音。心电图显示左室高电压和ST-T改变。超声心动图和心脏磁共振成像均显示非对称性室间隔肥厚，左室流出道狭窄。冠状动脉造影显示冠状动脉狭窄病变。因此，明确诊断为：①梗阻性肥厚型心肌病；

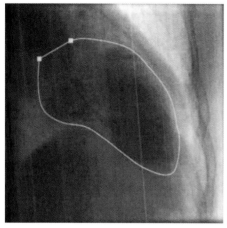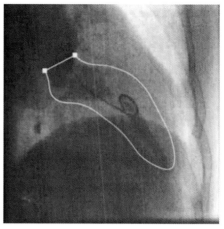

图 2-6-2　左室造影结果（2005 年 9 月 13 日）

②冠状动脉粥样硬化性心脏病，劳力型心绞痛；③高血压病；④陈旧性脑梗死。

那么，在有高血压病史的情况下，心肌肥厚是否由高血压造成？一般认为，长期高血压造成的心肌肥厚是对称性的，即左室壁均匀增厚，较少引起非对称性室间隔增厚，更少引起左室流出道狭窄和梗阻。因此认为，该患者的高血压和梗阻性肥厚型心肌病是并存疾病。

该患者病情的特点是：①肥厚型心肌病合并冠心病，在诊断和治疗上均增加了难度。②肥厚型心肌病伴重度左室流出道狭窄和梗阻，左室流出道压力阶差高达 88mmHg。这些特点造成患者的劳力性心绞痛症状更加突出，并且增加了发生心肌梗死、心力衰竭和猝死的危险。

【治疗的选择】

针对该患者的病情，有效地缓解缺血发作导致的胸痛症状，预防心肌梗死、心力衰竭和猝死是治疗的主要目标。由于患者病因的特点，在梗阻性肥厚型心肌病合并冠心病的情况下，治疗的选择既要考虑两者各自的特点，也要考虑两者治疗的相互影响。

针对该患者冠心病的治疗，其基本的治疗药物包括抗血小板药如阿司匹林、氯吡格雷等，硝酸酯类药物，β 受体阻滞剂，钙拮抗剂和他汀类药物。但在合并梗阻性肥厚型心肌病的情况下，硝酸酯类药物和二氢吡啶类钙拮抗剂因能加重左室流出道梗阻而不能用，所以，只能选择阿司匹林、β 受体阻滞剂和他汀类药物。根据其血管病变的特点，前降支中段和第一对角支分别有80%和90%狭窄病变，故有介入治疗的指征。由于是双支病变，并无外科手术的指征。

而对于梗阻性肥厚型心肌病的治疗，其药物治疗的选择主要是应用β受体阻滞剂，以降低心肌收缩力，从而降低左室流出道压力阶差，降低心肌耗氧量，降低猝死发生率，并缓解胸痛症状。该患者选用了美托洛尔12.5mg bid。在有β受体阻滞剂禁忌证的患者，如合并COPD或支气管哮喘者，可以选用非二氢吡啶类钙拮抗剂，如维拉帕米、地尔硫䓬，其作用机制也是降低心肌收缩力，降低左室流出道压差。在合并高血压和冠心病心绞痛时，凡可能加重左室流出道梗阻的药物应禁用或慎用。在该患者，尽管合并冠心病和高血压，药物治疗的选择上只应用了阿司匹林100mg qd，美托洛尔12.5mg bid和辛伐他汀20mg qn治疗。在药物治疗之外，还有介入治疗（即经皮室间隔化学消融术）和外科手术治疗（左室流出道疏通术）的选择。当左室流出道压力阶差超过50mmHg且有明显症状，若药物治疗不能缓解症状，可以选择介入治疗或外科手术治疗。一般首选外科手术治疗，在有手术禁忌证而不能手术或不愿外科手术的患者，则选择介入治疗。

该患者在口服阿司匹林100mg qd，美托洛尔12.5mg bid和辛伐他汀20mg qn治疗1月后，尽管心率已降至50～60次/分，仍然有活动时胸痛。有外科手术适应证，没有明确禁忌证，故于2005年10月18日在体外循环下进行"冠状动脉旁路移植术＋左室流出道疏通术"，术中见二尖瓣结构大致正常，二尖瓣反流以左室流出道压力高为主要原因，而不需处理。切除左心室室间隔部分心肌2cm×3cm×1cm。2支桥血管分别为LIMA至前降支、主动脉-大隐静脉桥-第一对角支。

手术效果评价

（1）术中经食管超声显示，术后左室流出道梗阻消失、SAM现象消失、二尖瓣反流由中量变为少量。经胸超声心动图变化：室间隔厚度较术前明显减小，最厚处16mm，左室流出道内径在正常范围，狭窄明显减轻。左房前后径36mm，左室舒张末前后径53mm，左室射血分数55%。

（2）手术前后的心电图变化：术前（图2-6-3）心电图显示窦性心动过缓，左室高电压和ST-T改变。术后（图2-6-4）呈完全性左束支阻滞图形。

病理检查结果：室间隔心内膜纤维性增厚，心肌细胞肥大、排列紊乱。

结合临床表现和超声心动图等检查结果，手术是成功的，达到了预期的治疗效果：左室流出道梗阻解除了，成功实现了冠脉血运重建。患者胸痛症状完全缓解。那么今后该如何治疗以保持长期的治疗效果呢？

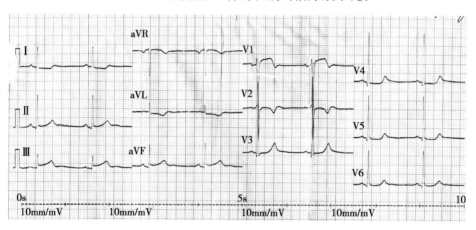

图 2-6-3 术前心电图：窦性心律，左室肥大，ST-T 异常

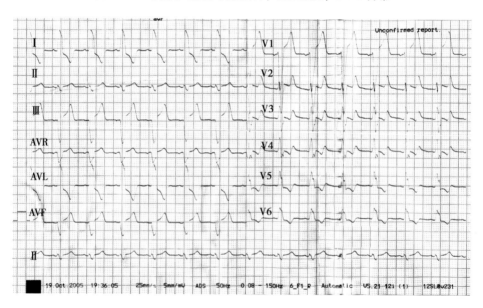

图 2-6-4 "冠状动脉旁路移植术 + 左室流出道疏通术"后第 1 天心电图
（电压是 1mV = 5mm）：窦性心律，完全性左束支阻滞

【长期治疗和病情变化】

在成功进行"冠状动脉旁路移植术 + 左室流出道疏通术"后，其长期治疗的目标是：预防冠脉病变的进展和发生急性冠脉事件，主要是口服阿司匹

林和他汀类药物；预防肥厚型心肌病可能造成的猝死，主要是口服 β 受体阻滞剂；在左室流出道梗阻已解除的情况下，在没有禁忌证如血压不低（收缩压高于 100mmHg）、肾功能正常的情况下，还可以口服 ACEI/ARB 类以预防心室重构的进展。

1. 该患者术后口服如下药物 阿司匹林 100mg qd、美托洛尔 25mg bid、辛伐他汀 20mg qn。因血压偏低，未服 ACEI/ARB，患者因担心不良反应而自行停用了他汀类药物。

2. 术后半年复查超声心动图 （2006 年 4 月 6 日）示左房前后径 35mm，左室舒张末前后径 51mm，左室射血分数 60%。室间隔厚度 12mm，最厚处 15mm，较术前明显减轻。左室流出道血流速度 2.7m/s，较术前明显减低，最高压差 29mmHg。可见，患者的左室流出道梗阻得到了有效解除和长期维持。

3. 病情变化 手术 1 年后，2006 年 11 月 14 日，患者再次发作持续性胸痛伴大汗，急诊于我院，急查心肌酶升高，故诊断"急性心肌梗死"。而当时的心电图（图 2-6-5）因术后呈完全性左束支阻滞图形而难以提供明确的诊断信息。

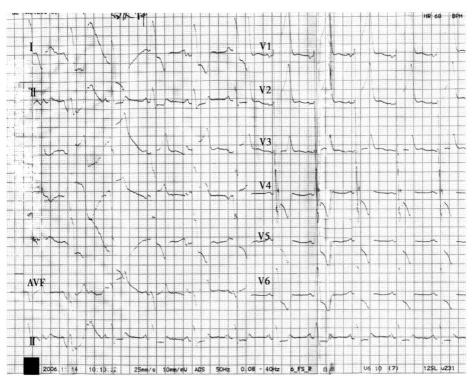

图 2-6-5 急诊首份心电图（2006 年 11 月 14 日）

急诊冠脉造影示"左主干 + 三支病变"（图 2-6-6）：左主干分叉处 50%
狭窄，前降支中端弥漫偏心狭窄 90%，回旋支中端局限狭窄 50%，右冠中端
100% 闭塞。至前降支的 LIMA 桥血管有粥样硬化斑块，至第一对角支的静脉
桥血管通畅。成功在右冠植入支架 1 枚，右冠恢复 TIMI Ⅲ 级血流
（图 2-6-7）。左室造影（图 2-6-8）则显示下壁运动消失，未见左室流出道
梗阻。术后心电图（图 2-6-9）与术前无显著变化，由此可知，由于外科术
后心电图呈完全性左束支阻滞图形，使得急性心肌梗死时心电图不能显示心
肌梗死的演变图形，需借助症状和心肌酶来明确诊断。

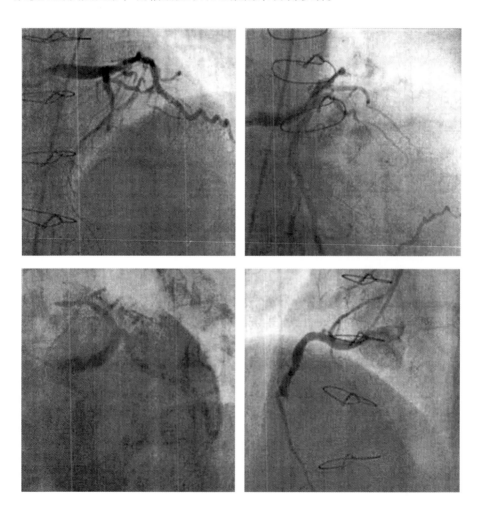

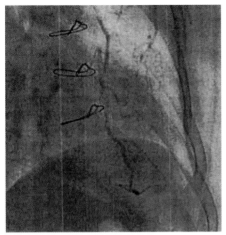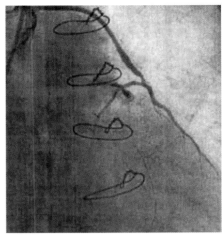

图 2-6-6　冠脉造影结果

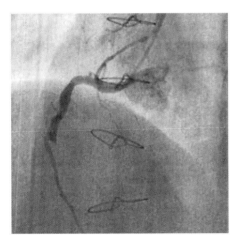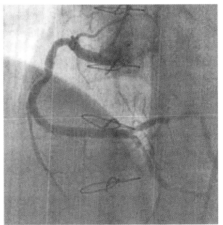

图 2-6-7　急诊"右冠状动脉支架植入术"前后

进一步行超声心动图评价：左房内径 41mm，左室舒张末内径 48mm，左室射血分数 55%，室间隔增厚 16mm，运动和收缩幅度明显减低，左室流出道血流速度大致正常。X 线胸片显示两肺纹理大致正常，未见实变；主动脉结宽；肺动脉段平直；左室圆隆。

显然，尽管在"冠状动脉旁路移植术 + 左室流出道疏通术"1 年后发生了急性心肌梗死，及时的急诊冠脉介入治疗有效保护了心肌，患者的心功能得到了较好的保护。而追寻发生心肌梗死的原因，可能与患者不口服他汀类药物有关。

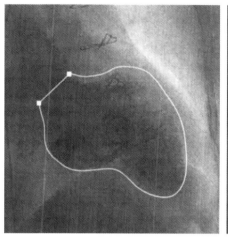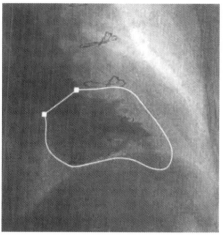

图 2-6-8　左室造影结果

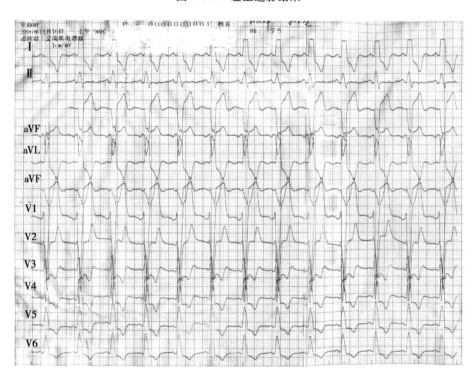

图 2-6-9　2006 年 11 月 16 日心电图（急性心肌梗死行急诊 PCI 术后 2 天）

4. 心肌梗死以后的治疗和随诊　在这次急性心肌梗死和急诊冠脉介入治疗术后，治疗药物进行了调整。加强了抗血小板药物；根据心率偏快和血压偏高的情况，增加了 β 受体阻滞剂的剂量，并加用了 ACEI 类药物，以预防心室重构，预防猝死，改善预后；口服硝酸酯类，尽管对梗死相关的右冠状动脉进行了成功的血运重建，左回旋支还有 50% 的狭窄病变；强化他汀类药物治疗。

（1）长期服药：口服阿司匹林 300mg qd，3 个月后减为 100mg qd；波立维 75mg qd，1 年后停用；酒石酸美托洛尔 37.5mg bid，后换用比索洛尔 2.5mg qd；福辛普利 10mg qd，因咳嗽不良反应而换用缬沙坦 80mg qd；硝酸异山梨酯（消心痛）15mg tid，后换用 5- 单硝酸异山梨酯 20mg bid，阿托伐他汀 20mg qn 等治疗。

（2）长期维持血压在 100～110/60～70mmHg，心率 50～60 次/分。日常活动无胸痛、心悸、气短等不适症状。

（3）心电图（图 2-6-10～图 2-6-15）：每半年复查一次，均示窦性心律，完全性左束支阻滞。

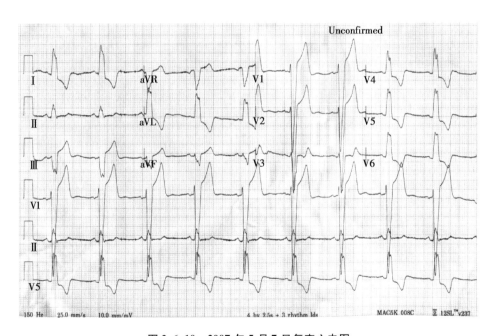

图 2-6-10　2007 年 5 月 7 日复查心电图

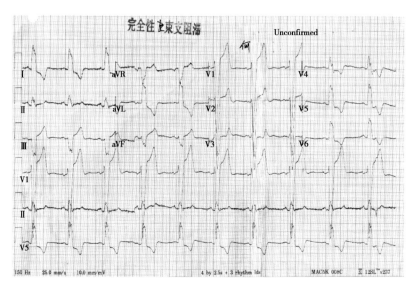

图 2-6-11　2007 年 10 月 30 日复查心电图

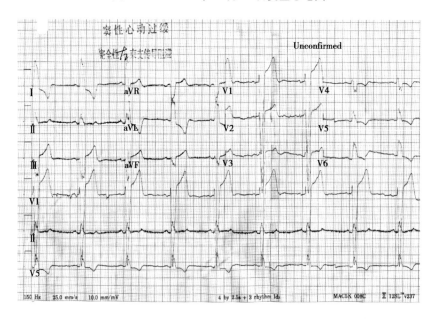

图 2-6-12　2009 年 6 月 12 日复查心电图

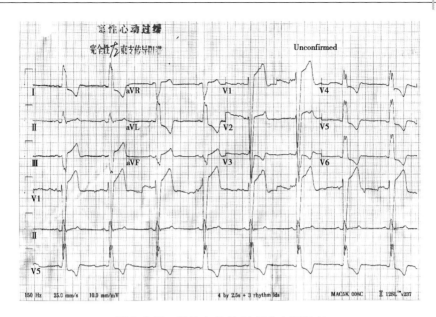

图 2-6-13 2010 年 7 月 16 日心电图复查

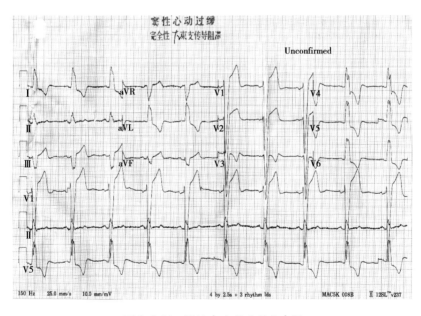

图 2-6-14 2011 年 1 月 4 日心电图

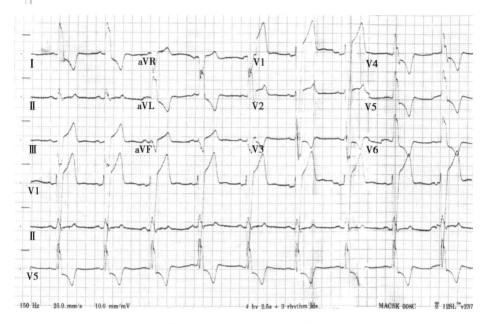

图 2-6-15 2013-4-15 心电图

（4）超声心动图随诊结果：患者术后坚持规律药物治疗，定期随诊，历次超声心动图测量结果见表 2-6-1。

表 2-6-1 术前至术后 8 年间随访超声心动图测量结果

日期	LA （mm）	LVEDD （mm）	LVEF （%）	最大 IVS （mm）	LVOT 流速 （m/s）	AR	MR	E/A
2005-09-08 （术前）	37	43	64	25	4.7	少量	少量	
2005-10-24	36	53	55	16	1.9	-	少量	
2007-05-08	35	47	60	19	1.6	中量	少量	0.8
2007-11-05	42	44	65	18	2.0	中量	少量	
2009-06-16	32	37	69	17	1.9	中量	少量	0.8
2010-07-19	40	43	58	21	1.9	少量	中量	0.9
2011-01-04	40	43	65	19	1.3	少量	少量	
2013-10-11	42	45	60	22	2.0	少量	中量	

注：LA 左心房，LVEDD 左室舒张末内径，LVEF 左室射血分数，IVS 室间隔，LVOT 左室流出道，AR 主动脉瓣反流，MR 二尖瓣反流

由 8 年的随访结果可见，对于梗阻性肥厚型心肌病，在外科手术成功切除造成左室流出道梗阻的室间隔的部分肥厚心肌后，左室流出道一直保持通畅，未再出现狭窄和梗阻，虽有少中量二尖瓣反流，但 SAM 现象消失，有少中量主动脉瓣反流，但左心室大小一直维持正常，有左室舒张功能降低（E/A 比值小于 1），但收缩功能一直正常。而对于合并的冠心病，尽管早期进行了冠状动脉旁路移植手术，在没有坚持口服他汀类药物治疗的情况下，1 年后即发生了急性心肌梗死，冠脉造影显示冠状动脉粥样硬化病变有明显进展，原来轻度狭窄的病变进一步加重，而原来没有狭窄病变的血管如左主干和回旋支也出现了狭窄病变，而在急诊介入治疗之后，坚持了冠心病心肌梗死后的规范治疗，既没有再次发生急性冠脉事件，也没有出现心脏扩大和心力衰竭。因此，对于梗阻性肥厚型心肌病合并冠心病的治疗，既要针对肥厚型心肌病选择合适的药物和手术治疗，也要针对冠心病坚持合适的药物和介入及手术治疗。

最近一次超声心动图（图 2-6-16）显示左房轻度增大，余房室内径正常，室间隔基底段厚约 22mm（与此前两次复查结果比较略有增厚），左室流出道内径较术前明显增宽，主动脉瓣缘散在钙化，累及瓣环，开放尚可，关闭欠佳，余瓣膜结构未见明显异常。心包腔未见异常。多普勒检查，左室流出道血流速度较术前明显减低，峰值流速 2.0m/s，峰值压差约 16mmHg。主动脉瓣少量反流，二尖瓣少中量反流信号。舒张期二尖瓣血流频谱 E/A 比值小于 1。

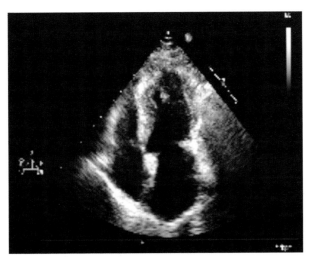

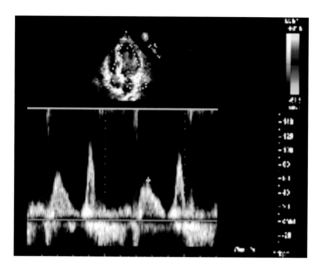

图 2-6-16 2013-10-11 超声心动图

最近一次胸部 X 线检查（图 2-6-17）显示：两肺纹理大致正常，未见实变；主动脉结偏宽，边缘少许钙化；肺动脉段平直；左室圆隆；心胸比 0.52。

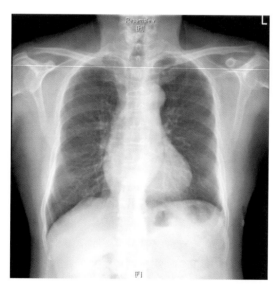

图 2-6-17 2013-9-10 心脏远达片

【讨论】

1. 肥厚型心肌病合并冠心病的发病情况 据国内外相关报告，经冠脉造影证实，15%～20%的肥厚型心肌病患者合并冠心病。对于有冠心病危险因素者，如男性45岁以上或女性绝经后，有高血压、糖尿病、高血脂、吸烟等心血管病危险因素时，合并冠心病的机会更高，可达25%左右。合并冠心病者发生心肌梗死、复杂室性心律失常、心力衰竭及死亡的危险成倍增加。

2. 肥厚型心肌病合并冠心病的诊断 胸闷、胸痛是肥厚型心肌病和冠心病的共同症状，二者心电图均可表现为ST-T异常和病理性Q波，即使行活动平板试验或核素运动心肌显像检查也均可呈阳性改变。因此当二者合并存在时，可靠的诊断方法是冠状动脉造影，在窦性心律的患者，冠状动脉CT检查也可提供较准确的诊断信息。

3. 肥厚型心肌病合并冠心病的治疗 要兼顾肥厚型心肌病和冠心病各自的特点。对肥厚型心肌病来说，要考虑是否有左室流出道梗阻及梗阻的程度和对药物治疗的反应，来选择药物治疗、介入治疗和外科手术治疗。

对于非梗阻性肥厚型心肌病，在合并冠心病时，其治疗的选择主要依据冠心病的类型和冠状动脉病变的特点选择，可以口服冠心病的各种治疗药物，如阿司匹林、硝酸酯类、β受体阻滞剂、钙拮抗剂和他汀类药物，也可根据适应证选择冠脉介入治疗或冠状动脉旁路移植手术治疗。

对于梗阻性肥厚型心肌病，若合并冠心病，则冠心病的治疗药物会受到影响。凡是能增加左室流出道压差的药物如二氢吡啶类钙拮抗剂、ACEI/ARB、硝酸酯类等，都是绝对或相对禁忌。β受体阻滞剂和非二氢吡啶类钙拮抗剂成为主要药物，同时需用阿司匹林和他汀类药物。在选择非药物治疗时，要分以下几种情况：若左室流出道压力阶差小于50mmHg，同时冠脉造影显示狭窄程度不需血运重建术，则药物治疗，避免使用硝酸酯、非二氢吡啶类钙拮抗剂等能加重左室流出道梗阻的药物；若左室流出道压力阶差小于50mmHg，而经冠脉造影显示狭窄程度重，可行冠脉介入治疗，则在药物治疗的基础上择期行介入治疗；若左室流出道压力阶差大于50mmHg，同时冠脉造影显示狭窄程度较重，需血运重建术，若患者可耐受外科手术且病人同意手术治疗，则选择药物治疗＋左室流出道疏通＋冠状动脉旁路移植手术；若患者存在外科手术禁忌证或拒绝外科手术治疗，则可先行冠脉介入治疗，再行经皮室间隔化学消融术。

4. 本例患者随访结果的启示

（1）外科手术即左室流出道疏通术（或称室间隔部分心肌切除术）是解

除左室流出道梗阻的有效方法，8年随访左室流出道一直保持通畅，有效缓解了临床症状。文献报道室间隔部分心肌切除术的5年生存率98%，10年生存率95%。

（2）在肥厚型心肌病合并冠心病时，预防冠脉事件是整体治疗的重要方面。该例患者虽进行了冠状动脉旁路移植手术，但手术1年后发生了急性心肌梗死，这与患者未用他汀类药物有关。在急诊冠脉介入治疗后，积极规范应用阿司匹林、他汀类药物、β受体阻滞剂和ACEI类药物治疗，对防止冠脉事件的复发，预防心力衰竭和猝死，均有重要意义。本次冠脉介入术后，坚持了冠心病的规范治疗，至今随访7年未再发生急性冠脉事件，心功能也维持良好。

【小结】

这是一例肥厚型心肌病合并冠心病的典型病例，其症状表现为劳力性胸痛，活动时明显，使其日常活动明显受限；体征上在心前区闻及收缩期吹风样杂音，提示了梗阻性肥厚型心肌病的可能；心电图显示ST-T异常改变，提示冠心病或心肌病，但不能据此来区分两者；超声心动图和磁共振成像是诊断肥厚型心肌病的主要检查，同时确认有无左室流出道狭窄；冠状动脉造影或冠状动脉CT等是此时明确冠心病的可靠方法；左心室造影过程中可直接测量左室流出道压差，来帮助判断左室流出道梗阻的程度。冠心病的常规治疗药物如硝酸酯类和二氢吡啶类钙拮抗剂，可加重左室流出道梗阻而不能应用。由于左室流出道梗阻严重（左室流出道压差超过50mmHg），该患者接受了外科手术治疗（左室流出道疏通术），效果良好，8年随访，左室流出道保持通畅，胸痛症状得到有效缓解。而对冠脉病变同时进行了冠状动脉旁路移植术，但由于患者停服了他汀类药物，术后1年即发生了急性心肌梗死，再次冠脉造影证实冠状动脉粥样硬化病变有进一步恶化发展。在急诊冠脉介入术后，在坚持冠心病的规范药物治疗的情况下，随访7年未再发生急性冠脉事件，也未出现心力衰竭和心律失常。

参 考 文 献

1. Lazzeroni E. Clinical significance of coronary artery disease in hypertrophic cardiomyopathy. Am J Cardiol, 1992, 70：499-501.
2. 吴元，乔树宾，高润霖，等. 肥厚型心肌病冠状动脉造影特征. 中国介入心脏病杂志，

2000，8：3-5.

3. Paul S，Steve R，Ommen LA，et al. Adverse Prognosis of Patients With Hypertrophic Car-diomyopathy Who Have Epicardial Coronary Artery Disease. Circulation，2003，108：2342-2348.

4. Lardani H，Serrano JA，Villamil RJ. Hamodynamic and coronary angiography in idiopathic hypertrophic subaotic stenosis. Am J Cardiol，1978，41：476-478.

5. 秦学文，冠心病合并肥厚型心肌病的诊断和处理. 中国循环杂志，2002，17：169.

病例7 心尖肥厚型心肌病合并心力衰竭

韦丙奇 张健 周琼 黄燕

【基本病情】

2013年7月3日，这位75岁的女性患者第二次住院了。

4年前，即2009年9月，患者初次出现了活动时胸闷、心悸、气短等症状，休息后很快缓解。因其70多岁的年龄和6年的高血压史，很容易使人想到冠心病的可能。其心电图也确实表现为明显的ST-T异常，$V_4 \sim V_6$ 导联ST段下移伴T波深倒（图2-7-1）。因此拟诊为"急性冠脉综合征"而收住院进一步诊治。因其心电图的ST-T异常呈持续性改变，所以化验了TnI和CKMB，以明确是否发生了非ST段抬高的急性心肌梗死，结果2天内3次TnI和CKMB化验均正常，排除了急性心肌梗死。有经验的心血管病专科医生会考虑心肌病的可能，而超声心动图显示：左房35mm，左室40mm，LVEF 60%，室间隔10mm和左室后壁11mm，左室心尖部增厚（约15mm），主动脉瓣三叶，瓣缘增厚、钙化，开放受限，轻度狭窄，关闭尚可，余瓣膜形态运动未见明显异常，心包腔内未见异常。这一结果告诉我们，患者可能有"肥厚型心肌病"。冠脉造影也未见狭窄病变（图2-7-2），进一步除外了冠心病。为了进一步明确患者心脏结构的异常，进行了心脏磁共振检查，结果也显示心尖部心肌增厚（图2-7-3）。至此，患者"心尖肥厚型心肌病"的诊断有了充分的影像学的根据。结合病史，诊断为"心尖肥厚型心肌病、瓣膜性心脏病、主动脉瓣轻度狭窄、高血压病"。经口服依那普利5mg bid和地尔硫䓬30mg tid治疗，患者血压稳定于120/80mmHg，心率维持于70次/分，上述症状缓解，出院后长期服药治疗，3年半时间内病情相对稳定。

这次住院是因为，近半年来患者活动耐力降低，上3层楼时感气短，并且出现了夜间阵发性呼吸困难和间断下肢水肿，患者多次于夜间睡眠中憋醒，坐起后缓解。考虑患者有心力衰竭的表现，门诊予调整药物治疗，加用托拉

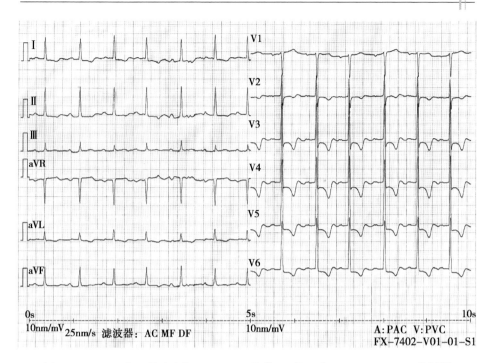

图 2-7-1　2009 年 9 月心电图示 V₃ ~ V₆ 导联 ST 段下移 0. 1 ~ 0. 2mV，T 波倒置

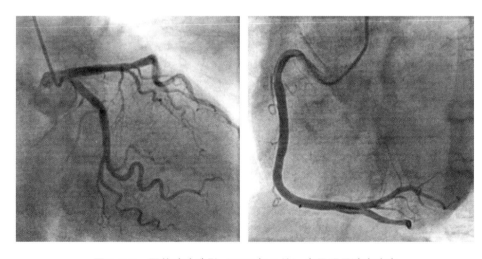

图 2-7-2　冠状动脉造影（2009 年 9 月）未见明显狭窄病变

塞米 10mg qd 和补钾治疗，同时考虑地尔硫䓬可能加重下肢水肿，因此停用地尔硫䓬，换用比索洛尔 5mg qd，依那普利也换为长效制剂福辛普利。经调整治疗，夜间阵发性呼吸困难和间断下肢水肿基本缓解。入院前 3 天，患者在劳累后，胸闷、气短症状再次加重，并出现了双下肢轻度水肿。为进一步

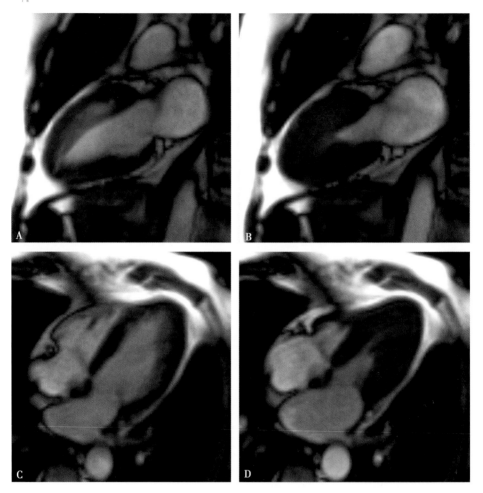

图 2-7-3 心脏 MRI：心尖部心肌增厚，收缩期心尖部闭塞

左室两腔位舒张期（A）和收缩期（B）四腔位舒张期（C）和收缩期（D）

诊治，于 2013 年 7 月第二次住院。既往高血压病史 10 年，近 4 年血压控制良好。个人史无特殊。家族无类似疾病和猝死患者。

从上述病史可知，近半年来，患者出现了心力衰竭的典型症状和体征。那么，在规范的药物治疗下，为什么患者的病情会加重。带着这个疑问，对患者进行了详细的体检和实验室等检查。

入院查体所见：T 35.5℃、P 75 次/分、R 21 次/分、BP 108/71mmHg。一般情况好，平卧位，口唇无发绀，颈静脉无怒张，胸廓对称，心脏浊音界正常，心音清晰，律齐，心率 75 次/分，听诊无杂音，双肺呼吸音偏低，未闻及干湿性啰音。腹部平软，肝脾未及。双下肢轻度凹陷性水肿。

　　从体检结果可知，患者生命体征正常，但有钠水潴留的表现：呼吸较快，21 次/分，呼吸音偏低，双下肢凹陷性水肿。

　　进一步的实验室检查结果是：①血常规、尿常规均正常。②血气分析：pH 7.508，$PaCO_2$ 34.1mmHg，PaO_2 57.1mmHg，BE 3.8mmol/L，SaO_2 92.4%。③肝肾功能、电解质、心肌酶、血清白蛋白、总胆红素、血沉、CRP、甲状腺功能均正常。④ BNP 99.6pg/ml。⑤ NT-proBNP 1107pg/ml。⑥血脂异常：甘油三酯 2.28mmol/L、总胆固醇 6.29mmol/L、LDL-C 3.82mmol/L、HDL-C 2.0mmol/L。⑦空腹血糖浓度升高（8.1mmol/L）。⑧糖化血红蛋白 9.1%。⑨血尿酸升高（525.7μmol/L）。

　　上述实验室检查结果，首先提供了心力衰竭的证据：低氧血症和 NT-proBNP 升高（1107pg/ml）。同时发现新的异常：混合型高脂血症、糖尿病和高尿酸血症。

　　其他客观检查也发现了新的异常。

　　心电图（图 2-7-4）：窦性心律，心率 75 次/分，Ⅰ、aVL、$V_3 \sim V_6$ 导联 ST 段下移 0.1 ~ 0.2mV，伴 T 波倒置。与 2009 年 9 月心电图（见图 2-7-1）比较发现，胸前导联 T 波倒置较前明显加深。

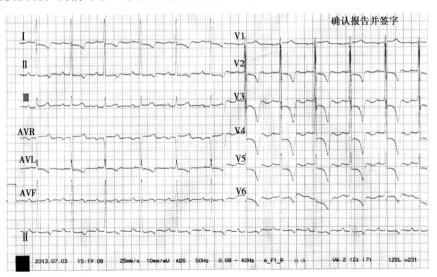

图 2-7-4　2013 年 7 月心电图。与上图比较，胸前导联 T 波倒置加深

　　超声心动图（图 2-7-5、图 2-7-6）：左房内径 36mm，左室舒张末内径 41mm，EF 64%，室间隔 13mm，左室心尖各段明显增厚，最厚处 20mm，病变处回声增粗增强呈毛玻璃状，收缩期左室心尖部近于闭塞。主动脉瓣病变同前。舒张期二尖瓣血流频谱 E/A 比值小于 1，组织多普勒二尖瓣环运动 E′/A′小于 1。

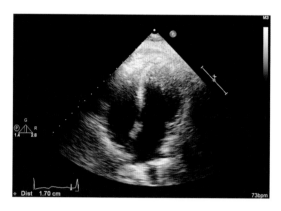

图 2-7-5 二维超声心动图（心尖四腔位）
示心尖部心肌明显增厚

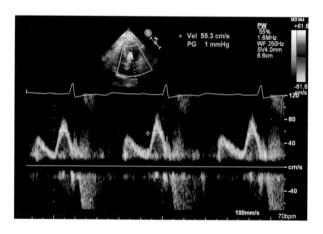

图 2-7-6 多普勒超声心动图示二尖瓣
血流频谱 E/A 比值小于 1

与 4 年前的超声心动图比较，心尖部心肌肥厚程度较前明显增加，由原来的 15mm 增加到目前的 20mm。这一结果与心电图的表现一致，说明肥厚型心肌病的病变在进展。同时发现了左室舒张功能减低的表现：舒张期二尖瓣血流频谱 E/A 比值小于 1，组织多普勒二尖瓣环运动 E′/A′小于 1。

心脏远达片（图 2-7-7）：两肺纹理重，主动脉结突出，肺动脉段平，心脏向左下稍扩大。这一胸片并非在患者症状最重时所拍，在患者已经加强利尿后 2 天，未能显示明显肺淤血的表现。

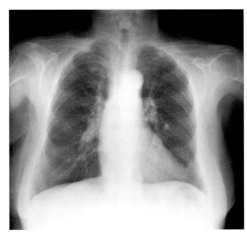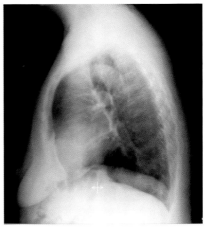

图 2-7-7　心脏远达片（2013 年 7 月）

从化验结果看，患者新出现了高血脂和糖尿病，血脂和血糖均未获良好控制。心电图上胸前导联 T 波较 4 年前明显加深，尽管 4 年前患者曾做冠状动脉造影无冠脉狭窄病变，这次由于这些新的变化，是否有了冠心病？为此行冠状动脉 CT 检查，冠状动脉仍未见狭窄病变，再次排除了冠心病。

【病情分析与诊断】

患者的病情特点是：

1. 4 年前患者出现了活动时心悸、胸闷、气短等症状，经系统检查，排除了冠心病，明确诊断为"心尖肥厚型心肌病、瓣膜性心脏病、主动脉瓣轻度狭窄、高血压病"。

2. 在规范服药的情况下，3 年半时间内患者的病情保持了相对稳定，但近半年出现了夜间阵发性呼吸困难和间断双下肢水肿等心力衰竭的典型症状和体征。

3. 此次病情加重后化验 NT- proBNP 约 3 倍升高（1107pg/ml），并有低氧血症。

4. 新发现了 2 型糖尿病和高脂血症。

5. 心电图有心尖肥厚型心肌病的特征性 ST- T 改变，即 $V_3 \sim V_6$ 导联 ST 段下移和 T 波深倒，并且与 4 年前比较，胸前导联 T 波倒置明显加深；

6. 超声心动图显示心尖部心肌肥厚程度较前加重，左室舒张功能减低，各房室大小和主动脉瓣狭窄程度与 4 年前比较无明显变化。

7. 冠状动脉 CT 未见明显狭窄病变。

根据上述临床表现和客观检查的结果，明确诊断为：心尖肥厚型心肌病，左室舒张功能不全，心力衰竭，心功能 II 级；老年退行性瓣膜病，主动脉瓣轻度狭窄；高血压病；2 型糖尿病；高脂血症；高尿酸血症。

患者 4 年来病情加重的原因是什么？这次检查新发现了糖尿病和高脂血症，而心电图上胸前导联 T 波倒置程度较 4 年前明显加深，但冠脉 MDCT 检查排除了冠心病，而超声心动图发现心尖部心肌肥厚程度明显加重，由原来的厚约 15mm，加重至 20mm，结合心电图示胸前导联 T 波倒置加深，考虑患者病情加重与心肌肥厚程度加重导致的左室舒张功能不全有关。超声心动图显示的各房室大小和左室射血分数均正常，主动脉瓣狭窄程度无加重，仍为轻度狭窄。因此，心尖肥厚型心肌病的发展及其造成的左室舒张功能不全是患者出现典型的心力衰竭表现的主要原因。

【治疗选择】

针对该患者的病情，其治疗的目标是：

1. 缓解心力衰竭的症状；

2. 各种临床合并症的治疗 控制高血压、高血脂、糖尿病；

3. 防止再次发生心力衰竭的急性加重；

4. 预防猝死。

由于没有左室流出道梗阻，合并的主动脉瓣狭窄程度不重，没有外科手术和介入治疗的指征，主要是药物治疗。分别服用托拉塞米 20mg qd 及氯化钾缓释片，以缓解钠水潴留所造成气短和下肢水肿症状；口服福辛普利 10mg qd 以控制血压，并改善心肌重构；口服比索洛尔 7.5mg qd，以预防猝死，并改善心肌重构；口服阿卡波糖 50mg tid，以控制血糖；口服阿托伐他汀 20mg qn 以降低过高的血脂。同时予饮食控制。5 天后患者气短和下肢水肿症状缓解，血压维持在 110 ~ 120/70 ~ 75mmHg，心率 65 次/分左右。病情好转后出院，坚持上述药物治疗。

【讨论】

1. 心尖肥厚型心肌病的诊断 心尖肥厚型心肌病有其特有的形态学改变，即局限于心尖部的心肌肥厚，影像学检查如超声心动图、心脏磁共振等可以明确。超声心动图是最方便的心脏影像学检查，但其局限性是由于超声波的近场效应的影响，心尖部的影像效果差而可能被漏诊，特别是在操作者没有本病知识的情况下。本病在临床上主要表现为发作性胸闷、心悸等症状，易误诊为冠心病，特别是该病患者的心电图均有 ST 段下移和 T 波倒置。因此需要行冠状动脉造影或 CT 检查以与冠心病鉴别。心尖肥厚型心肌病的心电图改变有不同于冠心病的特点，就是 $V_2 \sim V_6$ 导联 ST 段呈下斜型下移，伴深的倒置 T 波，而且短期内没有动态演变。人们对心尖肥厚型心肌病的认识晚于其他类型的肥厚型心肌病如梗阻性肥厚型心肌病，但其在人群中并不少见，多数呈良性临床过程，预期寿命同一般人群。

2. 心尖肥厚型心肌病合并心力衰竭的特点 一般认为，心尖肥厚型心肌病患者较少发生心力衰竭，因其心脏结构改变对血流动力学影响不大。正如本例患者的表现，心尖肥厚型心肌病患者仍然可以发生心力衰竭，使患者的劳动耐力和生活质量明显降低，甚至发生低氧血症。其心力衰竭的特点是左室舒张功能减低，收缩功能正常。对常规的药物治疗反应良好。本例患者，多个临床合并症参与了心力衰竭的发生和发展，如主动脉瓣轻度狭窄、高血压和糖尿病等。所以对心力衰竭的各种临床合并症要综合治疗。

【小结】

这是一例诊断明确的心尖肥厚型心肌病患者，具有心尖肥厚型心肌病的典型心电图表现：胸前导联 ST 段下移和 T 波深倒置；具有心尖肥厚型心肌病的影像学特征。在临床上要与冠心病进行鉴别诊断，冠状动脉造影或 CT 是排除冠心病的基本诊断方法。这位患者出现了心力衰竭的典型临床症状、体征和实验室检查的改变。其心力衰竭发生的病理基础是心肌肥厚所造成的左室舒张功能降低。同时该患者还有多个合并症促发和加重了心力衰竭的发生，高血压、未获控制的糖尿病、轻度的主动脉瓣狭窄等。对心尖肥厚型心肌病合并心力衰竭的治疗主要是应用利尿剂和 β 受体阻滞剂，以消除钠水潴留所致的气短、水肿等症状，并预防猝死和心力衰竭的再次急性发生。同时治疗各种临床合并症，如高血压、糖尿病等。以改善患者的整体生活质量和预后。

参考文献

1. E Douglas Wigle. The diagnosis of hypertrophic cardiomyopathy. Heart，2001，86：709-714.

2. Sakamoto T，Tei C，Murayama M，et al. Giant negative T-wave inversion as a manifestation of asymmetric apical hypertrophy（AAH）of the left ventricle：chocardiographic and ultrasono-

cardiotomographic study. Jpn Heart J, 1976, 17: 611-629.

3. Eriksson MJ, Sonnenberg B, Woo A, et al. Long-term outcome in patients with apical hypertrophic cardiomyopathy. J Am Coll Cardiol, 2002, 39: 638-645.

4. Lee CH, Liu PY, Lin LJ, et al. Clinical features and outcome of patients with apical hypertrophic cardiomyopathy in Taiwan. Cardiology, 2006, 106: 29-35.

5. 2011 ACCF/AHA Guideline for the Diagnosis and Treatment of Hypertrophic Cardiomyopathy. A Report of the American College of Cardiology Foundation/American Heart Association Task Force on Practice Guidelines. J Thorac Cardiovasc Surg, 2011, 142 (6): e153-203.

6. Gianfranco S, Joshua WK, Jonathan M, et al. How does morphology impact on diastolic function in hypertrophic cardiomyopathy? A single centre experience. BMJ Open , 2014, 4: e004814.

病例 8 呈肥厚型心肌病样改变的其他心肌疾病

韦丙奇　张健　周琼　张炜

【基本病情】

　　这是一位 34 岁的男性患者，看上去体格强壮，身高 182cm，体重 140kg。平时喜欢吸烟和饮酒，吸烟 15 年，平均每日 40 支，饮酒 10 年，平均每日 500g（1 斤）以上。近 2 周患者常感心悸、气短、头晕，在当地就诊心电图示三度房室传导阻滞，故于 2010 年 8 月 7 日急诊我院（中国医学科学院阜外医院）。急诊查体：血压 170/120mmHg，心率 54 次/分，未见其他明显的阳性体征。追问病史，已有高血压病史 1 年，最高 180/110mmHg，未服降压药。急诊心电图（图 2-8-1）示：窦性心律、三度房室传导阻滞、交界区逸搏心律伴完全性右束支传导阻滞，心室率 54 次/分。

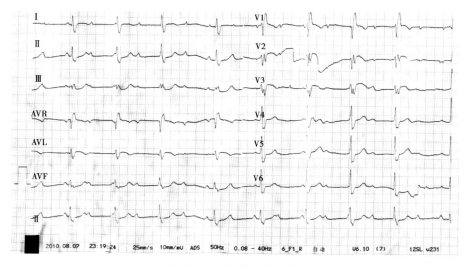

图 2-8-1　初诊时心电图

　　急诊床旁超声心动图显示：左心室壁均匀增厚（室间隔和左心室后壁厚度均为 14mm），左心房（41mm）和左心室（61mm）腔扩大，左室射血分数

60％，二尖瓣少量反流。

急诊床旁X线胸片（图2-8-2）示：双肺纹理大致正常，未见实变，主动脉结宽，肺动脉段平直，左室圆隆，提示左心受累疾患。

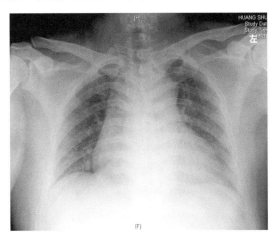

图2-8-2　床旁X线胸片

化验检查：肝肾功能、电解质、心肌酶、血气分析和凝血功能均基本正常；血常规：白细胞（10.39×10^9/L）、红细胞（5.21×10^{12}/L）和血小板（325×10^9/L）均偏高，中性粒细胞百分比61.8％，血红蛋白（148g/L）；当日和次日2次TnI均正常。

【分析和初步诊断】

从上述症状、体征和实验室检查的结果可知，患者的病情显示出三个特点：①突然出现的危及患者生命的缓慢心律失常——三度房室传导阻滞；②未获良好控制的高血压；③心脏结构的变化：左心室心肌肥厚和心室腔扩大。面对这样的病情，一般倾向于认为是高血压造成了左心室心肌肥厚和心室腔扩大，但较难解释为何患者突然发生了三度房室传导阻滞。而多次检测TnI和心肌酶，结果均正常，似可以排除急性心肌炎和心肌梗死造成急性心肌损伤而产生三度房室传导阻滞的可能。如果是高血压合并肥厚型心肌病，是否能解释患者突然发生的三度房室传导阻滞或者是高血压合并了其他少见类型的心肌疾病？

【治疗的选择】

尽管暂时不能明确三度房室传导阻滞的原因，但对三度房室传导阻滞需急诊处理以改善房室传导,将心率提高到 50 次/分以上,以降低猝死的危险。一般予异丙肾上腺素 0.5～1μg/min 静脉泵入,情况紧急时可植入临时起搏器以保证基本心率在 50 次/分以上。该患者在泵入异丙肾上腺素后,心室率加快至 65～105 次/分,于次日中午停用异丙肾上腺素。连续 2 天心电图均显示窦性心律、一度房室传导阻滞、完全性右束支阻滞,心率 80 次/分左右。动态心电图检查(图 2-8-3)则发现患者夜间仍有间歇性房室传导阻滞,最长 R-R 间歇 3.8 秒。故建议患者植入永久起搏器,但患者拒绝了。

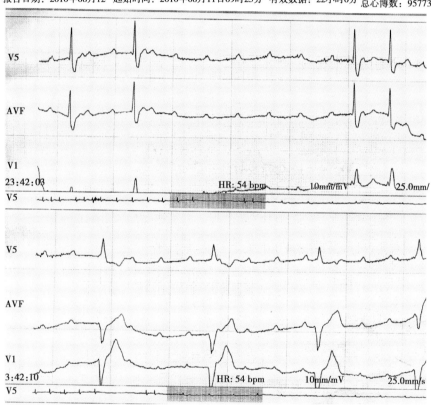

图 2-8-3 动态心电图

针对高血压,给予缬沙坦 80mg qd 和硝苯地平缓释片 10mg bid 口服,血压逐渐降低并稳定于 120/80mmHg 左右。

经上述治疗,患者的心悸、气短、头晕等症状得到了有效缓解。患者拒绝安装永久起搏器,要求带药回家并办理了离院手续。

患者出院 1 周后又出现胸闷、气短症状，故再次到我院急诊室就诊。当时查体：血压 160/90mmHg，心率 49 次／分。心电图（图 2-8-4）仍示：三度房室传导阻滞（心室率 49 次／分），交界区逸搏心律，完全性右束支阻滞。这次患者及家属同意安装永久起搏器，遂收入院。

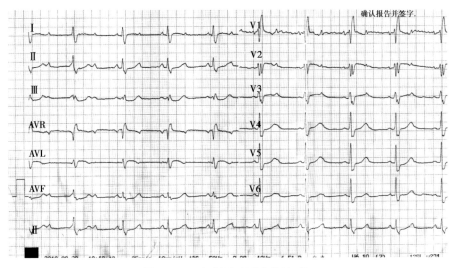

图 2-8-4　心电图（再次就诊时）

首次入院后，化验肝肾功能、电解质、心肌酶、Tn I、血气分析、甲状腺功能和凝血指标均基本正常；血常规：白细胞（11.22×10^9/L）、红细胞（5.11×10^{12}/L）均偏高，中性粒细胞百分比 60.8%，血红蛋白（147g/L）和血小板（275×10^9/L）正常。血沉 3mm/h。高敏 C 反应蛋白明显升高（10.74mg/L）。空腹血糖偏高（6.42mmol/L），甘油三酯高（2.23mmol/L），胆固醇偏低。

超声心动图（图 2-8-5）示：左心房（49mm）和左心室（左室舒张末期内径 62mm）增大，左心室壁增厚（室间隔 18mm、后壁 16mm），二尖瓣少量反流，左室舒张功能减低，左室射血分数 60%。右室 21mm。

这次超声心动图与急诊的床旁超声心动图相比，更准确地测量了心脏各房室的大小、室壁厚度和心室的功能。从上述数据可知，有显著的左室壁增厚，这似乎不能以高血压来解释，而更应该考虑为"肥厚型心肌病"。

心脏远达 X 线片（图 2-8-6）显示：两肺轻度淤血、主动脉结宽、肺动脉段平直、左室增大，心胸比 0.58。

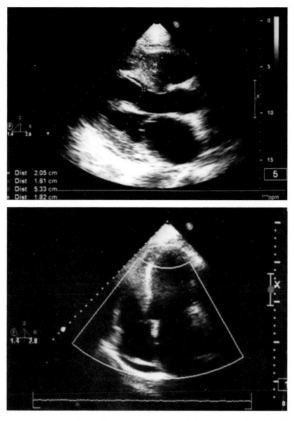

图 2-8-5　2010 年 8 月 23 日 UCG 示室间隔和左室后壁增厚

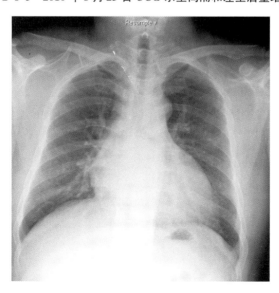

图 2-8-6　X 线胸片

根据上述症状、体征和各项检查结果，当时临床诊断为"心律失常、三度房室传导阻滞、交界区逸搏伴完全性右束支传导阻滞；高血压病、左室肥大；高脂血症。"于 8 月 25 日植入 DDD 双腔起搏器，术后心电图（图 2-8-7）示窦性心律和心室起搏心律。在服用硝苯地平缓释片 20mg bid、缬沙坦胶囊 80mg qd 的基础上，加服酒石酸美托洛尔片 25mg bid。患者胸闷、气短等症状缓解，血压稳定于 120/80mmHg，心率 70 次/分左右。病情好转出院，坚持服上述药物治疗。

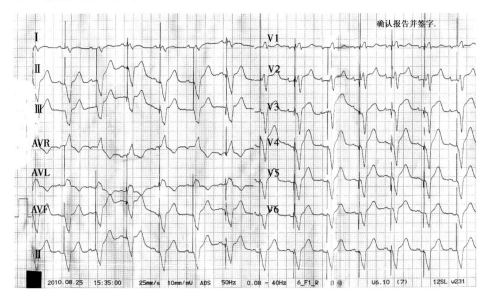

图 2-8-7　起搏器术后心电图

【随诊和病情变化】

患者出院后坚持口服降压药，定期来我院门诊随诊。血压维持在正常范围，起搏器功能正常。植入起搏器 2 个月后（2010 年 10 月 28 日），复查心脏远达片（图 2-8-8）示：两肺纹理重，未见实变，主动脉结宽，肺动脉段平直，左室增大，起搏电极尖端分别位于右房和右室流入道近心尖部，心胸比 0.60。复查超声心动图显示：左房（47mm）左室（左室舒张末期内径 62mm）大小和左室壁厚度（室间隔 16mm、左室后壁 14mm）与 2 个月前比较无显著变化，但 LVEF（45%）较前降低，二尖瓣少中量反流。针对左心室收缩功能的减低，在口服硝苯地平缓释片 20mg bid、缬沙坦胶囊 80mg qd、酒石酸美托洛尔片 25mg bid 的基础上，加服地高辛 0.125mg qd 和利尿剂治疗。病情相对稳定了 3 个月。

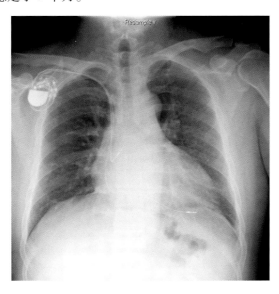

图 2-8-8 心脏远达片

植入起搏器半年后，即 2011 年 2 月，患者开始出现活动后喘憋、出汗、周身乏力、恶心，咳嗽咳痰，痰中带血。曾在外院以肺炎治疗 1 个月，但上述症状不能缓解，而气短加重，遂于 3 月 10 日就诊我院门诊，复查超声心动图示（图 2-8-9）"左室舒张末内径 74mm，左室射血分数 20%，右心室前后径 31mm，室间隔及左室后壁的厚度均为 10mm，室壁弥漫性收缩功能减低，二尖瓣中量反流。"与 4 个月前相比，心脏结构发生了显著变化，原来显著肥厚的左心室壁，厚度恢复正常，而左心室腔则显著扩大，左室收缩功能显著减低，呈现扩张型心肌病样的改变。

复查心脏远达片（图 2-8-10）示双肺纹理重，未见实变，主动脉结宽，肺动脉段平直，左房室增大为主，心胸比 0.59。

由于患者病情恶化，于 2011 年 3 月 19 日患者被收住院治疗。入院时患者仍然气短、咳嗽、不能平卧，伴多汗、纳差、恶心、呕吐。查体：血压 106/70mmHg，心率 110 次/分，心律不齐，双肺呼吸音低，肺底闻及湿性啰音，腹部平软，无颈静脉充盈、肝脏肿大和下肢水肿。

心电图（图 2-8-11）显示：窦性心动过速或房性心动过速，心室起搏心律。

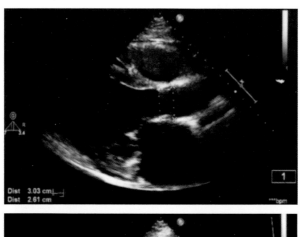

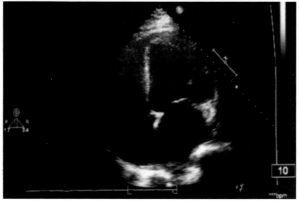

图 2-8-9 超声心动图（2011 年 3 月 10 日）

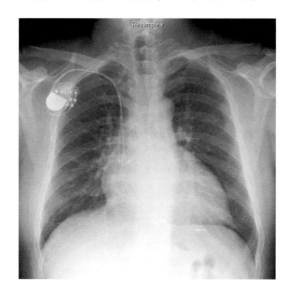

图 2-8-10 心脏远达片（2011 年 3 月 10 日）

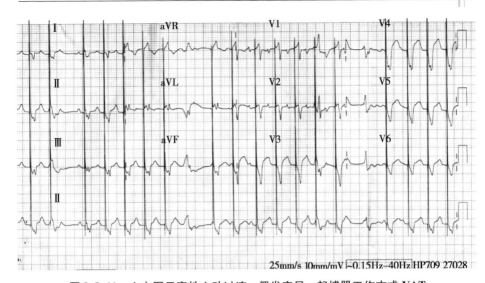

图 2-8-11 心电图示窦性心动过速，偶发室早，起搏器工作方式 VAT

入院后复查超声心动图（图 2-8-12）结果与半月前门诊结果一致，示

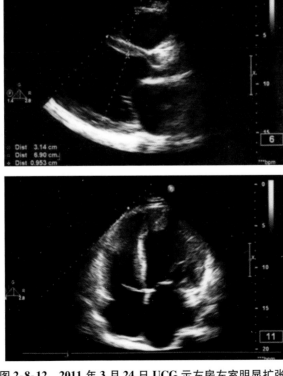

图 2-8-12 2011 年 3 月 24 日 UCG 示左房左室明显扩张，
室间隔和左室壁不厚，LVEF 20%

"左房内径 53mm，左室舒张末期内径 69mm，左室射血分数 20%，室间隔及左室后壁的厚度均为 10mm，左室壁运动幅度弥漫性减弱，室壁收缩增厚率明显减低，二尖瓣中度关闭不全"。复查心脏远达片示双肺淤血较前加重（图 2-8-13）。

血气分析示轻度呼吸性碱中毒。血常规示白细胞偏高 $10.17 \times 10^9/L$，中性粒细胞占 63.7%，红细胞和血小板正常。化验 ALT、肌酐、电解质、心肌酶、血脂均正常，总胆红素和直接胆红素均高（分别为 37.7μmol/L 和 8.8μmol/L），血尿酸高（747.46μmol/L），空腹血糖偏高（6.36mmol/L），TnI 阴性。NT-proBNP 显著升高（高出正常上限 10 倍）。

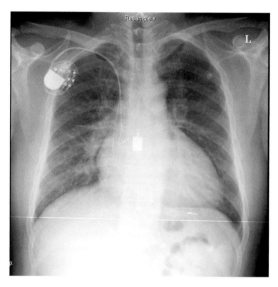

图 2-8-13 2011 年 3 月 24 日 X 线胸片表现

【病情分析和治疗选择】

从上述病史资料可知，患者在半年时间内的病情变化是巨大的。半年前刚发病时，患者病情以三度房室传导阻滞及相关症状为主要表现，同时发现左心室心肌明显增厚，呈肥厚型心肌病样改变。在合并高血压的情况下，最初诊断认为这种心肌肥厚是高血压引起的。而在服用降压药并维持血压基本正常的情况下，患者的病情进展迅速，恶化发展，心肌病变不断进展，显著增厚的左室壁由"肥厚型心肌病样改变"，进展为以左室显著扩大和 LVEF 显著降低为特点的"扩张型心肌病样改变"，左室收缩功能进行性恶化，现在表现为严重的心衰症状，气短不能平卧、咳嗽、乏力、多汗、纳差、恶心、呕吐。此时血压已不高（106/70mmHg），心率快110次/分，肺部出现湿啰音。显然，心脏形态和功能的这种改变是不能用高血压解释的。那么，是什么原因造成了这种改变呢？从病人的叙述中得知，患者在患病后虽减少了饮酒量，但并未完全戒酒，这可能是造成患者心脏损害的一个因素，而对患者亲属的调查中发现，其一个姐姐经超声心动图发现左心室扩大，射血分数下降（45%），这提示患者可能是原发性的心肌病变。

　　针对患者呈"左室扩大和LVEF降低的扩张型心肌病样改变"的特点，入院后给予口服地高辛0.25mg qd、呋塞米60mg qod（单日）、托拉塞米40mg qod（双日）、螺内酯20mg qd、比索洛尔2.5mg qd、氯化钾缓释片等改善症状治疗，同时，由于血压偏低而心率增快，仅加用了β受体阻滞剂比索洛尔，而没有用ACEI/ARB。然而，这些治疗没有减轻患者的心衰症状，且日渐加重。故加强利尿，改用静脉利尿剂，予呋塞米80mg qod（单日）和托拉塞米60mg qod（双日）交替静脉泵入。经近1周治疗，患者心衰症状仍缓解不明显，又先后加用重组脑钠肽（rhBNP）静脉泵入、米力农静脉泵入。住院期间，在这些治疗措施下，患者的气短、乏力、多汗、恶心等症状虽有短时缓解但又迅速反复加重，心率一直偏快（90~110次/分），血压波动于90/60~105/85mmHg之间。并出现反复发作单形室速、频发室早（图2-8-14）。这些病情变化使得患者一直不能出院。在住院第55天，因为强化的规范药物治疗不能有效缓解病情，超声心动图显示心脏明显扩大和EF显著降低，患者的心功能为NYHA Ⅳ级，属心力衰竭D期。经仔细评估，该患者有心脏移植适应证，没有禁忌证。故于2011年5月16日行同种原位心脏移植术。术后病理检查（图2-8-15）为"巨细胞性心肌炎"。术后恢复顺利，常规应用免疫抑制治疗，随访3年心功能维持正常，日常活动正常。

【有关诊断的讨论】

　　从临床过程和结果看，该患者的诊断极具挑战性。一个青壮年男性，有1年的高血压病史，发现三度房室传导阻滞，有心悸、胸闷、头晕等相关症状而就诊。检查发现血压明显升高，超声心动图示左心室向心性肥厚，最初诊断认为患者的心肌肥厚是由高血压造成的。该患者在植入DDD起搏器后7个月时间内，尽管规律服降压药，病情仍迅速恶化。初诊时超声心动图提示

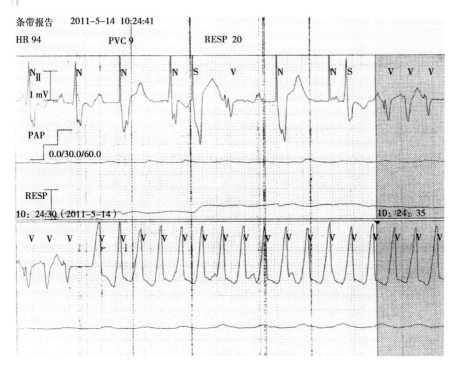

图 2-8-14　心电监测显示室性心动过速

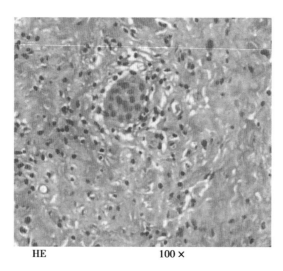

图 2-8-15　受体心脏的心肌病理结果（HE，100×）：
图片中央可见多核巨细胞

"肥厚型心肌病样改变"：左室壁明显增厚，而左室射血分数正常。仅几个月时间，即进展为"扩张型心肌病样改变"：短期内左心室显著扩大，左室壁逐渐变薄，LVEF 明显降低。这显然不符合一般的肥厚型心肌病或高血压所致心肌肥厚的临床过程；反复多次检查 TnI 均阴性，也不符合普通重症心肌炎表现。随后的家庭系调查发现，其姐姐经超声心动图检查发现左心室扩大，LVEF 下降（45%），提示可能有心肌病遗传倾向。曾有医生怀疑，患者的左室收缩功能降低与安装永久起搏器后右室起搏有关，但右室起搏仅半年即出现左室收缩功能显著下降，并出现顽固性心衰，常规药物治疗不能控制，则难以起搏器来解释。心脏移植术后受体心脏病理为巨细胞性心肌炎（GCM）。这一病理诊断结果似乎是"出人意料"的。

什么是 GCM 呢？这是一种少见却致命的疾病，病因及发病机制尚不十分明确。有 1/3 的病人发生于有免疫性疾病的患者，发病年龄以 55～65 岁最常见，男女发病机会相似。该病常呈急性起病，常表现进行性的心力衰竭、顽固性室性心律失常、传导阻滞、心源性休克、猝死等，临床过程进展迅速，出现症状至死亡或心脏移植的时间平均约半年。如不接受心脏移植，患者多死于心衰、恶性室性心律失常，一年死亡率约70%，依据临床表现及常规检查手段难以确诊，心内膜活检可明确诊断。除特发性巨细胞性心肌炎外，有报道认为 GCM 发病可能与胸腺瘤、炎症性肠病、各种各样的免疫异常有关。有研究认为巨细胞可能与 T 淋巴细胞有关，故削弱 T 细胞功能的免疫抑制治疗也成为治疗 GCM 的重要方法之一。心脏移植是治疗 GCM 的较好方法，但有报道认为心脏移植术后约25% 的患者可在移植心脏中再发 GCM。理论上心脏移植后的免疫抑制剂应用对预防 GCM 的再发有益处。术后的心内膜活检在监测排异反应的同时可观察有无 GCM 的再发。国外曾有病例报道，一位患 GCM 的 52 岁女性，心脏移植后长期服用免疫抑制剂，已存活 10 年无 GCM 的再发。国内阜外医院曾有一例 GCM 患者，心脏移植后生存期超过 5 年，多次心肌活检未发现 GCM 再发。心脏移植术前诊断一度较为困难。

尽管该患者最终病理诊断为巨细胞性心肌炎，但这并不能解释患者的所有临床表现，如高血压、左心室肥厚等。比较合理的解释应该是：一方面，患者有肥胖、长期大量饮酒和高血压史，可能是发生心肌肥厚和心脏扩大的病因；另一方面，发现其姐姐患扩张型心肌病，提示该患者的上述病变有遗传的因素。但这两方面解释都有与病情不符合的地方。如前者很难解释为什么仅 7 个月的时间患者的心脏就显著扩大，出现了复杂多样的心律失常，血压从 3 级高血压水平，下降到持续低血压状态，而后者不能解释其姐姐的心肌病经过标准化治疗后完全恢复正常，而该患者则常规药物治疗无效，接受了心脏移植。患者在上述疾病的基础上又发生了巨细胞性心肌炎，三度房室传导阻滞和多种快速心律失常是巨细胞性心肌炎的临床表现，而不是高血压和心肌肥厚的结果。随后迅速恶化的临床过程、心脏结构和功能的改变均由巨细胞性心肌炎所致。至于为什么发生了巨细胞性心肌炎及其病因，仍然是未解之谜。

【小结】

　　这是一个出现临床症状 10 个月即进行了心脏移植的心力衰竭患者，依据对其病变心脏的病理检查结果诊断为"巨细胞性心肌炎"。在其发病之初，其临床症状仅表现为心悸、气短和头晕。有长期大量吸烟和饮酒史，高血压史 1 年，但就诊时为高血压 3 级。家族史中，有 1 个姐姐患扩张型心肌病，经规范的药物治疗后，心脏的结构和功能完全恢复正常。该患者就诊时的心电图显示为三度房室传导阻滞，心率 54 次/分。超声心动图示左心室壁增厚（室间隔 18mm，左室后壁 16mm），左心房和左心室均扩大，左室射血分数正常，呈现肥厚型心肌病的特点。在经过 2 周的观察，确认三度房室传导阻滞不能恢复的情况下，植入了 DDD 起搏器。在口服缬沙坦 80mg qd 和硝苯地平缓释片 10mg bid 的情况下，血压维持正常。但在植入起搏器后 2 个月和 6 个月复查超声心动图则显示左室进行性扩大，左室射血分数进行性降低。在第 8 个月时发展为药物难以控制的心力衰竭，最终进行了心脏移植。该病例对我们的启示是：心肌病变的病因是复杂多样的，临床诊疗过程中要时刻警惕我们对疾病的诊断和治疗是否恰当。

<hr>

参考文献

1. Cooper LT Jr. Giant cell myocarditis: diagnosis and treatment. Herz. , 2000, 25 (3): 291-298.

2. Cooper LT Jr, Berry GJ, Shabetai R. Multicenter Giant Cell Myocarditis Study Group Investigators Idiopathic giant-cell myocarditis- natural history and treatment. N Engl J Med, 1997, 336: 1860-1866.

3. Isaac Bendayána, Maria G. Crespo-Leiroa, Maria J. , et al. Giant Cell Myocarditis and Heart Transplantation. The Journal of Heart and Lung Transplantation, 2008, 27 (6): 698-699.

4. Kandolin R, Lehtonen J, Salmenkivi K, et al. Diagnosis, treatment, and outcome of giant-cell myocarditis in the era of combined immunosuppression. Circ Heart Fail. , 2013, 6 (1): 15-22.

第三章
肥厚型心肌病诊断病理学

病理学方面对肥厚型心肌病（hypertrophic cardiomyopathy，HCD）的认识，不论名称还是含义也都有过许多变化，传统上把肥厚型心肌病定义为非全身或心脏因素引起的，以左心室壁和（或）右心室壁肥厚为特征的一类心肌疾病，表现为心室壁的不对称肥厚，并常累及室间隔[1]。临床上，典型者左心室容量正常或有下降，可有收缩期压力阶差。有家族史者多为常染色体显性遗传，细肌丝蛋白基因突变可致病。常发生心律失常，且早发猝死的概率较高。

近年来的研究表明肥厚型心肌病是一类有明显遗传和临床特质的心肌肌小节疾病[2]，其编码基因突变的检出率高达 60％以上，经鉴定至少有 20 多个肌小节和肌丝相关基因的 450 多个突变。

显然，新定义把肥厚型心肌病的包含面缩小了，突出了它的分子病理基础，也为本病的鉴别诊断和更有针对性的治疗提供了新的可能，同时也增加了细化的鉴别诊断要求，即肥厚型心肌病的确定诊断不能只依据影像学表现。

肥厚型心肌病的临床诊断虽根据其临床表现和影像学检查来进行，但其鉴别诊断方面形态病理学仍有不可忽视的作用。肥厚型心肌病的特征性表现主要是心壁心肌的原发性肌性肥厚，肥厚可以是部分性的或全心性的。肥厚型心肌病的心壁结构肥厚不是由于像高血压或主动脉瓣狭窄等类左心室超高的压力负荷造成，也不是其他不同病原导致的心壁非肌性增厚的心肌疾病[3]。所以要认识本病的病理特质，最好要全面了解心壁和心肌细胞的结构，心肌细胞肥大与心壁肥厚等的关系。

一、心壁肥厚和心肌细胞肥大[4-6]
——肥厚型心肌病的基本要素

决定心壁收缩力的主要因素是心肌，心壁机械力提供者是组成心壁主要成分的心肌细胞。心肌细胞的体积是与它担负的功能密切相关，所以心脏不同部位的心肌细胞体积并不一样。同样，心脏各部位的心壁厚度也不相同。心壁的超常增厚（即心壁肥厚）和心肌细胞体积的超常增大（即心肌细胞肥大）对心脏功能并不都有利，所以认识心肌细胞和心壁结构对认识肥厚型心肌病至关重要。

（一）心肌细胞肥大

心肌细胞是一类分化程度极高、特化性极强的细胞。一般出生后心肌细胞的数量逐趋恒定，而后随着个体生长，心脏增大，重量约增至婴儿时的20倍左右，但心肌细胞不再有明显增殖，且在常态下心肌细胞的再生能力极低，因此心肌细胞数量不再明显增加，只是细胞体积的增大，成体心肌细胞的横径可达婴儿时的2~3倍。心肌在适应性变化时心肌细胞主要以细胞肥大形式来代偿。

正常心脏各部心肌细胞的大小不完全一致，以在左心室的最大，平均横径一般在16μm左右，其次为右室，心房部的最小。心肌细胞的体积过度增大称为心肌细胞肥大，或心肌肥大。随着心肌细胞横径的增大，心肌细胞核就变得不规则，一般以心肌细胞横径的增大，并伴有细胞核变形来作为判断心肌细胞肥大的形态标准。以心肌细胞横径来判断心肌细胞是否肥大是常用办法，但在非定量判别时，到底心肌细胞的横径要增大到什么程度才能直观地看出心肌细胞已经达到肥大程度？一般其横径至少要增加1/4左右才能认定是否有差别，而那时细胞的体积实际上已经达到正常量的数倍之多。所以形态学方面判断心肌细胞是否肥大，一要看细胞的体积，二要看形态，尤其细胞核的形态。心肌细胞的平均横径一般在13~20μm之间（细胞长约100μm）。肥大心肌细胞的核一般染色较深，细胞核的形状较不规则，常有分支，形如分叉的鹿角（图3-1），尤其在横切面上肌原纤维粗大，常呈不规则的颗粒状，而心肌细胞的萎缩当然体积较小，肌原纤维纤细，胞质内核的两端常有脂褐素堆积，萎缩心肌细胞的周围一般有平行，但不甚致密的纤维增多。

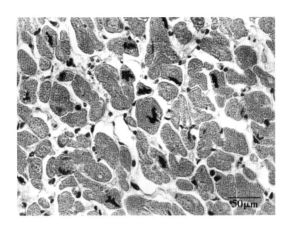

图 3-1　肥大心肌细胞的横切面，细胞横径增大，
肌原纤维增粗，细胞核形状不规则，呈分枝状。HE 染色

（二）心壁肥厚

心壁各部均可区分出三层，外层为心外膜，由厚薄不一的脂肪和纤维组织构成，其间有大冠状血管和神经，除老年人和肥胖者，一般脂肪层不厚。中间为心肌层，主要由心肌细胞构成，心壁的内层由肌小梁构成，小梁层的厚度也各部不一，以心室流出道处最薄，且常缺乏，而近心尖及左心室的侧、后壁处相对明显。左室壁的肌壁厚，成年人一般约为 12mm 左右，右室壁约 4mm 左右，室间隔的厚度与左室游离壁的厚度相当，一般心壁厚度要增加到 30％ 左右才要考虑为心壁的增厚。一般所称的"心肌肥厚"，完整的理解应该是心肌层的肥厚，也就是心壁肥厚，或更精确地称为心肌层肥厚，所以更名副其实的名称应该是"心壁肥厚"，它是包括心肌细胞肥大、间质增生，或心肌层内其他非正常构成成分等增加导致的心壁厚度增加在内的综合表现，因此心壁肥厚与心肌细胞肥大的科学含义并不相同。由此可见心壁肥厚可以是心肌细胞肥大的结果，少数也可以是以心肌细胞发育异常性数量增多的结果，但一般都是混合性的，尤以心壁肥厚程度较甚者。心壁的最内层是心内膜层，是薄层纤维组织，表面有内皮细胞。

二、肥厚型心肌病的基本病理表现[7]

肥厚型心肌病顾名思义是一类以心壁肥厚为主要特征，且无高血压、主动脉瓣狭窄等系统性疾病足以引起心肌肥大、心壁肥厚的心脏病，因它的突出表现在心壁肥厚，并常伴有心壁内冠状动脉异常和心肌细胞排列紊乱，所以称为肥厚型心肌病。

（一）大体表现

本病在心脏的大体形态方面表现是心脏重量增加、心室壁增厚、心室腔明显变小，而无主、肺动脉瓣口和流出道的隔膜状狭窄等。心壁的肥厚可以是双心室性的，但多数只表现为以左心壁为主的肥厚。心室壁的增厚有全室均衡性的，称为对称性肥厚，但多数是不均衡的局部性增厚（图 3-2），即左心室壁各部分肥厚程度不一致，故称为非对称性肥厚。

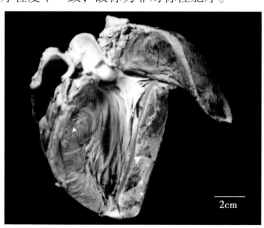

图 3-2　左心室壁的心底部明显增厚，成一瘤样结节，与周围心肌间的纹理不连续，但无纤维包膜分隔，有别于肿瘤外形，是一局部肥厚型心肌病的特殊表现

弥漫性心室壁肥厚者的心壁厚度各部可不完全相同，如有的室间隔及左心室前侧部游离壁均肥厚，而左心室游离壁的后部较轻。非对称性肥厚多位于室间隔的上部的主动脉瓣下区，也有在心室前、侧、后壁的。室间隔肥厚者常形成主动脉瓣下的肌性狭窄。伴右心室壁肥厚者常累及流出道前壁，引起双流出道梗阻。

有一些病人心室壁只轻度增厚并呈局限性，局限于室间隔前部或后部，以及游离壁前侧壁、后壁或左心室心尖部，也有些病例因心尖部心壁发育不良而较薄，甚至出现瘤样膨出。如心壁的肥厚以心尖部为主者称为心尖肥厚型心肌病。心室中部肥厚，其肥厚在乳头肌水平处，可形成心室中部梗阻。这类病例心外膜下冠状动脉虽然正常，但常可伴有心尖部变薄及室壁瘤样膨出。婴幼儿病人多有明显的室间隔肥厚，且常伴双心室流出道梗阻，故易发生严重的进行性心力衰竭。

局部性肥厚的心壁与邻近心壁间的过渡有的比较缓慢，有的与邻近心壁间的过渡比较突然，甚至呈瘤样凸起（图3-3），然而肥厚不构成肌性隔膜，所以与主动脉瓣下区的隔膜状狭窄不同。

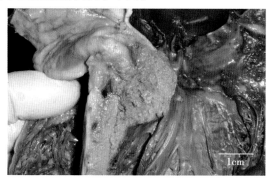

图3-3　主动脉前庭区的室间隔部心壁明显
增厚，呈瘤样突起，与邻近心壁的过渡突然

左室间隔上部，主动脉瓣下区肥厚部的心内膜常明显增厚，甚至厚达数毫米，与其对应的二尖瓣前叶也有增厚。心内膜的纤维性增厚不一定是肥厚型心肌病的原生性病变，有继发于血流动力学的改变，有心肌变性后的反应性纤维增生。

（二）组织结构

肥厚型心肌病的组织病理学表现主要是心肌细胞肥大和心肌细胞排列不规则，即心肌细胞的排列丧失同轴性。

肥厚型心肌病的心肌细胞肥大模式与其他类型心肌疾病的肥大并无大的形态差别，肥大程度较甚者可伴有程度不一的间质纤维化，心肌细胞变性等。

肥厚型心肌病的心肌排列有时呈独特的显微形态表现，即心肌细胞失去长方外形，也不按尾-尾相接方式连接，而是绕着一个个纤维胶原中心无序地排列，肌细胞间常有纤维间隔（图3-4），心肌细胞内的肌原纤维排列也失去同向性。有研究表明在室间隔标本中检出明显心肌细胞排列紊乱如占5%以上的面积，对肥厚型心肌病的诊断有86%的敏感性及92%特异性。有认为心肌组织异常的范围越大，临床预后越差，心律失常的发生概率也越高。需要注意的是心壁心肌细胞排列紊乱的分布往往不是全壁性、均匀分布的，因此临床的活检标本上不一定每一例都能检测到。

心肌排列紊乱是否为肥厚型心肌病的特征性病变尚有争议，有人认为本病的左心室游离壁变化与主动脉瓣狭窄时所见相似，可能是继发于心室腔内压力增高所致，为此认为细胞排列紊乱并非肥厚型心肌病特有，在有压力负

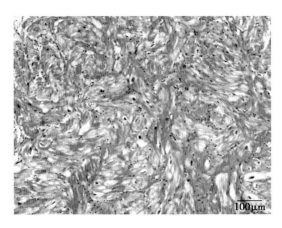

图 3-4 上图心壁增厚区心肌细胞失去长方外
形，也不按尾-尾相接方式联系，而绕纤维胶原
中心无序地排列。HE 染色

荷过大的心室，甚至正常心脏也可见到。肥厚型心肌病的这种心肌细胞区域
性排列紊乱虽较特殊，但非特有，偶尔亦见于正常心脏，因此伴有范围较小
的排列紊乱不一定是肥厚型心肌病的特征性表现，但却反映出肥厚型心肌病
有错构性发育的存在[8]。另外细胞病理上的异常结构，可能影响心肌的心电
传导而有致心律失常作用，与舒张及收缩功能的损伤也有关。

　　肥厚心壁的组成可能比较单纯，其间除心肌细胞外伴有或多或少的纤维
组织，而有的组成成分比较多样，其间除纤维外，有的还有脂肪嵌入等替代
（图 3-5）。

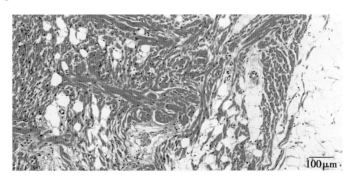

图 3-5 心壁构成成分比较复杂的肥厚型心肌病，心壁的肌细
胞排列极不规则，肌间有大小不一的脂肪替代区，小血管无明
显异常。HE 染色

心肌细胞的超微结构除有显著的细胞肥大外，肌原纤维的排列可完全失去同轴性（图 3-6），有的在同一细胞内出现肌原纤维从 Z 带呈辐射状排列。

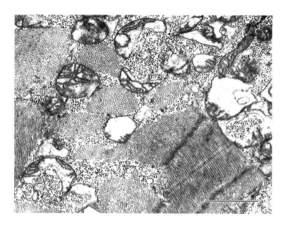

图 3-6　肌原纤维排列紊乱的心肌细胞，肌丝虽然仍呈六角点阵排列，但肌原纤维的排列方向各部位十分不同，是心肌细胞结构性发育不良的表现。比例尺单位长度等于 1μm

尸检中多至 80% 以上的肥厚型心肌病患者心壁内的冠状动脉可有异常，死于本病的婴儿也如此。异常在室间隔内最多，表现为动脉壁增厚，管腔变窄，平滑肌细胞增生，内膜及中层胶原弹性纤维组织增生，也可见到内膜下有过量的酸性黏多糖样物质沉积，在大的纤维化灶及透壁性心肌坏死区内或其边缘处可见异常增多或成簇的壁内小动脉，故有认为壁内动脉病变与心肌的缺血和坏死有关。

肥厚型心肌病的病理形态诊断方面，如果所取的心肌活检标本过小，取材部位较浅，常难以只从心肌细胞排列紊乱来诊断肥厚型心肌病，必须结合临床及其他检查。在电镜检查方面，表现有心肌细胞肥大，横径增加，形态奇异且呈散乱分布，常形成旋涡状，细胞收缩成分的排列被破坏，最典型改变是肌原纤维的排列紊乱，肌原纤维在同一个细胞内常以散射的方式从 Z 带辐射出去。在梗阻性肥厚型心肌病，以上变化在室间隔处最多，而非梗阻性肥厚型心肌病其分布则较为广泛而多样，心室游离壁也有较多病灶。心肌纤维内富含糖原，线粒体及溶酶体明显增多，脂肪滴和肌丝减少，部分病人有肌原纤维溶解。以上变化常呈局灶性，因此检查很小的组织块时易于漏掉，且其变化为非特异性，因此以心肌活检电镜检查诊断本病也需谨慎。

三、肥厚型心肌病的表象变化

肥厚型心肌病心壁肥厚部位的不同对心脏功能的影响也不完全相同，室间隔上部的主动脉瓣下区肥厚对心脏的影响往往是造成左室流出道的狭窄，从而表现出左室流出道的血流梗阻。这一类病变在病理学上曾纳入主动脉瓣下肌性狭窄之列，这一部位的肥厚如合并室间隔右室面的肥厚，或左室侧、后壁的肥厚，往往会加剧左室流出道的梗阻，或伴右室流出道的梗阻；左室侧、后壁的肥厚，尤其高位的局部肥厚，往往造成左室流入道的狭窄；而单一的心尖部肥厚一般是造成左室腔的容量缩小。

肥厚型心肌病的开始阶段和后期阶段的心壁构型可以有明显不同，开始阶段心壁可能会继续增厚，范围扩大，而后期可能出现心壁变薄，以致呈现出"扩张型心肌病样"外貌，据此有认为是肥厚型心肌病演变成了"扩张型心肌病"，但从病理角度看，这不是本病性质的转变，而是肥厚型心肌病进入到终末期的表象改变。这与肥厚型心肌病的继发病变和伴随病变的发展和演变有关，这也影响着心脏的重构。

（一）心壁结构的自我更新

尽管在常态下心肌细胞有极低的再生能力，但还足以补充心肌细胞的日常性损耗。心肌细胞的日常性损耗实际上是心肌细胞正常的自然更替，心肌细胞的这种更替性的死亡形式称为凋亡（apoptosis），也有称它为心肌细胞的程序性死亡。心肌细胞凋亡的病理形态学特征是以细胞核固缩、碎裂，形成凋亡小体，最后被巨噬细胞清除。凋亡过程中它的细胞器不出现肿胀、变性等改变，细胞死亡后，凋亡细胞所在部位不出现反应性炎症。

心肌细胞的凋亡是一种生理性死亡形式，是机体细胞自然更新所必需。自然状态下凋亡量不多，一般不影响心脏的结构和功能，除非在老年阶段细胞自然更新速度远小于凋亡而表现出心脏萎缩。

（二）心脏的代偿和失代偿

在冠状血管供血良好的状态下，肥大心肌细胞的体积可以增加几倍到十余倍，但心肌细胞的肥大不论是代偿性的，还是病理性的，随着细胞体积的增大，就难以维持足够有效的氧和营养物质等供应，超过一定限度时心肌细胞就会出现变性、萎缩、间质纤维化、甚至坏死等。心脏的这种在生理或病理状态下，不能适应功能要求时的心脏结构、功能和代谢等方面的适应性改造就是心脏的重构。心脏重构可表现在许多方面，心脏依 Laplace 定律的心腔扩张就是其初始反应之一。由于心脏是个心肌细胞自然再生能力极低的器官，所以在病理性心肌细胞较大量损毁后，心肌细胞主要以肥大形式来代偿，心肌细胞肥大是心肌细胞自我适应性结构改造的主要形式，肥大的心肌细胞不但体积增大，提供收缩能力的肌原纤维变粗，数量也有增加，心肌细胞内的其他细胞器也有相应的改变，但在其代偿阶段内细胞器无明显变性表现，这就是心脏代偿的主要细胞学基础。相应的大体表现是心壁的肥厚，心脏增大有时能达正常重量的 2～3 倍或以上，心肌细胞的横径也可增至数倍于正常细胞，可见心脏有巨大的代偿潜力。

在心壁和心肌细胞结构重构的同时，心脏的血液供应系统也有相适应的结构性变化，主要表现在围绕心肌细胞的毛细血管网络和心脏侧支循环的改建。研究表明出生后心肌细胞的总数几乎再无大的变化，心肌间的毛细血管数量与心肌细胞数量间也几乎存在个恒定的比例关系，但是心肌细胞肥大时，细胞数量虽然没有增加，但它的体积却成倍增加，因此围绕心肌细胞的毛细血管网络也随着扩展，扩大了毛细血管网的表面积，而供应这个网络的冠状动脉，包括侧支循环的改建在内都有相应的结构重构，以保证心肌细胞的营养需求等。侧支循环血管是冠状动脉不同分支间的血管连接，侧支冠状动脉的结构与心壁的固有冠状动脉不同，其壁内除螺旋状排列的平滑肌外还有纵行排列的平滑肌，因此有研究认为侧支冠状动脉不但能调节心肌毛细血管网的血量，还有一定的血液流向控制能力。

肥大的心肌细胞虽然提供增强心肌收缩的结构基础，但心肌细胞肥大也加大了对氧和营养物质等的需求，发展到一定程度后就会产生供需矛盾。心肌细胞需要的氧和营养是从毛细血管弥散而来的，随着心肌细胞的肥大，从毛细血管到心肌细胞中心的距离成指数式的增加，使氧和营养物质的弥散越来越困难，当心肌细胞肥大到一定程度后，必然要出现心肌细胞的营养不良性变性，甚至死亡。心肌细胞从代偿性肥大到营养不良性变性，甚至死亡的时间点，个体差异很大，很大程度上与冠状动脉的供血状态有关，例如单纯性心脏容量或压力负荷增加者的心肌细胞横径从平均 $16\mu m$ 增至 $40\sim50\mu m$ 时，心肌细胞不一定有明显的营养不良性变性，可见心肌细胞的代偿性肥大是有限度的，且很大程度上受到了氧和营养供求方面的制约。

由此可知，心脏病时的代偿性结构变化是以心肌细胞肥大为主要形式，而心肌细胞的代偿性肥大却不能无限度的进行，又因心肌细胞不论在整体心脏中，或是在体外培养的条件下，其再生增殖能力都很低，新生心肌细胞不足以弥补病理状态下的损耗，因此心肌再生能力的低下是心脏代偿有限性的决定因素。当达到心脏的结构性重塑不足以适应心脏的工作要求时，则表现出代偿不足（心脏的失代偿），而发生心力衰竭。可见心肌的变性、死亡等都是心力衰竭的结构基础，心脏从代偿向失代偿的转变是心力衰竭的前奏，同时也表明心脏代偿和失代偿是个连续过程。

心肌细胞肥大是适应心脏收缩功能增强要求的形态表现，而萎缩是收缩功能减退的表现，因此心肌细胞形态学上的增大可以是病理性改变，也可能是适应性改变，其鉴别要考虑职业、性别特点。

心肌细胞横径的测定应取细胞核水平的正切横断面，这是假定心肌细胞呈圆柱体状为基础的。在心肌的血液供应和营养状态良好条件下的心肌细胞肥大，细胞的平均横径增至 40μm 以上也不一定伴有心肌细胞的变性或萎缩，但一般心肌细胞肥大的同时或多或少伴有散在或灶状分布的心肌细胞变性或萎缩区，间质纤维增生（图 3-7）。病理状态下的心肌细胞肥大虽也是代偿表现，但总伴有程度不一的心肌萎缩出现。

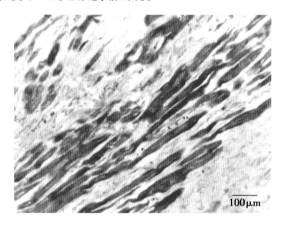

图 3-7　萎缩的心肌细胞，细胞细长，细胞间胶原纤维增多，
但较疏散，不同于瘢痕性增生。HE 染色

构成心壁的心肌细胞以螺旋状方式有序排列组合成心肌纤维，这样的结构形式体现了心壁结构的优良和高效，是心脏能高效地把化学能转换成机械力的结构基础，保证这种高效转换结构的还有同一束螺旋肌内的心肌细胞排列也基本是平行有序的，而心肌细胞的非同轴性排列和紊乱自然是心肌低效转换的形态结构，是心壁机械能力低下的结构。心壁心肌的非同轴性排列紊乱不仅可见于心肌病理性损伤后的瘢痕周围，也可见于心壁心肌发育不完善

的区域（图 3-8）。心壁结构成份的排列或分布异常都可以降低心肌的有效收缩能力，削弱心壁强度。整个心脏有小范围的心肌排列紊乱虽是常有的变异表现，但较大范围的排列紊乱或多或少要影响心脏的功能。心壁结构不良的表现，是导致心脏代偿不足，导致心力衰竭的病理基础之一。

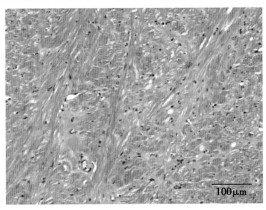

图 3-8　同一肌束缚内心肌细胞的排列方向极不一致，该区域内无心肌变性、坏死和瘢痕形成等，故此系心壁心肌发育性结构不良表现。HE 染色

（三）心肌的变性和坏死

心肌细胞的病理性死亡形式称为胀亡（oncosis），是机体细胞病理性死亡的主要形式。心肌细胞胀亡的病理形态特征是细胞死亡过程中有细胞和细胞器的肿胀，细胞膜破裂形成小泡，核染色质沿核膜浓集（染色质边集），最后细胞崩解，并激起渗出性炎症反应。这种心肌细胞的死亡形式主要见于病理性损伤后，也就是一般所称的坏死，缺血缺氧、毒素、炎症等引起的心肌细胞死亡都属于这种类型。

心肌细胞的胀亡或多或少的影响着心脏的结构和功能。心肌细胞的凋亡和胀亡虽然是两种截然不同的细胞死亡形式，但两者的发生却不一定完全分得开，例如在病理状态下，一些致病因子的作用，启动的先是凋亡程序，而后续的则是胀亡过程，二者间过渡阶段的长短与致病因子的性质和强度有关。有时较微弱的致病因子可能只促进了心肌细胞的凋亡，而无后续的胀亡。

长期以来一般都以为心肌细胞是一种终末性的高分化细胞，完全没有再生能力，也就是说它完全不能自我更新，但据近年来的许多研究表明心肌细胞不是完全没有再生能力，而只是再生能力较为微弱，在特定的生理或病理状态下心肌细胞能表现出一定的再生能力，只是人们现在还没有完全清楚调节和控制它的条件，还没有有效的手段来促进、控制心肌细胞的再生。新生的心肌细胞有来源于循环血中的骨髓干细胞，也可来源于心脏间质中那些有潜在分化能力的间叶细胞，这种细胞有人称它为心脏干细胞。现在临床上和实验室探索的心脏病干细胞治疗，基本出于这样的设想。

（四）间质纤维化和心肌瘢痕

心肌细胞的营养不良、毒性物质的伤害、变性等，最后都能导致心肌萎缩，甚至坏死。心肌萎缩一般是个相当缓慢的过程，表现为心肌细胞的体积缩小，细胞内的有形成分减少，细胞周围胶原纤维增多，形成纤维网围绕在单个细胞或一小群细胞的周围，残留在纤维网中的心肌细胞往往显得非常细长。间质纤维化一般不伴炎症。与此不同，瘢痕不论大小，一般是心肌细胞坏死后的组织修复，因瘢痕的形成一般都有坏死组织的清除，经过炎症肉芽组织形成，最后成为纤维密集的瘢痕，呈放射状伸展到邻近的心肌间，这是对坏死组织的替代和相应区空间的填充表现。有时间质纤维化和瘢痕同存。

室间隔上部心肌肥厚处的心内膜增厚，实际上是心内膜纤维化表现，一般是反应性增生表现，是血流冲击或受二尖瓣不断拍打的反应。其他部位的心内膜增厚，除非有炎症或邻近有心肌坏死，一般也是反应性的增生表现。

四、肥厚型心肌病的病理学鉴别诊断[9]

肥厚型心肌病的主要病变是心壁的肌层肥厚和心肌排列的紊乱，并伴有肌间小动脉改变。心壁的肥厚虽然是肥厚型心肌病必需结构，但只对非对称性肥厚型心肌病才有相对大的诊断参考价值，对称性心壁肥厚可见于许多心脏疾病中，因此肥厚型心肌病的诊断在病理方面还需要密切结合临床表现进行鉴别。

可导致心壁肥厚的因素很多，如高血压、主动脉瓣狭窄造成的心室压力负荷增高，系统性疾病造成的心脏病变，以及心壁非肌性成分增加造成的心壁假性肥厚等。这些因素造成的心壁肥厚一般以左室壁为主的，也有的是全心壁性的，但值得注意的是有些疾病，尤其像神经-肌肉疾病有时可伴有心壁肥厚，有时呈现出扩张型心肌病样的表现。

（一）心脏超压力负荷造成的心壁肥厚

这类原因造成的心壁肥厚一般都是对称性的心壁肥厚，早期都有心腔容量的减少，中、晚期可伴有程度不一的间质纤维化。

（二）系统性疾病的心壁肥厚性病变

这类在存在心肌肥厚性病变的同时往往存在系统性病变，心肌病变一般只是系统性疾病在心脏方面的表现，以下是几种较常见的疾病。

（1）Fabry 病（溶酶体病）：是人体内缺乏 α-半乳糖酶 A 造成的 X 连锁的显性遗传病。由于 α-半乳糖酶 A 的缺乏使神经鞘脂类化合物不能正常分解而在细胞的溶酶体内堆积，心脏病损可累及心肌、心瓣膜和传导系统，心壁增厚，心肌细胞肥大，间质纤维化。心肌组织的电镜检查可见溶酶体呈嗜锇的同心圆板层状。

（2）Danon 病：也是 X 连锁的显性遗传病，是 LAMP-2 基因突变导致溶酶体相关膜蛋白-2（lysosome-associated mebrane protein-2，LAMP-2）缺陷，造成骨骼肌和心肌病变，细胞质内出现含自噬物质的溶酶体空泡和糖原。本病多见儿童。

（3）Ⅱ型糖原贮积病（Pompe 病）：是一种常染色体隐性遗传病，是编码酸性麦芽糖酶基因异常，造成酸性麦芽糖酶缺乏，致糖原堆积在细胞内，导致婴儿的心肌病变和严重的肌无力。

（4）线粒体病：是细胞氧化磷酸化障碍导致的线粒体呼吸链异常的疾病，心脏表现为早期心壁肥厚，后有扩张。线粒体病是一多器官病，除心脏外骨骼肌、中枢和外周神经系统及内分泌系统等都可累及。因病变主要在线粒体，心肌活检的电子显微镜检查有较大的帮助。

（5）Friedreich 共济失调：是一常染色体隐性遗传病，表现为线粒体蛋白 frataxin 水平降低，铁硫簇合成异常，铁过负导致的线粒体功能紊乱。心脏出现心壁肥厚，心肌细胞变性，间质纤维化，心肌细胞内铁大量堆积，乌头酸酶活性降低。

酷似肥厚型心肌病的系统性疾病心脏病损种类较多，这类心肌病的早期都有心壁肥厚，心肌肥大表现，后期常因心肌变性而出现间质纤维化等，甚至心脏扩张，表现类似于扩张型心肌病，但它们的组织学和分子病理学表现往往有所不同，所以除常规病理形态检查外，组织化学、电子显微镜检查对这类疾病的鉴别会有帮助（表3-1）。

（三）心壁的假性肥厚

如进行性肌营养不良，是一 X 连锁的隐性遗传病，早期常因心肌变性而使心壁增厚，心肌细胞肿胀，出现心壁的假性肥厚，后期则出现扩张。

表 3-1　伴有心壁肥厚的系统性心肌疾病的病理特征

疾病名称	疾病机制	病理特征
Friedreich 共济失调	线粒体蛋白 frataxin 水平降低，铁硫簇合成异常，铁过负导致的线粒体功能紊乱	心壁肥厚，心肌细胞变性，间质纤维化，反应性炎症，心肌细胞内铁大量堆积，乌头酸酶活性降低
线粒体病	糖原和脂肪酸不能进入线粒体内进行氧化磷酸化，因能量代谢障碍，表现在有氧代谢需求高的脑、骨骼肌、心肌等器官	心壁肥厚，心肌细胞线粒体异常聚集，嵴排列紊乱，糖原和脂滴堆积，进而因心肌空泡变性，心脏扩张，间质纤维化
Fabry 病（溶酶体病）	神经鞘脂类化合物在心、肝、肾、眼、脑及皮肤的神经、血管等多种组织、细胞溶酶体中堆积	心壁增厚，瓣膜病，房室传导异常，高血压，心肌梗死等。小血管壁和内皮细胞溶酶体的髓鞘样结构
糖原贮积病	Ⅱ型：（即 Pompe 病）是溶酶体 α-1，4-葡萄糖苷酶缺乏，使心肌细胞因糖原贮积而增大；	Ⅱ型：心壁肥厚，心肌细胞的酸性麦芽糖酶活性降低。进而细胞变性，贮积在溶酶体的糖原可扩展到肌细胞外形成吞噬小泡，间质纤维化而活动受限制
	Ⅲ型：糖原贮积病（即 Gori 病，又称 Forbe 病）是葡萄糖脱分支酶缺乏，造成葡萄糖水解障碍所致	Ⅲ型：呈限制型心肌病表现
进行性肌营养不良	骨骼肌和心肌细胞膜上起支持和抗牵拉功能的抗肌萎缩蛋白异常，导致心肌细胞变性而出现肌萎缩	早期常因心肌变性而使心壁增厚，心肌细胞肿胀，出现心壁的假性肥厚，后期则出现扩张

其他像淀粉样物质等非肌性成分在心壁肌堆积或心壁的发育性错构都可导致心壁的"肥厚"，但这些都不是真正的心壁肌性肥厚，而是夹杂非肌性成分的心壁增厚。

（四）扩张型心肌病

肥大心肌的失代偿均可能造成心肌的变性，甚至坏死，其后果是心肌间质纤维化和/或大小不一的瘢痕形成，心功能损伤以致扩张，呈现出扩张型心肌病样表现。肥厚型心肌病的这种表象改变有人称为"肥厚型心肌病转变成了扩张型心肌病"，但从病理学角度看，只是疾病表现形态的改变，不是疾病类型的转变，而是进入扩张期的肥厚型心肌病。对这些病例的鉴别，完整系统的病史资料和肥厚型心肌病残留迹象都具有主要参考价值。

总之，要确定肥厚型心肌病，需要鉴别的疾病和伴随病变很多，上述只不过是其中较多见的情况，肥厚型心肌病鉴别诊断在病理方面最关键的是要明确：①是否有真正的心壁肥厚和心肌细胞肥大；②是否有心肌细胞的排列紊乱，紊乱是发育性错构，还是瘢痕收缩造成的；③是否伴有心壁肌间小动脉的病变，是什么性质的病变。

肥厚型心肌病有心壁肥厚是首要和必需要素，特征的心肌排列虽然有确诊价值，然而不是任何部位都存在，尤其活检标本上只有采取位置较深的心壁，检出几率较高些，至于小动脉病变的检出率更低，所以肥厚型心肌病的诊断要结合临床和其他检查资料综合判断。

在心壁肥厚方面，应该是以肌性为主的肥厚，心肌细胞的肥大应该是以肌原纤维增多、增粗为主的肥大，而不是肿胀、变性，或非细胞组成成分在细胞内堆积造成的细胞外形变大。

在心肌排列紊乱方面，相对特征一点的表现是心肌细胞失去长方外形，绕纤维胶原中心作无序地排列，从心肌细胞亚显微形态看，其细胞内的肌原纤维排列也往往失去同向性。我们知道从心肌细胞和心壁心肌的发育、形成过程看心肌细胞内的肌原纤维排列最初是无序的，随着细胞的成熟，肌原纤维排列才呈同向化，心肌细胞与心肌细胞之间的排列在心脏发育早期也是无序的，也是随着心壁的发育成熟，大多数细胞的排列才趋于一致，即同向化（或同轴化）。它与心肌因瘢痕收缩影响心肌排列方向改变不同，前者是心肌发育不完善的表现，排列紊乱常呈漩涡状，中心的纤维比较疏松，因小瘢痕导致的心肌排列不规则，一般呈放射状，肌间的纤维比较致密。此外心壁的发育过程中还存在着一个外层心壁致密化和内层心壁小梁化的过程，如果这一过程不完善，就能出现内层心肌因小梁化不全而使整个心壁变厚，造成酷似肥厚型心肌病的表现（图3-9），而实质是心壁结构不良的表现。

肌间小动脉的病变方面一般是管壁增厚，表现为中层平滑肌细胞增生，外周纤维组织增多，由此引起的心肌供血障碍可造成心肌纤维化，甚至小灶性心肌坏死和小瘢痕形成。

不对称肥厚型心肌病的诊断，尤其是梗阻性肥厚型心肌病的诊断，临床和病理都不十分困难，但对原发性对称肥厚型心肌病的诊断，病理学检查虽然可以提供许多有鉴别价值的信息，甚至关键证据，但它们的临床诊断就不

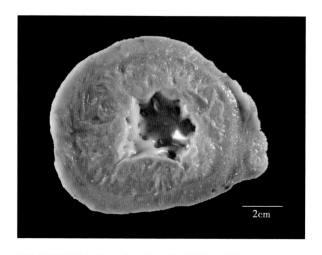

图3-9 心壁小梁化不全的心脏。心壁普遍增厚，看起来像心尖肥厚型心肌病，但仔细分析它的构成，在形态上可以明显区分出排列规则的外层（即致密层）和由粗大肌索相互交纺织而成的，其间在显微镜下可见有裂隙，表明这部分是不完全小梁化的小梁层，心壁因小梁层的增厚而肥厚，不是真正结构上的心壁肥厚，而是心壁没有充分小梁化的结果

那么容易，关键在于目前许多影像诊断手段的分辨率还没有能达到足以区别心壁结构的微小差异，所以目前临床上纳入肥厚型心肌病的病例，仍可能包含着一定数量的不是严格含义上的肥厚型心肌病，依据这些标准和技术认定的肥厚型心肌病病例来分析基因多态性等必然包含着非真正含义的肥厚型心肌病，因此如何提高肥厚型心肌病临床诊断金标准的含金量，仍需要进一步努力。

（宋来凤）

参考文献

1. Richardson P, Mckenna W, Bristow M. Report of the 1995 World Health Organization/International Sociaty and Foderation of Cardiology Task Torce on the Definifion and Classification of Cardiomyopathies. Circulation, 1996, 93 (3): 841-842.

2. Maron BJ, Towbin JA, Thiene G, et al. Contemporary definitions and classification of the cardiomyopathies: an American Heart Association Scientific Statement from the Council on Clinical Cardiology, Heart Failure and Transplantation Committee; Quality of Care and Outcomes Research and Functional Genomics and Translational Biology Interdisciplinary Working

Groups；and Council on Epidemiology and Prevention．Circulation，2006，113（14）：1807-1816.

3. Elliott P，Andersson B，Arbustini E，et al．Classification of the cardiomyopathies：a position statement from the European society of cardiology working group on myocardial and pericardial diseases．European Heart Journal，2008，29（2）：270-276.

4. Fedak PWM，Verma S，Weisel RD，et al．Cardiac remodeling and failure from molecules to man（Part Ⅰ）．Cardiovascular patholgy，2005，14（1）：1-11.

5. Fedak PWM，Verma S，Weisel RD，et al．Cardiac remodeling and failure from molecules to man（Part Ⅱ）．Cardiovascular patholgy，2005，14（2）：49-60.

6. Fedak PWM，Verma S，Weisel RD，et al，Cardiac remodeling and failure from molecules to man（Part Ⅲ）．Cardiovascular patholgy，2005，14（3）：109-119.

7. Hughes SE．The pathology of hypertrophic cardiomyopathy．Histopathology，2004，44（5）：412-427.

8. 宋来凤．认识心壁的错构性发育和错构性发育不良心肌病．中华心血管病杂志，2008，36（4）：289-290.

9. 朱文玲，曾勇，谢洪智．系统性疾病与心脏．北京：中国协和医科大学出版社，2008.

第四章

肥厚型心肌病的
遗传学特点

肥厚型心肌病绝大多数为先天性遗传缺陷导致，呈常染色体显性遗传，大约2/3患者具有明确家族史，呈家族性聚集发病，称为家族性肥厚型心肌病；其他患者家族史不明确，为散发病例[1]。散发患者大多也由致病基因突变所致，缺乏家族史的原因主要有3个：①患者携带的突变为首次（de novo）突变，疾病始发于患者而非遗传自父母；②直系亲属中有患病者但未确诊；③某些突变外显率低，家系成员其他携带者未发病。无论家族性还是散发性肥厚型心肌病患者，其遗传缺陷均会纵向传递给子女，每个子女遗传到致病突变的概率为50%。

虽然从20世纪50年代肥厚型心肌病就作为独立的疾病类型受到关注，但是其致病原因一直不明。1990年第一个致病基因β-肌球蛋白重链（β-myosin heavy chain，MYH7）的发现是一个里程碑[2]，自此肥厚型心肌病进入遗传学研究时代。20多年来，已经发现23个基因的1000多种突变可以导致肥厚型心肌病；另外，某些线粒体突变也与肥厚型心肌病有关。已发现的致病基因可以解释60%~70%的肥厚型心肌病，现在仍有30%~40%的患者致病基因不明[3]。致病基因的发现使得研究者可以通过遗传修饰技术建立肥厚型心肌病动物模型，模拟人类疾病状态，深入研究疾病的分子病理机制并探索药物治疗手段；另一方面，通过基因型-表型相关性分析，可以建立基因型与临床表型的关联，进行危险分层和针对性的猝死预防。现在，肥厚型心肌病的遗传学研究成果已经转化为临床应用，针对致病基因的遗传筛查已经成为肥厚型心肌病鉴别诊断和早期诊断的有力工具。

一、肥厚型心肌病的致病基因

肥厚型心肌病具有高度遗传异质性，现在已知的致病基因有 23 个，主要包括 3 类：编码肌小节蛋白、编码 Z 盘蛋白和编码 Ca^{2+} 调控蛋白的基因。其他一些遗传疾病也会出现肥厚型心肌病表现（拟表型）。肌小节基因突变是导致肥厚型心肌病的主要遗传因素，本节将进行详细介绍；其他几类致病基因和其他表现肥厚型心肌病拟表型相对少见，本节只进行简要概述。此外，线粒体基因组的某些突变也能诱发肥厚型心肌病，本节未包括。

（一）肌小节基因

肌小节是心肌收缩的基本单位，是产生心肌收缩力的源头。肌小节主要由粗肌丝、细肌丝以及横跨 Z 盘至 M-线的肌联蛋白（titin，*TTN*）组成。粗肌丝主要组成为肌球蛋白重链和肌球蛋白结合蛋白 C（cardiac myosin binding protein C，*MYBPC3*），另外还包括心脏肌球蛋白调节轻链（regulatory myosin light chain，*MYL2*）和心脏肌球蛋白必需轻链（essential myosin light chain，*MYL3*）。心脏肌球蛋白重链主要有两种类型：α 和 β。在胚胎期人类心脏主要表达 α-肌球蛋白重链（α-myosin heavy chain，*MYH6*），而出生后很快转变为 β-肌球蛋白重链占优势，*MYH6* 只有微量表达。细肌丝则主要由心脏肌动蛋白（cardiac α-actin，*ACTC1*）、肌钙蛋白复合体和 α-原肌球蛋白（α-tropomyosin，*TPM1*）组成。肌钙蛋白复合体包含心脏肌钙蛋白 T（cardiac troponin T，*TNNT2*）、心脏肌钙蛋白 I（cardiac troponin I，*TNNI3*）和心脏肌钙蛋白 C（cardiac troponin C，*TNNC1*）。现在发现这 11 个肌小节基因均为肥厚型心肌病的致病基因，超过 90% 的已知突变位于这些基因，大约 65% 的家族性和 40% 的散发肥厚型心肌病患者携带肌小节基因突变，因此肥厚型心肌病又被称为肌小节疾病[4,5]。

1. 粗肌丝蛋白的编码基因　肥厚型心肌病主要由编码粗肌丝蛋白的基因突变导致，其中 *MYH7* 和 *MYBPC3* 是主要致病基因[6,7]。*MYH7* 基因突变约占所有肥厚型心肌病患者的 25%~35%，*MYBPC3* 基因约占所有患者的 20%~30%。在不同种族中，两者所占比例略有差异，互有高低，但总体比例相当，合占所有患者的约 50%，占发现突变患者的 75%~80%[8]。

MYH7 基因位于染色体 14q12，由 40 个外显子（38 个编码外显子）组成，编码的 β-肌球蛋白重链由 1935 个氨基酸残基组成，分子量为 220KD，

占成年人心脏肌球蛋白重链的 90% 以上，占所有肌原纤维组成蛋白的 1/3。β-肌球蛋白重链分为球状头部区、杆状尾部区和头杆结合区三个功能结构域，其中头部区含有肌动蛋白、肌球蛋白轻链和 ATP 结合位点，是主要功能域。已发现的突变多位于头部结构域编码区。*MYH7* 基因的主要突变类型为错义突变；另有少量缺失突变，不过缺失的核苷酸数量都为 3 的倍数，不会导致移码突变。其他类型的突变如移码突变、剪接位点突变和无义突变等罕见[9,10]。

MYBPC3 基因位于染色体 11p11.2，该基因由 35 个外显子（34 个编码外显子）组成，在基因组上横跨 23kb，编码的肌球蛋白结合蛋白 C 由 1274 个氨基酸残基组成，分子量 141kDq。肌球蛋白结合蛋白 C 属于免疫球蛋白超家族，定位于肌小节 A 带，通过与肌球蛋白重链和肌联蛋白结合，维持肌小节结构稳定；另外，它还能被激酶磷酸化，调控心肌收缩。与其他所有肥厚型心肌病致病基因相比，*MYBPC3* 基因突变的种类最为丰富，只有小部分为错义突变，大部分为插入缺失突变（尤其是造成移码的突变）、剪接位点突变和无义突变等，这类突变往往造成蛋白大段错误和丢失，影响肌球蛋白结合蛋白与肌球蛋白或肌联蛋白结合，诱发肥厚型心肌病[8,11,12]。

MYL2 和 *MYL3* 基因分别位于染色体 12q24.11 和 3p21.3-p21.2，编码肌球蛋白调节轻链和必需轻链。肌球蛋白轻链与肌球蛋白重链球状头部结合，每个肌球蛋白重链分子结合一个调节轻链和一个必需轻链。轻链能够被磷酸激酶磷酸化调控，对于维持粗肌丝稳定以及调控肌球蛋白 ATP 酶活性具有重要作用。*MYL2* 和 *MYL3* 基因突变占肥厚型心肌病比例很小，前者约为 1% ~ 3%，后者小于 1%。两基因的突变类型主要为错义突变[13]。

MYH6 基因位于染色体 14q12，与 MYH7 基因头对头相邻。由于成年心肌主要为 β-肌球蛋白重链，α-肌球蛋白重链所占比例很少，因此对成年心脏功能影响可能也相对较小。目前仅有个别报道 MYH6 基因与肥厚型心肌病有关，但缺少家系中突变与疾病共分离的连锁证据，其与肥厚型心肌病的关系还需要更多证据确认。*MYH6* 基因突变在肥厚型心肌病中所占比例不详，突变类型仅有错义突变个案报道[14]。

2. 细肌丝蛋白的编码基因　细肌丝由肌动蛋白、肌钙蛋白复合物和原肌球蛋白组成。心脏肌动蛋白通过与肌球蛋白相互作用，产生收缩力并将收缩力从肌小节传递给细胞骨架，使心肌收缩。原肌球蛋白则通过与肌动蛋白结合，稳定细肌丝，并将肌钙蛋白复合体锚定在肌原蛋白上。肌钙蛋白 T 通过与肌钙蛋白 I、C 和原肌球蛋白相互作用，将肌钙蛋白复合体通过原肌原蛋白锚定到肌动蛋白上。肌钙蛋白 I 是肌钙蛋白复合体的抑制单位，在缺少 Ca^{2+} 时，抑制肌动蛋白与肌球蛋白相互作用；而当存在 Ca^{2+} 时，肌钙蛋白 C 与 Ca^{2+} 结合，构象发生改变，心脏肌钙蛋白 I 与肌钙蛋白 C 结合增强而与肌动蛋白结合减弱，抑制减少，心肌收缩。

细肌丝蛋白的编码基因 TNNT2、TNNI3、TPM1、ACTC1 和 TNNC1 占肥厚型心肌病比例较小，均少于 5%[15,16]。TNNT2 基因位于染色体 1q32，编码多个转录本，主要的转录本长约 1.1kb，编码 295 个氨基酸残基，分子量为 35KD。TNNT2 基因是肥厚型心肌病的第三大致病基因，最初认为占所有肥厚型心肌病患者的 15%~20%，但是多个不同种族肥厚型心肌病患者筛查结果发现，其所占比例仅为 2%~5%，低于预先估计，也远远低于 MYH7 和 MYBPC3 基因。TNNT2 基因突变的类型主要为错义突变，插入缺失突变及剪接位点突变亦见，但所占比例甚微。多个种族的肥厚型心肌病遗传研究均发现 TNNI3 和 TPM1 基因占所有患者的 1%~3%，ACTC1 所占比例小于 1%，三者的突变类型主要为错义突变。TNNC1 基因突变导致肥厚型心肌病的报道很少，目前尚缺少足够的家系信息支持，其与肥厚型心肌病的关系还有待进一步确认。

3. 肌联蛋白的编码基因　肌联蛋白是迄今发现的人类由单个基因编码的最大的蛋白，它构成了肌小节粗、细肌丝外的第三种纤维系统，又被称为第三肌丝。肌联蛋白横跨半个肌小节，连接 Z 线和 M 线。它具有分子模板的作用，调控粗肌丝组装，能够把粗肌丝稳定在肌小节中央的作用，维持肌小节的完整和稳定。同时，肌联蛋白还具有很强的弹性，在心肌收缩过程中，可以产生被动张力和收缩力。编码肌联蛋白的 TTN 基因位于染色体 2q31，横跨将近 300kb 的基因组区域，由 316 个外显子组成，十分庞大。因此到目前为止，尚未有研究对 TTN 基因在肥厚型心肌病人群中进行系统筛查，其突变导致的肥厚型心肌病比例未知[17,18]。

4. 其他相关蛋白的编码基因

（1）编码 Z 盘组成蛋白的基因：Z 盘也称为 Z 线或 Z 带，位于肌小节两端，是由多个蛋白组成的有序结构。Z 盘主要有 α-辅肌动蛋白（α-actinin，ACTN2）的同源二聚体组成，为肌联蛋白和细肌丝的肌动蛋白等提供锚定位点，维持肌小节结构完整。相邻肌原纤维通过 Z 盘由结蛋白（desmin）等中间纤维蛋白连接，平行排列，相互作用。各种 Z 盘蛋白、结蛋白以及各种肌膜下蛋白形成复合体 costamere，与肌膜相连，形成机械偶联。因此 Z 盘在肌原纤维组装、维持肌原纤维稳定、收缩力传递等方面具有重要作用。此外，Z 盘还是心肌机械牵张力的感受器，通过 Z 盘中的各种结合蛋白，对机械负荷作出反应，激活多条信号通路，使心肌细胞增生肥大。目前已经发现的与肥厚型心肌病相关的 Z 盘基因有 8 个，分别是 *ACTN2*[19]、心锚重复蛋白（cardiac ankyrin repeat protein，*ANKRD1*）[20]、半胱氨酸和甘氨酸富集蛋白 3（cysteine and glycine-rich protein 3，*CSRP3*）[21,22]、myozenin-2（*MYOZ2*）[23]、telethonin（*TCAP*）[24]、vinculin（*VCL*）[25]、nexilin（*NEXN*）[26] 和微囊蛋白-3（caveolin 3，*CAV3*）[27]。Z 盘基因突变导致肥厚型心肌病的分子机制还不清楚，推测可能与突变造成 Z 盘结构不稳定，对心肌机械张力的耐受降低有关[28]。有关 Z 盘基因突变在肥厚型心肌病患者中所占比例的资料较少，具体百分比不明。不过现在公认由这些基因突变导致的肥厚型心肌病比例很低，都不会超过 1%[18,29]。其中 *CAV3* 和 *VCL* 基因突变导致肥厚型心肌病的证据较弱，他们与肥厚型心肌病的关系尚需进一步确认。

（2）编码心肌 Ca^{2+} 调控蛋白的基因：肥厚型心肌病还可由编码心肌细胞 Ca^{2+} 调控蛋白的基因突变引起。心肌细胞的兴奋-收缩偶联主要受心肌细胞胞质 Ca^{2+} 浓度调控，是引起心脏收缩和舒张的关键调控因素。在心肌动作电位平台期，Ca^{2+} 经由 L 型 Ca^{2+} 通道由胞外进入胞内，使胞内 Ca^{2+} 浓度升高，进而使得肌浆网 ryanodine 受体开放，肌浆网内储存的大量 Ca^{2+} 瞬间释放到胞质，形成钙火花。胞质内 Ca^{2+} 的急剧升高，使 Ca^{2+} 得以与肌钙蛋白 C 结合，引起心肌收缩。随后胞质内的 Ca^{2+} 经由肌浆网 Ca^{2+}-ATP 酶通道重新摄入肌浆网内，通过与集钙蛋白 2（calsequestrin 2，*CASQ2*）、钙网蛋白 3（calreticulin 3，*CALR3*）等结合，储存在肌浆网中。心肌细胞内 Ca^{2+} 降低，使心肌发生舒张。目前发现的与 Ca^{2+} 调节蛋白相关的肥厚型心肌病有 4 个，分别是 *CASQ2*[30]、*CALR3*[30]、受磷蛋白（phospholamban，*PLN*）[31] 和连接蛋白 2（junctophilin，*JPH2*）[32,33]。集钙蛋白 2 和钙网蛋白 3 位于肌浆网内，通过与 Ca^{2+} 结合，储存 Ca^{2+}。受磷蛋白是肌浆网 Ca^{2+}-ATP 酶通道的结合蛋白，调控肌浆网 Ca^{2+}-ATP 酶通道活性，控制肌浆网 Ca^{2+} 重摄入。连接蛋白 2 连接肌浆网与细胞膜，并与 L 型 Ca^{2+} 通道相互作用，调控心肌兴奋-收缩偶联。推测这些基因突变会导致心肌细胞 Ca^{2+} 流异常，进而影响心肌兴奋-收缩偶联，导致肥厚型心肌病。*PLN* 所占百分比很少，偶有发现[34]。*CASQ2* 和 *CALR3* 突变只有一篇文献报道，与肥厚型心肌病的关系缺少突变-疾病共分离证据支持，是否为致病基因还需进一步明确。

（二）肥厚型心肌病拟表型

一些其他疾病也会导致不明原因的左室肥厚，这些疾病虽然具有与肥厚型心肌病截然不同的生理病理基础，但是单纯依靠影像检查很难与肥厚型心肌病区分，临床上常被诊断为肥厚型心肌病，这些疾病被称为肥厚型心肌病的拟表型疾病。通过心肌活检或是特定的生化检测，可以将其与肥厚型心肌病区分。这些疾病主要是代谢性疾病，包括 AMP 活化蛋白激酶 γ2 调节亚单位（AMP- activated protein kinase γ2 subunit，*PRKAG2*）和溶酶体相关膜蛋白 2（lysosome- associated membrane protein 2，*LAMP2*）基因突变导致的心肌糖原储积异常（分别为 Wolff- Parkinson- White 综合征和 Danon 综合征）[35]和 α-半乳糖苷酶 A（α- galactosidase A，*GLA*）基因突变导致的半乳糖苷酶缺乏症（Fabry 病）[36]。*PRKAG2* 基因突变导致的肥厚型心肌病是因为心肌糖原摄取、储存和利用受影响，造成糖原在心肌储积，导致心肌肥厚，心肌病理检查可见大量糖原聚集形成的颗粒状物质，但是没有肌纤维紊乱等典型的肥厚型心肌病病理特征。*LAMP2* 基因位于 X 染色体，其突变会造成 II 型溶酶体功能缺陷，心肌糖原代谢受损，糖原异常储积。*PRKAG2* 和 *LAMP2* 基因突变导致的糖原储积异常肥厚型心肌病患者，一般发病年龄较早，常见心室预激，有些患者只表现为心肌异常，另一部分同时出现骨骼肌等其他组织器官受累[37]。有研究者认为此类肥厚型心肌病病程较恶。*PRKAG2* 和 *LAMP2* 基因突变在肥厚型心肌病患者中所占比例很低，均小于 1%。Fabry 病是由 *GLA* 基因突变导致的半乳糖苷酶缺乏症，典型表现为四肢、皮肤、眼、心、肾等多器官受累；非典型表现为仅出现心肌肥厚，有时尿蛋白异常，可通过检测血浆半乳糖苷酶活性进行鉴别诊断，但女性患者的酶活性改变经常不明显。*GLA* 基因突变在肥厚型心肌病中所占比例约为 1%[38]。

二、基因型-表型关联

肥厚型心肌病的临床表型变异很大，有些患者表现为年轻猝死、严重心律失常或是进行性心衰，也有部分患者终生没有明显症状。因此对肥厚型心肌病患者进行危险分层，准确识别高危患者，进行早期干预，对预防猝死等恶性事件具有重要意义。从肥厚型心肌病致病基因发现伊始，遗传学研究的目标之一就是建立基因型-表型联系，通过患者基因型进行危险分层，判断预后。是否携带致病基因突变是决定是否患病的主要因素，同时致病突变自身特性的差异也决定着突变对心脏功能的影响程度，是肥厚型心肌病临床表型的重要影响因素。通过近20年的基因型-表型关联研究，现在大家公认基因型对表型具有重要影响，也建立了一些基因型与肥厚型心肌病临床表型的关联，但是这种关联仍存在很大的变异性和不确定性。因此，当单纯利用基因型预测肥厚型心肌病疾病进程、判断预后时，需要十分慎重[18,39-41]。

1. 致病基因与肥厚型心肌病表型的关系 众多研究结果提示肥厚型心肌病的表型可能与突变所在的基因有关，这可能是因为每个基因的编码蛋白在维持正常心脏功能时所扮演的角色不同。目前已经建立了一些突变基因与肥厚型心肌病表型的关联。

MYH7 基因突变通常会导致严重心肌肥厚、高外显率、较高的猝死率、预后差，但是也存在较大变异性[4,42]。如 *R403Q*、*R453C*、*R719W* 和 *R719Q* 等一些突变，其导致的肥厚型心肌病发病年龄早、外显率高、肥厚程度重、容易在年轻时发生猝死或较快进展为心衰，这些突变被认为是恶性突变。而 *G256E*、*V606M* 等突变携带者则一般发生中度心肌肥厚，预后良好，猝死发生率低，寿命基本不受影响。

MYBPC3 基因突变导致的肥厚型心肌病通常为良性，发病年龄较晚，一般中年发病。心肌肥厚程度中度或不明显，预后良好[43,45]。有研究发现，在老年发病的患者常因 *MYBPC3* 基因突变导致。但也有研究发现在儿童或青年患者中，也携带 *MYBPC3* 基因突变，其表型与 *MYH7* 基因突变导致肥厚型心肌病没有明显不同。有意思的是，荷兰和南非人群的研究结果发现存在始祖效应，这两个肥厚型心肌病人群中的约30%患者由单个 *MYBPC3* 基因突变导致[46]。这些携带 *MYBPC3* 基因突变的患者临床表现比较均一，表现为中度肥厚，预后良好。

TNNT2 基因突变在肥厚型心肌病患者中所占比例虽然较 *MYH7* 和 *MYBPC3* 低，但是其临床表现却更加恶劣。*TNNT2* 基因突变患者心肌肥厚程度一般较轻，但是容易在未成年时就发生猝死。多项研究发现，很多 *TNNT2* 基因突变患者发生猝死时心肌尚未出现肥厚或只是轻微肥厚，这在其他基因突变导致的肥厚型心肌病患者中极少出现。与其他原因导致的肥厚型心肌病猝死患者相比，*TNNT2* 基因突变患者的年龄更年轻、心肌肥厚程度和心肌纤维化程度更低，但是肌纤维排列紊乱却更严重[47,48]。推测严重的肌纤维排列紊乱更易诱发恶性心律失常，导致患者猝死。

TNNI3 基因突变的临床表型变异性很大。有研究发现在同一个家系中，

不同 *TNNI3* 基因突变携带者表现为非对称性室间隔肥厚、向心性肥厚或是没有肥厚发生。已经报道的 *TNNT2* 基因突变表型包括严重的限制型心肌病、双室肥大或是心尖肥厚[49-51]。一般认为，心尖肥厚患者常由 *TNNI3* 基因突变所致。总体上，*TNNI3* 基因突变的临床表型较轻，很少发生猝死，在心尖肥厚患者中相对常见[11,52]。

其他致病基因由于所占肥厚型心肌病的比例较少，多是个案报道，其基因型与表型关联不明确。在肥厚型心肌病拟表型疾病中，*PRKAG2* 和 *LAMP2* 基因突变导致的糖原储积病患者，发病年龄一般较早，常伴有心电传导异常，出现预激综合征[35]。

2. 基因突变位置、特性与表型的关系　肥厚型心肌病的表型不仅与突变所在的基因有关，还与突变的具体位置和特性有关。同一基因的不同位置突变，可能会影响到不同的功能结构域、不同蛋白间相互作用，进而造成疾病表型的差异。另外，基因突变导致的氨基酸极性改变不同，即使是同一基因同一位置的突变，也会对蛋白功能产生不同的影响，产生表型差异。研究发现突变所在结构域、氨基酸极性改变、突变对钙离子敏感性的影响等与肥厚型心肌病表型相关。

绝大多数的致病突变都位于物种间序列高度保守且具有重要功能的区域。突变位置和具体氨基酸改变的不同都会对肥厚型心肌病表型产生影响。以 *MYH7* 基因突变为例，头部区是 β-肌球蛋白头部的主要功能结构域，包含了与肌动蛋白、ATP 酶和肌球蛋白轻链的结合位点，是产生心肌收缩力的马达，迄今为止发现的 *MYH7* 致病突变多数位于此区。而杆状区的致病突变则较少[53]。对比头部区突变和杆状区突变所导致的肥厚型心肌病，有研究发现前者的临床表型要恶于后者，心肌肥厚程度更高，更易发生猝死或进行性心衰[54]。

氨基酸残基的亲水性和电荷对蛋白构象及功能具有重要影响。在蛋白折叠时，亲水性的氨基酸残基倾向于暴露在蛋白表面，而疏水性的氨基酸残基倾向于隐藏于蛋白质内部，因此，如果突变改变了氨基酸残基的亲水性，则更可能会对蛋白结构产生较大影响，导致相对严重的临床表现。氨基酸残基根据是否带电荷及所带电荷的种类可分为三类：中性氨基酸不携带电荷，酸性氨基酸携带负电荷，碱性氨基酸携带正电荷。氨基酸残基电荷对蛋白二级及高级结构的形成及稳定十分重要，因此如果突变改变了氨基酸残基所带电荷的性质，一般会更容易导致比较严重的表型。综合分析 *MYH7* 基因错义突变发现，亲水性改变较大的突变导致恶性表型的比例要显著高于亲水性改变较小的突变；同样的，与不改变氨基酸残基电荷的突变相比，造成电荷改变的突变恶性程度要高[53,55]。

另外，不同于错义突变导致的单个氨基酸替换，插入、缺失或剪接位点突变往往会导致读码框移码，产生截短。这类突变对蛋白的影响要大于错义突变，导致的肥厚型心肌病表型一般较严重[56]。

3. 多突变与肥厚型心肌病表型 肥厚型心肌病是显性遗传的单基因疾病，绝大多数患者由单个致病基因的杂合突变导致。但也发现有少数患者携带 2 个致病基因突变或是纯合突变，双突变可能位于同一基因，也可能位于两个不同致病基因。目前已报道的遗传筛查结果中，双突变的比例大约为 3% ~5%[57]。但是由于以往研究最多也就是对 10 个左右的常见致病基因进行同时筛查，而已经明确的肥厚型心肌病致病基因超过 20 个，因此现在得到的双突变比例可能被低估。另外，最近也有关于携带 3 个致病基因突变病例的报道[58]。

现有的研究结果提示，突变个数对肥厚型心肌病表型的影响存在剂量效应，即双突变或纯合突变的患者，其临床表现要较单突变患者为恶[59-64]。比如 *TNNT2* 基因 S179F 突变杂合子患者只是轻度肥厚，表型轻微，但是纯合子患者则临床表现严重，年轻时发生猝死[61]。最近有研究分析了 18 例在肌小节基因中携带双突变的肥厚型心肌病患者，其中 7（39%）例发生了室速/室颤、终末心衰、心脏骤停或猝死。其中 3 例发生心脏骤停或猝死的患者，并未携带传统的肥厚型心肌病猝死危险因素，这提示多突变是诱发心源性猝死的独立危险因素[65]。通过筛查 488 例肥厚型心肌病患者的 8 个肌小节致病基因，研究者发现 4 例患者携带 3 个基因突变，其中 1 例有心脏骤停史，3 例因有心源性猝死的高危因素而安装 ICD。在 4 例携带 3 个基因突变的患者中，3 例在中年即发展为终末期心衰，需要心脏移植或安装双腔起搏器。但也有 1 例携带 3 个基因突变的患者表型轻微[58]。结果同样提示多突变患者与恶性临床结果相关，是出现终末期心衰、室性心律失常及猝死的危险因素。

4. 肥厚型心肌病表型变异及可能的影响因素 肥厚型心肌病的临床表现变异很大，发病年龄从儿童至老年，部分患者青年猝死，有些患者会发生进行性心衰，也有部分患者老年才感觉不适，甚至有些患者终生都缺少明显临床表现。致病基因的异质性只能部分解释肥厚型心肌病临床表型，同一致病基因的不同突变导致的肥厚型心肌病，其临床表型往往差异很大，甚至同一致病基因的相同突变在不同家系甚至同一家系中的临床表型也存在很大异质性。除了致病基因外，影响肥厚型心肌病表型的因素还包括性别、遗传背景个体差异等。肥厚型心肌病的心肌重塑是十分复杂的病理过程，涉及到众多信号通路的失调，这些信号通路的关键基因的个体遗传差异，会影响心肌重塑过程中信号应答，对临床表现产生修饰作用，最终导致表型差异，这类基因被称为肥厚型心肌病的修饰基因（modifier gene）。

性别对肥厚型心肌病的疾病进展及预后有很大影响。目前几乎所有肥厚型心肌病研究，其患者人群的性别组成男性都要高于女性，男女比例在 3∶2到 2∶1 之间，其原因是因为女性发病及确诊年龄总体大于男性，漏诊比例相对高。总体上，女性患者的肥厚程度小于男性，流出道梗阻的比例大于男性患者。女性患者尤其是大于 50 岁的伴有左室流出道梗阻的女性患者，更易发生进行性心衰[66]。虽然总体上心源性猝死的发生率在男女性间没有明显差异，但是在运动员中因肥厚型心肌病导致的心源性猝死几乎都是男性[67]。

修饰基因上的变异或多态性也会对肥厚型心肌病的表型产生影响。现在发现的可能与肥厚型心肌病表型相关的修饰基因包括 RAAS 系统的基因、CALM3（calmodulin Ⅲ）基因、肿瘤坏死因子 α、内皮素 1、内皮型一氧化氮合成酶等基因，其中与肥厚型心肌病表型关系最为明确的为 RAAS 系统相关基因。在 HCM 患者中，血管紧张素转换酶（ACE）基因 DD 基因型可以增加组织和血浆的 ACE 浓度，与 DI 和 Ⅱ 基因型相比，心肌肥厚程度更严重，并且发生猝死的几率显著增加[68-70]。血管紧张素原（AGT）基因的 M253T 多态性为错义突变，蛋白序列第 253 个氨基酸残基从蛋氨酸变为苏氨酸。有研究发现 M253T 型等位基因在 HCM 散发患者中出现的频率显著增加，是心肌肥厚的危险因素[71]。血管紧张素 Ⅱ 1 型受体（AT1）基因的 1166A > C 多态性与 HCM 表型相关，与 AA 纯合基因型相比，携带 C 型等位基因的患者的左室质量指数和室间隔厚度显著增加[72]。血管紧张素 Ⅱ 2 型受体（AT2）基因的3123A > C 多态位于该基因的 3′非翻译区。在女性 HCM 患者中，A 等位基因与左室质量指数、室间隔厚度、血浆的肾素和肾素原水平存在正相关，而在男性患者中这种相关性不存在[73]。也有研究发现，ACE、AGT、AT1、醛固酮合成酶基因（CYP11B2）和心脏糜蛋白酶 A（CMA）等 5 个基因的多态组合与 MYBPC3 突变家系的肥厚型心肌病发生和肥厚程度相关[74]，与 MYBPC3基因突变导致的无血缘关系的肥厚型心肌病人群的心肌肥厚程度相关，但是与 MYH7 基因导致的心肌肥厚程度无关[75]。

综上所述，肥厚型心肌病的临床表型变异很大，其临床变异既与致病基因及突变差异的遗传异质性有关，也与每个个体的遗传背景及所暴露的环境因素相关。虽然已经建立了一些基因型-表型的关联，但这些关联的变异性仍然较大，目前尚无法从患者的基因型准确预测临床表型、疾病进展和进行预后判断。

三、基因检测的临床应用

基因检测最近已经被列入由美国心脏病学院基金会（ACCF）和美国心脏学会（AHA）联合制定的《2011 年肥厚型心肌病诊断与治疗指南》[76]。针对致病基因进行检测，有助于肥厚型心肌病的临床确诊，有助于危险人群（尤其是患者家庭成员）的早期识别。另外，基因检测也为选择性生育奠定了基础。

1. 针对肥厚型心肌病患者的基因检测——鉴别诊断　目前，肥厚型心肌病的临床诊断主要根据超声心动图和（或）心脏磁共振成像等影像学检查。但是有时只根据影像学检查无法确诊，比如室间隔厚度处于"灰区"（13 ~ 15mm）的竞技运动员、伴有高血压的向心性心肌肥厚等，此时进行基因检测则有可能得出比心电图和超声检查更为明确的诊断[77]。基因检测的特异性很高，致病基因检测阳性者，可几乎 100% 确认为肥厚型心肌病患者，应按肥厚型心肌病指南进行治疗。但是由于目前发现的致病基因只能解释 60% ~ 70% 的肥厚型心肌病患者，仍有 30% ~ 40% 的患者致病基因不明确，因此，基因检测的"灵敏度"尚不够，即使基因检测阴性，也无法将肥厚型心肌病排除。

基因检测还可以用于鉴别诊断有肥厚型心肌病表现的代谢疾病，如 *PRK-AG2* 和 *LAMP2* 基因突变导致的糖原储积疾病、*GLA* 基因突变导致的 Fabry 病等。*LAMP2* 基因突变导致的心肌肥厚预后较差，确诊后可以更早地考虑心脏移植[37]。Fabry 病是由于半乳糖苷酶缺乏导致，可以通过补充重组 α-半乳糖苷酶进行治疗[78-80]。因此，针对肥厚型心肌病患者进行基因检测，可以明确病因，并可能据此制定合适的治疗方案[81]。

目前还不能通过基因检测预测肥厚型心肌病的疾病进程和判断预后。虽然在早期研究提示存在"恶性突变"和"良性突变"，但是后来的大量研究发现这种关联并非十分特异。另外，不同患者或家族的致病突变经常为新突变，缺少热点突变，也使得很难将突变与特定的表型相联系。目前还只能根据患者的具体症状、病史及家族史，进行临床治疗和猝死预防[76]。

2. 针对患者亲属的基因检测——早期诊断　肥厚型心肌病是常染色体显性遗传的单基因疾病，虽然在总体人群中的患病率只有约 0.2%，但是在患者的直系亲属中，遗传有致病突变的比例却高达 50%。致病突变携带者终生患肥厚型心肌病的概率 >95%[76]。肥厚型心肌病的外显跟年龄、性别、个体遗传背景差异等有关，因此每个个体的发病年龄差异较大。而且肥厚型心肌病经常以心源性猝死为首发症状，患者在没有明显临床表现、未经诊断时就可能发生猝死。因此，在临床症状出现前对患者亲属进行确诊和定期临床检查，对于猝死的早期预防和及时对症治疗具有重要意义。目前的临床诊断手段都是针对已经出现明显临床表型的患者，对无症状患者的确诊几乎束手无策。而基因检测是针对个体的致病基因变异，不依赖于患者的临床表型，可以在任何时间进行明确诊断，因此在肥厚型心肌病的亲属筛查中具有独一无二的优势[82]。

基因检测应首先针对家系先证者进行。考虑到患者有时会携带 2 个或更多突变，而携带突变越多，临床表型可能越恶，因此也可以考虑首先从家族中临床表型最严重的患者开始[83]。如果该患者基因检测为阳性，则在直系亲属中针对检测出的突变进行扩展筛查。突变阴性的直系亲属，其子女可以确定不会遗传到该突变，不用进行进一步检查，而突变阳性的直系亲属，其直系亲属同样需要进行针对检出突变的进一步检查。依此类推，可对整个家族进行全面快速的遗传筛查，发现所有的潜在患者，做到早期诊断。

按照现有的肥厚型心肌病治疗指南，患者所有的直系亲属，都应当定期进行包括心电图、超声心动图等临床检查。但是在明确了致病基因突变的家庭中，未携带突变者因为没有遗传到致病基因，不用再进行针对心脏的定期检查，可以正常生活就业；而突变携带者，无论现在发病与否，其终生患病概率 >95%，因此需要进行定期复查，尽早发现病变，进行治疗。基因检测可以从如下三个方面使肥厚型心肌病患者家庭受益：①由于肥厚型心肌病成家族性聚集发病，亲属患病概率高达 50%，因此每个家庭成员都存在巨大的精神负担，担心是否未来会发病。临床表现越恶劣的家庭，精神负担越严重。通过遗传检测，亲属最早从出生时就可以知道是否携带致病突变，这样可以使大约 50% 亲属解除精神负担。②对于基因检测阳性的亲属，如果已经发病，则对症治疗。如果尚未发病，则需进行定期复查，同时可针对性地提供遗传和临床咨询，选择危险性较小的生活方式，避免从事如竞技性体育运动等高危行业[76,84]。③从整个家庭层面，减少医疗费用，降低经济负担。最近有研究结果显示，通过基因检测，排除掉大约50%的突变阴性者，使其免于定期的临床检查，可以总体上显著减少整个家庭的医疗支出，降低经济负担[85,86]。

如果首个受检患者的基因检测结果为阴性，则停止进行遗传检测。因为目前已知的致病基因只能解释60%～70%的肥厚型心肌病，而且现有的检测手段对长片段的插入缺失无法准确检出，因此患者基因检测结果阴性并不能排除遗传缺陷致病，尤其是对于有明确家族史而基因检测又为阴性的患者，可以断定是由基因缺陷导致，基因检测阴性可能是因为其致病基因未知或是因技术原因没有检出。因此，对于先证者或首个患者基因检测阴性的家庭，其直系亲属仍需定期进行临床复查。

值得注意的是，由于目前还没有建立特异的基因型-表型联系，即使是文献已经报道的突变，其临床表现在不同家庭中表型变异也较大，因此不能根据基因检测结果对未发病的突变携带者进行预后判断。对于突变阳性但尚未发病者，最主要的手段还是定期复查，尽早发现尽早治疗。但是对于有明确猝死家族史，尤其是家族中有年轻不明原因猝死者，可以建议定期做运动负荷试验或24小时动态心电图监测，评估心律失常发生的危险性[76]，可考虑积极干预预防，安装ICD。另外，现在针对突变阳性的未患病者进行钙离子拮抗剂提前干预治疗的药物试验也在进行当中[82]。

另外，由于至少3%～5%的患者携带2个或以上突变，因此在进行基因检测的时候，应该尽量做到全面筛查，将所有致病基因全部检测，不是在某个基因发现突变后就停止检测。这样可以最大限度地减少漏诊。由于现在已经发现超过20个肥厚型心肌病致病基因，对所有的基因进行检测，传统的检测方法要么费时费力、价格昂贵（Sanger测序），要么检测不够准确，灵敏度较低（如测序芯片、高分辨融解曲线等），在临床应用上存在不足。随着二代测序技术及目标捕获测序技术的发展和成熟，现在已经可以在此基础上开发准确、快速、价格相对便宜的肥厚型心肌病致病基因全面检测平台，基因检测的最后的临床转化瓶颈正在被突破。

3. 基因检测在选择性生育中的应用 目前，基因诊断最大的应用前景在选择性生育。如何能够生育健康的下一代，是大多数患者及家庭最为关心的问题，现在的产前遗传诊断或胚胎植入前遗传诊断技术，已经使得肥厚型心肌病患者进行遗传生育完全可行[81]。通过选择性生育，理论上可以在有明确的致病突变家族的新生儿中彻底消除该疾病。

胚胎植入前遗传诊断是指在体外受精约3天时，受精卵发育至8~16个细胞的囊胚期，此时取1~2个细胞，提取DNA并进行PCR扩增，特异性检测是否携带父母方的致病突变，选取不携带突变的胚胎植入母体，从而排除遗传缺陷，得到健康的下一代[87]。由于从分离细胞到胚胎适宜移植的最后期限间时间较短，并且从1~2个细胞中能够提取的DNA量十分有限，因此不能针对胚胎进行全部肥厚型心肌病致病基因的检查。可行的方案是在父母考虑试管婴儿辅助生殖时，患病方（或有家族史方）先进行致病基因的全面筛查，如果发现致病突变，则可进一步进行胚胎植入前的遗传筛查；如果检测阴性，则放弃通过基因检测进行选择性生育。

产前遗传诊断是指在怀孕早期取绒毛或是羊水中的胎儿细胞，提取DNA，然后进行PCR扩增，检测是否携带父母的致病突变。检测阴性者，说明胎儿不携带致病突变，为正常胎儿；检测阳性者，则可由父母决定是否终止怀孕[88]。由于此类检测会导致突变携带胎儿被选择性的停孕流产，因此在许多西方国家被禁止。但在我国不存在这方面的法律限制。胎儿细胞取样会有0.5%~1%的概率导致流产，另外还需要设置质控排除母体细胞污染。

小　　结

经过20多年的遗传学研究，迄今已发现的肥厚型心肌病致病基因超过了20个，能够解释60%~70%的病例。遗传学研究成果不仅能够深入理解肥厚型心肌病的致病基础和发病机理，而且通过致病基因的遗传检测，有助于疾病的临床诊断和鉴别诊断，有助于危险人群尤其是患者亲属的早期识别，实现早诊断、早预防、早治疗。随着肥厚型心肌病基因检测与已有的成熟产前和胚胎植入前遗传诊断平台的对接，进行选择性生育，将惠及更多患者和家庭。

目前肥厚型心肌病研究领域还存在很多亟待解决的问题，其中与遗传学相关的有：①仍有30%~40%的患者致病基因不明；②基因型-表型关联变异较大，无法满足临床需求。随着遗传学研究的深入，更多的致病基因将被发现，必会更加丰富遗传诊断内容，提高遗传诊断的检出率和灵敏度。随着基因检测技术的进步，更全面的致病基因检测、更多的遗传修饰因素将被纳入到基因型-表型关联分析研究中，如果能够在此基础上建立更为准确的基因型-表型关联，对突变携带者进行有效的危险分层和预后判断，将会大大拓展基因检测的临床应用价值。

（王继征）

参 考 文 献

1. Elliott P, McKenna WJ. Hypertrophic cardiomyopathy. Lancet, 2004, 363: 1881-1891.

2. Geisterfer-Lowrance AA, Kass S, Tanigawa G, et al. A molecular basis for familial hypertrophic cardiomyopathy: a beta cardiac myosin heavy chain gene missense mutation. Cell, 1990, 62: 999-1006.

3. Watkins H, Ashrafian H, Redwood C. Inherited Cardiomyopathies. N Engl J Med, 2011, 364: 1642-1656.

4. Keren A, Syrris P, McKenna WJ. Hypertrophic cardiomyopathy: the genetic determinants of clinical disease expression. Nat Pract Cardiovasc Med, 2008, 5: 158-168.

5. Song L, Zou Y, Wang J, et al. Mutations profile in Chinese patients with hypertrophic cardiomyopathy. Clin Chim Acta, 2005, 351: 209-216.

6. Brouwer WP, van Dijk SJ, Stienen GJ, et al. The development of familial hypertrophic cardiomyopathy: from mutation to bedside. Eur J Clin Invest, 2011, 41: 568-578.

7. Maron BJ. Hypertrophic cardiomyopathy: a systematic review. Jama, 2002, 287: 1308-1320.

8. Frey N, Lueddle M, Katus HA. Mechanisms of disease: hypertrophic cardiomyopathy. Nat Rev Cardiol, 2011.

9. Rayment I, Holden HM, Sellers JR, et al. Structual interpretation of the mutations in the beta-cardiac myosin that have been implicated in familial hypertrophic cardiomyopathy. Proc Natl Acad Sci USA, 1995, 92: 3864-3868.

10. Morita H, Menesses A, et al. Shared genetic causes of cardiac hypertrophic in children and adults. N Engl J Med, 2008, 358: 1899-1908.

11. Xu Q, Dewey S, Nguyen S, et al. Malignant and benign mutations in familial cardiomyopathies: insights into mutations linked to complex cardiovascular phenotypes. J Mol Cell Cardiol, 2010, 48: 899-909.

12. Waldmuller S, Erdmann J, Binner P, et al. Novel correlations between the genotype and phenotype of hypertrophic and dilated cardiomyopathy: results from the German Cometence Network Heart failure. Eur J Heart Fail, 2011, 13: 1185-1192.

13. Kabaeva ZT, Perrot A, Wolter B, et al. Systematic analysis of the regulatory and essential myosin light chain genes: genetic variants and mutations in hypertrophic cardiomyopathy. Eur J Hum Genet, 2002, 10: 741-748.

14. Carneil E, Taylor MR, Sinagra G, el al. Alpha-myosin heavy chain: a sarcomeric gene associated with dilated and hypertrophic of cardiomyopathy. Circulation, 2005, 112: 54-59.

15. Tardiff JC. Thin filament mutations: developing an integrative approach to a complex disor-

der. Circ Res, 2011, 108: 765-782.

16. Van Driest SL, Ellsworth EG, Ommen SR, et al. Prevalence and spectrum of thin filament mutations in an outpatient referral population with hypertrophic cardiomyopathy. Circulation, 2003, 108: 445-451.

17. Satoh M, Takahashi M, Sakamoto T, et al. Structural analysis of the thin gene in hypertrophic cardiomyopathy: identification of novel disease gene. Biochem Biophys Res Commun, 1999, 262: 411-417.

18. Ho CY. Genetics and clinical destiny: improving care in hypertrophic cardiomyopathy. Circulation, 2010, 122: 2430-2440.

19. Chiu C, Bagnall RD, Ingles J, et al. Mutations in alpha-actinin-2 cause hypertrophic cardiomyopathy: a genome-wide analysis. J Am coll Cardiol, 2010, 55: 1127-1135.

20. Arimura T, Bos JM, Sato A, et al. Cardiac ankyrin repeat protein gene (ANKRDI) mutations in hypertrophic cardiomyopathy. J Am Coll Cardiol, 2009, 54: 334-342.

21. Geier C, Gehmlich K, EHler E, et al. Beyond the sarcomere: CSRP3 mutations cause hypertrophic cardiomyopathy. Hum Mol Genet, 2008, 17: 2753-2765.

22. Newman B, Cescon D, Woo A, et al. W4R variant in CSRP3 encoding muscle LIM protein in a patient with hypertrophic cardiomyopathy. Mol Genet Metab, 2005, 84: 374-375.

23. Osio A, Tan L, Chen SN, et al. Myozenin 2 is a novel gene for human hypertrophic cardiomyopathy. Circ Res, 2007, 100: 766-768.

24. Hayashi T, Arimura T, Itoh-Satoh M, et al. Tcap gene mutations in hypertrophic cardiomyopathy and dilated cardiomyopathy. J Am Coll Cardiol, 2004, 44: 2192-2201.

25. Vasile VC, Will ML, Ommen SR, et al. Identification of a metavinculin missense mutation, R975W, associated with both hypertrophic and dilated cardiomyopathy. Mol Genet Metab, 2006, 87: 169-174.

26. Wang H, Li Z, Wang J, et al. Mutations in NEXN, a Z-disc gene, are are associated with hypertrophic cardiomyopathy. Am J Hum Genet, 2010, 87: 687-693.

27. Hayashi T, Arimura T, Ueda K, et al. Identification and functional analysis of a caveoli-3 mutation associated with familial hypertrophic cardiomyopathy. Biochem Biophys Res Commun, 2004, 313: 178-184.

28. Bos JM, Ackerman MJ. Z-disc genes in hypertrophic cardiomyopathy: stretching the cardiomyopathies? J Am Coll Cardiol, 2010, 55: 1136-1138.

29. Seidman CE, Seidman JG. Identifying sarcomere gene mutations in hypertrophic cardiomyopathy: a personal history. Circ Res, 2011, 55: 108: 743-750.

30. Chiu C, Tebo M, Ingles J, et al. Genetic screening gene of calcium regulation genes in familial hypertrophic cardiomyopathy. J Mol Cell Cardiol, 2007, 43: 337-343.

31. Medin M, Hermida-prieto M, Monserrat L, et al. Mutational screening of phospholamban gene in hypertrophic and idiopathic dilated cardiomyopathy and functional study of the PLN - 42 C > G mutation. Eur J Heart Fail, 2007, 9: 37-43.

32. Matsushita Y, Furukawa T, Kasanuki H, et al. Mutation of junctophilin type 2 associated with hypertrophic cardiomyopathy. J Hum Genet, 2007, 52: 543-548.

33. Landstrom AP, Weisleder N, Batalde, et al. Mutation in JPH2-encoded junctophilin-2 associated with hypertrophic cardiomyopathy in humans. J Mol Cell Cardiol, 2007, 42: 1026-1035.

34. Landstrom AP, Adekola BA, Bos JM, et al. PLN-encoded phospholamban mutation in a large cohort of hypertrophic cardiomyopathy cases: summary of the literature and implications for genetic testing. AM Heart J, 2011, 161: 165-171.

35. Arad M, Maron BJ, Gorham JM, et al. Glycogen storage diseases presenting as hypertrophic cardiomyopathy. N Engl J Med, 2005, 352: 362-372.

36. Veinot JP. Prevalence of Anderson-Fabry disease in male patients with late onset hypertrophic cardiomyopathy. Circulation, 2002, 106: e73; author reply e73.

37. Maron BJ, Roberts WC, Arad M, et al. Clinical outcome and phenotypic expression in LAMP2 cardiomyopathy. Jama, 2009, 301: 1253-1256.

38. Elliott P, Baker R, Pasquale F, et al. Prevalence of Anderson-Fabry disease in patients with hypertrophic cardiomyopathy: the European Anderson-Fabry Disease Survey. Heart, 2011, 97: 1957-1960.

39. Force T, Bonow RO, Houser SR, et al. Research priorities in hypertrophic cardiomyopathy: report of a Working Group of the National Heart, Lung, and Blood Institute. Circulation, 2010, 122: 1130-1133.

40. Landstrom AP, Ackerman MJ. Mutation type is not clinically useful in predicting prognosis in hypertrophic cardiomyopathy. Circulation, 2010, 122: 2441-2449; discussion 2450.

41. Van Driest SL, Ackerman MJ, Ommen SR, et al. Prevalence and severity of "benign" mutations in the beta-myosin heavy chain, cardiac troponin T, and alpha-tropomysion genes in hypertrophic cardiomyopathy. Circulation, 2002, 106: 3085-3090.

42. Michels M, Soliman OI, Phefferkorn J, et al. Disease penetrance and riskstratification for sudden cardiac death in asymptomatic hypertrophic cardiomyopathy mutation carriers. Eur Heart, 2009, 30: 2593-2598.

43. Timmer SA, Germans T, Brouwar WP, et al. Carriers of the hypertrophic cardiomyopathy MYBPC3 mutation are characterized by reduced myocardial efficiency in the absence of hypertrophy and microvascular dysfunction. Eur J Heart Fail, 2011, 13: 1283-1289.

44. Oliva-Sandoval MJ, Ruiz-Espejo F, Monserrat L, et al. Insights into genotype-phenotype

correlation in hypertrophic cardiomyopathy. Finding from 18 Spanish families with a single mutation in MYBPC3. Heart, 2010, 96: 1980-1984.

45. Niimura H, Bachinski LL, Sangwatanaroj S, et al. Mutations in the gene for cardiac myosin-binding protein C and late-onset familial hypertrophic cardiomyopathy. N Engl J Med, 1998, 338: 1248-1257.

46. Christiaans I, Nannenberg EA, Dooijes D, et al. Founder mutations in hypertrophic cardiomyopathy patients in the Netherlanders. Neth Heart J, 2010, 18: 248-254

47. Sorajja P, Elliott PM, Mckenna WJ. The molecular genetics of hypertrophic cardiomyopathy: prognostic implications. Europace, 2000, 2: 4-14.

48. Seidman JG, Seidman C. The genetic basis for cardiomyopathy: from mutation identification to mechanistic paradigms. Cell, 2001, 104: 557-567.

49. Kubo T, Gimeno JR, Bahl A, et al. Prevalence, clinical significance, and genetic basis of hypertrophic cardiomyopathy with restrictive phenotype. J Am Coll Cardiol, 2007, 49: 2419-2426.

50. Mogensen J, Murphy RT, Kubo T, et al. Frequency and clinical expression of cardiac troponin I mutations in 748 consecutive families with hypertrophic cardiomyopathy. J Am Coll Cardiol, 2004, 44: 2315-2325.

51. Mogensen J, Kubo T, Duque M, et al. Idiopathic restrictive cardiomyopathy is part of the clinical expression of cardiac troponin I mutations. J Clin Invest, 2003, 111: 209-216.

52. Marian AJ, Roberts R. The molecular genetic basis for hypertrophic cardiomyopathy. J Mol Cell Cardiol, 2001, 33: 655-670.

53. Walsh R, Rutland C, Thomas R, et al. Cardiomyopathy: a systematic review of disease-causing mutation in myosin heavy chain 7 and their phenotypic manifestations. Cardiology, 2010, 115: 49-60.

54. Wang S, Zou Y, Fu C, et al. Worse prognoses with gene mutations of beta-myosin heavy chain than myosin-binding protein C in Chinese patients with hypertrophic cardiomyopathy. Clin Cardiol, 2008, 31: 114-118.

55. Woo A, Rakowski H, Liew JC, et al. Mutations of the beta myosin heavy chain gene in hypertrophic cardiomyopathy: critical functional sites determine prognosis. Heart, 2003, 89: 1179-1185.

56. Erdmann J, Raible J, Maki-Abadi J, et al. Spectrum of clinical phenotypes and gene variants in cardiac myosin-bindng protein C mutation carries with hypertropic cardiomyopathy. J Am Coll Cardiol, 2001, 38: 322-330.

57. Hilfiker-Kleiner D, Knoll R. Disease-modifying mutations in familial hypertrophic cardiomyopathy: complexity from simplicity. Circulation, 2008, 117: 1775-1777.

58. Girolami F, Ho CY, Semsarian C, et al. Clinical features and outcome of hypertrophic cardiomyopathy associated with triple sarcomere protein gene mutations. J Am Coll Cardiol, 2010, 55: 1444-1453.

59. Lekenne Deprez RH, Muurling-Vlietman JJ, Hruda J, et al. Two cases of severe neonatal hypertrophic cardiomyopathy caused by compound heterozygous mutations in the MYBPC3 gene. J Med Genet, 2006, 43: 829-832.

60. Zahka K, Kalidas K, Simpson MA, et al. Homazygous mutation of MYBPC3 associated with severe infantile hypertrophic cardiomyopathy at high frequency among the Amish. Heart, 2008, 94: 1326-1330.

61. Ho CY, Lever HM, DeSanctis R, et al. Homozygous mutation in cardiac troponin T: implications for hypertrophic cardiomyopathy. Circulation, 2000, 102: 1950-1955.

62. Richard P, Charron P, Carrier L, et al. Hypertrophic cardiomyopathy: distribution of disease genes, spectrum of mutations, and implications for a molecular diagnosis strategy. Circulation, 2003, 107: 2227-2232.

63. Ingles J, Doolan A, Chiu C, et al. Compound and double mutations in patients with hypertrophic cardiomyopathy: implications for genetic testing counselling. J Med Genet, 2005, 42: e59.

64. Van Driest SL, Vasile VC, Ommen SR, et al. Myosin binding protein C mutations and compound heterozygosity in hypertrophic cardiomyopathy. J Am Coll Cardiol, 2004, 44: 1903-1910.

65. Marom BJ, Maron MS, Semsarian C. Double or compound sarcomere mutations in hypertrophic cardiomyopathy: A potential link to sudden death in the absence of conventional risk factors. Heart Rhythm, 2011.

66. Olivotto I, MaroN MS, Adabag AS, et al. Gender-related differences in the clinical presentation and outcome of hypertrophic cardiomyopathy. J Am Coll Cardiol, 2005, 46: 480-507.

67. Maron BJ, Shriani J, Poliac LC, et al. Sudden death in young competitive athletes. Clinical, demographiv, and pathological profiles. Jama, 1996, 276: 199-204.

68. Marian AJ, YU QT, Workman R, et al. Angiotensin-converting enzyme polymorphism in the hypertrophic cardiomyopathy and sudden cardiac death. Lancet, 1993, 342: 1085-1086.

69. Iwai N, Ohmichi N, Nakamura Y, et al. DD genotype of the angiotensin-converting enzyme gene is a risk factor for left ventricular hypertrophy. Circulation, 1994, 90: 2622-2628.

70. Lechin M, Quinones MA, Omran A, et al. Angiotensin-I converting enzyme genotypes and left ventricular hypertrophy in patients with hypertrophic cardiomyopathy. Circulation, 1995,

92： 1808-1812.

71. Ishanov A, Okamoto H, Yoneya K, et al. Angiotensinogen gene polymorphism in Japanese patients with hypertrophic cardiomyopathy. Am Heart J, 1997, 133： 184-189.

72. Osterop AP, Kofflard MJ, Sandkuijl LA, et al. AT1 receptor A/C1166 polymorphism contributes to cardiac hypertrophy in subjects with hypertrophic cardiomyopathy. Hypertension, 1998, 32： 825-830.

73. Deiinum J, van Gool JM, Kofflard MJ, et al. Angiotensin II type 2 receptors and cardiac hypertrophy in woman with hypertrophic cardiomyopathy. Hypertension, 2001, 38： 1278-1281.

74. Ortlepp JR, Vosberg HP, Reith S, et al. Genetic polymorphisms in the renin-angiotensin-aldosterone system associated with expression of left ventricular hypertrophy in hypertrophic cardiomyopathy： a study of five polymorphic genes in a family with a disease causing mutation in the myosin blinding protein C gene. Heart, 2002, 87： 270-275.

75. Perkins MJ, Van Driest SL, Ellsworth EG, et al. Gene-specific modifying effects of pro-LVH polymorphisms involving the renin-angiotensin-aldosterone system among 389 unrelated patients with renin-angiotensin-aldosterone. Eur Heart J, 2005, 26： 2457-2462.

76. Gersh BJ, Bonow RO, et al. 2001 ACCF/AHA Guideline for the Diagnosis and treatment of hypertrophic cardiomyopathy： A report of the American College of Cardiology Foundation/American Heart Association Task Force on Practice Guidelines. J Am Coll Cardiol, 2011.

77. Maron BJ. DIstingguishing hypertrophic cardiomyopathy from athletes' heart： a clinical problem of increasing magnitude and significance. Heart, 2005, 91： 1380-1382.

78. Lidove O, West ML, Pintos-Morell G, et al. Effects of enzyme replacement therapy in Fabry disease—a comprehensive review of the medical literature. Genet Med, 2010, 12： 668-679.

79. Thurberg BL, Fallon JT, Mitchell R, et al. Cardiac microvascular pathology in Fabry disease： evaluation of endomyocardial biopsies before and after enzyme replacement therapy. Circulation, 2009, 119： 2561-2567.

80. Hughes DA, Elliott PM, Shah J, et al. Effects of enzyme replacement therapy on the cardiomyopathy of Anderson-Fabry disease： a randomized, double-blind, placebo-controlled clinical trial of agalsidase alfa. Heart, 2008, 94： 153-158.

81. Wheeler M, Pavlovic A, DeGoma E, et al. A new era in clinical genetic testing for hypertrophic cardiomyopathy. J Cardiovasc Transl Res, 2009, 2： 381-391.

82. Bos JM, Towbin JA, Ackerman MJ. Diagnostic, prognostic, and therapeutic implications of genetic testing for hypertrophic cardiomyopathy. J Am Coll Cardiol, 2009, 54： 201-211.

83. Pinto YM, Wilde AA, van Rijsingen IA, et al. clinical utility gene card for： hypertrophic

cardiomyopathy（type 1-14）. Eur J Hum Genet, 2011, 19.

84. Nunn LM, Lambiase PD. Genetic and cardiovascular disease-causes and prevention of unex-pected sudden adult death: the role of the SADS clinic. Heart, 2011, 97: 1122-1127.

85. Ingles J, McGaughran J, Scuffham PA, et al. A cost-effectiveness model of genetic testing for the evaluation of families with hypertrophic cardiomyopathy. Heart, 2012, 98（8）: 625-630.

86. Wordsworth S, Leal J, Blair E, et al. DNA testing for hypertrophic cardiomyopathy: a cost-effectiveness model. Eur Heart J, 2010, 31: 926-935.

87. Harper JC, Sengupta SB. Preimplantation genetic diagnosis: State of the ART 2011. Hum Genet, 2012, 131（2）: 175-186.

88. Harteveld CL, Kleanthous M, Traeger-Synodinos J. Prenatal diagnosis of hemoglobin disor-ders: present and future strategies. Clin Biochem, 2009, 42: 1767-1779.

第五章

肥厚型心肌病的超声诊断和评价

　　超声心动图是肥厚型心肌病诊断的最常用、最主要的方法，具有较高的敏感性和特异性，并且在临床广泛开展，经济便捷。通过 M型和二维超声心动图可明确心肌肥厚的部位和程度，肥厚心肌是否造成了心室腔内左室流出道或其他部位的梗阻，是否合并二尖瓣功能异常，并能测量各房室的大小和内径，评价左心室的收缩和舒张功能，通过多普勒超声定量测定梗阻部位的压力阶差、二尖瓣的反流量等，为肥厚型心肌病的诊断提供有关心脏结构和功能的全面信息。

　　根据超声心动图所示的血流动力学特征不同，肥厚型心肌病大致可以分为梗阻性和非梗阻性两大类。其中梗阻性肥厚型心肌病依据梗阻的部位不同又可进一步分为左室流出道梗阻和左室中部梗阻两种。下面是不同类型肥厚型心肌病超声心动图的特点。

一、左室流出道梗阻性肥厚型心肌病

(一)超声表现的特点

1. M 型超声心动图　心室波群可见室间隔明显增厚,左室后壁厚度正常高限或轻度增厚,增厚室壁心肌回声紊乱、颗粒粗糙。室间隔收缩期增厚率减低,左室后壁收缩幅度一般正常,少数可出现左室后壁收缩期运动增强;在部分心衰患者,左室后壁收缩期增厚率也可减低。通过 M 型测定左心室射血分数,大多数患者的左心室射血分数在正常范围,少数心衰患者的左心室射血分数减低。此型肥厚型心肌病患者的左室流出道狭窄,二尖瓣前叶在收缩期出现向前运动,即 SAM 征阳性。梗阻程度较重者,主动脉瓣开放时收缩早中期可出现 R 波现象,即主动脉瓣出现收缩早中期趋于关闭状态。EF 斜率明显减低,等容舒张期延长。

2. 二维超声心动图　左心室长轴切面:大部分患者可见左房前后径增大,个别患者左房前后径可在正常范围。左室前后径多数在正常范围,少数患者减小。此型患者室间隔自起始端开始至心尖部增厚,造成左室流出道狭窄(图 5-1),通常以室间隔中部增厚最明显,多数左室后壁轻度增厚,少数左室后壁厚度在正常范围,增厚心肌回声紊乱、增粗,形似米粒,可见点状强回声。

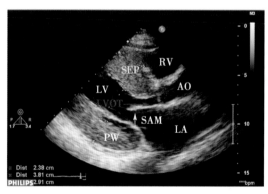

图 5-1　LVOT 梗阻(胸骨旁长轴二维超声显像)

LA. 左心房;LV. 左心室;SEP. 室间隔;LVOT. 左心室流出道;

AO. 主动脉;PW. 后壁;SAM. 二尖瓣前向运动;RV. 右心室

左心室短轴切面:室间隔与左室游离壁增厚,以室间隔及前壁增厚为著,多数患者左心室内径减小,乳头肌粗大、回声增强,收缩期左心室腔几乎闭塞,心肌回声紊乱增粗。左心室短轴切面对于左室壁的局限性肥厚有较高的

敏感性，能清晰地显示心肌肥厚的部位及肥厚的程度。

心尖四腔及五腔心切面：室间隔与左心室侧壁多明显增厚，以室间隔增厚更明显，左室流出道内径狭窄，左心室横径减小。

3. 多普勒超声 在梗阻性肥厚型心肌病患者，通过彩色多普勒超声可观察到：左心室血流通过左室流出道时血流加速，呈红五彩镶嵌彩色血流信号，亮度增加，表明左室流出道狭窄（图 5-2）；主动脉内血流亮度增加，也呈红五彩镶嵌彩色血流；二尖瓣前叶在收缩期出现向前运动，即 SAM 征阳性，二尖瓣可以出现不同程度的关闭不全，大部分患者为二尖瓣少中量反流，也有部分患者出现中量以上反流，少数患者二尖瓣后叶也可出现脱垂，使二尖瓣反流程度加重。

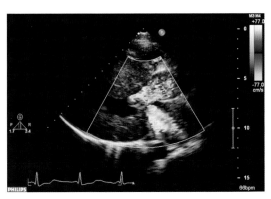

图 5-2　UCG 示：左室流出道狭窄所见五彩镶嵌彩色血流

脉冲和连续多普勒超声可探及位于零线下的高速血流频谱，左心室流出道高速血流频谱形态为匕首状。左心室流出道的高速血流频谱应注意与二尖瓣反流的血流频谱相鉴别，首先二尖瓣反流压差一般在 100mmHg 以上，而左室流出道高速血流频谱的峰值压差一般都低于 100mmHg；其次，二尖瓣反流血流频谱形态为较高的不规则抛物线形，而左室流出道血流频谱形态为匕首状，这样可以正确估测左室流出道的梗阻程度，对于手术方式的选择和手术后疗效评价非常重要。

（二）超声心动图诊断标准

存在明确左室壁肥厚，舒张末期室间隔厚度≥15mm，室间隔厚度与左室游离壁厚度的比值≥1.3~1.5，或在有明确家族史的患者室壁厚度≥13mm，肥厚心肌呈"毛玻璃影"；左心室流出道狭窄，内径常小于20mm；SAM征阳性；主动脉瓣收缩中期呈部分性关闭；彩色多普勒显示左室流出道内出现收缩期五彩镶嵌的血流束；左室流出道压力阶差 > 30mmHg；同时排除能够引起室壁肥厚的其他心血管疾病和系统性疾病。

（三）在病情评价中的应用

1. 二维超声心动图可以直观地判定心肌肥厚的部位和程度，左室心肌明显肥厚≥30mm 是此型患者发生心源性猝死及 ICD 放电的危险因素之一。通过连续多普勒超声可以定量评价左室流出道压力阶差，以判断是否存在梗阻以及梗阻的程度。梗阻性肥厚型心肌病典型的左室流出道连续多普勒信号呈"匕首样"晚峰型，左心室流出道压力阶差对判断此型患者的病理生理和预后十分重要，压力阶差 > 30mmHg 可作为梗阻性肥厚型心肌病患者猝死、严重心衰、脑卒中的独立预测因素。

2. 心功能评价是超声心动图在梗阻性肥厚型心肌病患者的一项重要评价内容。尽管在梗阻性肥厚型心肌病早期患者的左心室射血分数（LVEF）仍可保持正常，但左心室容积和搏出量均较正常人明显减低。通过二维超声心动图测量左心室容积和左心室搏出量，通过体表面积计算心指数，从而推测患者的心脏储备功能。肥厚型心肌病因心肌肥厚、心肌纤维变性、结构改变、胶原纤维增多而产生左室功能异常，尤其是左室舒张功能减低。左心室舒张功能减低是此型患者心功能受损的主要表现之一，可在患者有临床症状之前就检查到左心室心肌松弛功能障碍。首先通过二尖瓣血流频谱的 E/A 比值可以初步判断左心室舒张功能情况，组织多普勒可以发现患者在出现心肌肥厚之前，舒张早期速率 E，较正常人降低，早期预测肥厚型心肌病患者的左心室舒张功能减低。

3. 左房内径不但反映肥厚型心肌病患者的左室舒张功能，也是预后的重要预测因素。研究表明，二维超声测定左房前后径≥42mm 是肥厚型心肌病患者心血管事件的独立预测因素，提示发生房颤的风险增加。随着研究的不断深入，人们认识到左房功能在评估心脏病的病情、疗效观察和预后判断方面有重要的临床意义。左房功能在疾病早期呈代偿状态，长期的代偿则导致左房后负荷过重，左房重构以及左房功能改变。左房容积的大小是评价左房功能的一个良好指标，二维超声心动图能够较好地反映左房功能。

4. 超声心动图在梗阻性肥厚型心肌病"改良扩大 Morrow 手术"中的作用

（1）术前筛选：超声心动图可检查出静息或运动激发状态下左室流出道压力阶差≥50mmHg，室间隔厚度 > 15mm，症状严重的患者。对二尖瓣瓣叶及瓣器异常做出判断。

（2）术中检测指导及手术方式的选择：由于室间隔部分切除术切口小，暴露异常肥厚室间隔经常有很大的困难，常导致切除不充分而遗留梗阻，或切除过多引起室间隔穿孔和完全性房室传导阻滞，此时术中经食管超声心动图发挥了重要的作用。通过经食管超声心动图可以直接观察室间隔增厚的程度、部位及范围，测量应该切除的心肌范围、深度及距主动脉瓣的距离；而且能观察二尖瓣收缩期的前向运动及 SAM 征消除的情况，并对其进行半定量的分级；用彩色多普勒观察左室流出道内血流速度，狭窄越重，色彩混叠越严重，彩色血流最窄处即为梗阻部位。用连续多普勒在左室流出道最狭窄处测量峰值流速及压力阶差，这样外科医生能定位、定量地切除心肌，减少了盲目性，降低了并发症的发生。

（3）术后疗效评价：术后左室流出道残余压差体现手术疗效，若残余压差仍高，应寻找原因；若因心肌切除不足，应再次评估梗阻部位和范围，指导外科医师切除多余的心肌。

5. 超声心动图及心肌声学造影技术在 PTSMA 中的应用

（1）准确选择靶血管：PTSMA 通过将乙醇注入冠状动脉前降支的间隔支，人为地造成室间隔的局部心肌坏死，使左室流出道增宽来治疗梗阻性肥厚型心肌病。但室间隔是通过多条间隔支供血，并且间隔支相互交叠，个体差异大，常因消融范围过大而导致广泛的心肌梗死及完全性房室传导阻滞，部分患者需要安装永久起搏器；或消融范围过小，疗效不佳，需要再次进行 PTSMA，所以化学消融术的关键技术在于确定靶血管。以前选择靶血管是通过检测性球囊闭塞来确定，准确性有限，且不能很好地预测消融范围。1997 年 Faber 等把心肌声学造影（myocardial contrast echocardiography，MCE）技术引入 PTSMA 后，使 PTSMA 的安全性及有效性大为提高。MCE 技术是近年来发展的一门新的超声技术，是超选择地将超声造影剂经冠状动脉快速注入靶血管微循环，产生比普通超声显像信号明显增强的更加清晰的心肌图像。在 PTSMA 术中，MCE 技术与冠状动脉造影结合，通过二维超声心动图可以及时、清晰显示拟消融血管所支配的心肌图像，明确靶血管与消融心肌之间的关系，提高了对靶血管的选中率，减少了并发症及复发率。

（2）患者筛选及术中检测指导：MCE 可以确定间隔支支配的范围是不是拟消融的范围，是否有其他解剖部位的显影。若拟消融的间隔支支配范围未分布到造成流出道梗阻的区域，或该间隔支同时分布到其他不宜消融的部位如二尖瓣乳头肌区域、右室面、远端有粗大的交通支，应放弃化学消融术。术中可以反复无创监测左室流出道压力阶差的变化；若术后压力阶差仍高，消融范围不够，SAM 征仍明显，应重新再选择另一间隔支，重新注入造影剂，再次进行消融治疗。

6. 超声心动用于随诊　超声心动图因其无创、方便、分辨率高、可重复使用等优点而广泛地用于梗阻性肥厚型心肌病的术后随访及疗效评价。它可以进行手术前后对比，观察个体及群体近期和远期的疗效、或进行不同手术疗效的对比，为临床治疗提供可靠的依据。

二、左室中部梗阻性肥厚型心肌病

左室中部梗阻性肥厚型心肌病（mid-ventricular hypertrophic obstructive cardiomyopathy，MV-HOCM）非常少见，多数仅限于个案报道，其主要特征表现为左室壁心肌非对称性肥厚伴左室心尖部与基底部之间存在压力阶差。

（一）超声表现的特点

1. M 型超声心动图　基底部心室波群可见室间隔与左室后壁厚度正常或轻度增厚，而左室中部心室波群显示室间隔与左室后壁明显增厚，心肌回声增粗、增强；心尖部心室波群可见室间隔与左室后壁室壁变薄，回声增强，收缩期增厚率减低或消失。M 型超声心动图显示室间隔与左室后壁基底部收缩期增厚率正常，通过 M 型测定左心室射血分数在正常范围。多数患者左室流出道内径正常，二尖瓣前叶在收缩期不出现向前运动，即 SAM 征阴性，少数患者合并左室流出道内径狭窄，SAM 征阳性。

2. 二维超声心动图　左心室长轴切面：此型患者左房及左室前后径一般情况下测值正常，多数患者左室流出道内径正常，少数可以合并左室流出道狭窄，二尖瓣前叶在收缩期向前运动，即 SAM 征阳性。左室壁厚度明显不对称，室间隔与左室后壁的基底段厚度正常，而室间隔与左室后壁中部明显肥厚，肥厚心肌回声增粗，形似米粒，可见点状强回声，左室中部前后径变窄；左室心尖段室壁变薄，运动幅度明显减低或消失，少数患者心尖部向外膨出，出现矛盾运动。

左心室短轴切面：基底部室间隔与左室游离壁厚度正常，而左室中部短轴切面显示室间隔与左室游离壁明显增厚，心肌回声增强，收缩期左室中部几乎闭塞。左室心尖部短轴切面显示心尖各段室壁变薄，运动幅度明显减低或消失，有的心尖部向外膨出，可见矛盾运动，个别心尖部可见附壁血栓形成。

心尖四腔及五腔心切面：室间隔与左室侧壁的中部呈梭形肥厚，而基底部室壁厚度正常，心尖部室壁变薄，向外膨出。由于左室中部明显肥厚，致左室中部收缩期梗阻，左室心尖部至左室基底部之间存在压力阶差，此型患者左室流出道内径大多数正常，个别患者合并左室流出道狭窄。该亚型患者的左室腔形态异常，呈现为"沙漏"或"葫芦"形状（见病例3 图2-3-4）。

3. 多普勒超声 通过彩色多普勒超声可观察到左室中部血流加速，为蓝五彩镶嵌色，左室心尖部至左室基底部存在压力阶差，一般情况压力阶差≥30mmHg。收缩期于左房内可探及来源于二尖瓣口的蓝色反流信号，此型患者二尖瓣反流量大部分为少量，很少部分患者反流量较大，可出现中量反流。利用脉冲和连续多普勒超声在左室中部可探及位于零线下的高速血流频谱，血流频谱形态为匕首状，这样可以正确估测左室中部的梗阻程度，对于手术方式的选择和手术后疗效评价非常重要。

（二）超声心动图诊断标准

1. 左室壁肥厚，以室间隔与左室游离壁室壁中部增厚为著，舒张末期最大室壁厚度≥15mm（或有明确家族史患者室壁厚度≥13mm）；同时排除能够引起室壁肥厚的其他心血管疾病或者全身疾患（如高血压、主动脉瓣狭窄、心肌淀粉样变性等）。

2. 左室中部收缩期梗阻，左室心尖部至左室基底部存在压力阶差≥30mmHg。

（三）在病情评价中的应用

1. MV-HOCM 属于肥厚型心肌病中的一个少见类型，此型的病理解剖学比较特殊，二维超声心动图可以直观地判定心肌肥厚的部位和程度。其梗阻部位在左室中部而非左室流出道，其梗阻的主要机制在于收缩期左室中部肥厚心肌造成心室中部的心室腔狭窄。通过超声连续多普勒可以定量评价左室中部压力阶差，以判断是否存在梗阻及其程度。

超声心动图可对这些患者的血流动力学进行分析以指导临床治疗。通常左室中部梗阻将左室腔分隔为左室心尖部的高压腔和左室基底部的低压腔，当收缩期两个腔的压力阶差≥50mmHg 时即产生明显的血流动力学影响，需要手术治疗。左室中部肥厚梗阻造成的左心室心尖部室腔的大小也影响血流动力学，当左室心尖部室腔较小时，可以无明显血流动力学意义；如果左室心尖部室腔很大，将导致明显的血流动力学改变。

2. 虽然肥厚型心肌病根据梗阻部位分为左室流出道梗阻和左室中部梗阻两种，但二者并非完全独立，一些患者可以同时存在，超声心动图可以正确判断梗阻的部位和程度。MV-HOCM 治疗方法类似于左室流出道梗阻性肥厚型心肌病，通常情况下，左室中部压力阶差≥50mmHg 时需要手术处理。超声心动图可用于 MV-HOCM 术前筛选，可检查出静息或运动激发状态下左室中部压力阶差≥50mmHg，室间隔厚度 >15mm。

3. 超声心动图用于外科手术的术中检测指导和术后效果评价　由于左室中部肥厚心肌切除术切口小，暴露异常肥厚室间隔经常有很大的困难，常导致切除不充分而遗留梗阻，或切除过多引起室间隔穿孔和完全性房室传导阻滞，此时术中经食管超声心动图发挥了重要的作用。通过经食管超声心动图可以直接观察左室中部室间隔增厚的程度、部位及范围，测量应该切除的心肌范围、深度及距主动脉瓣环的距离；而且能用彩色多普勒观察左室中部内血流速度，彩色血流最窄处即为梗阻部位。用连续多普勒在左室中部最狭窄处测量峰值流速及压力阶差，这样外科医生能定位、定量地切除心肌，减少了盲目性，降低了并发症的发生。

术后左室中部残余压差体现手术疗效，若残余压差仍高，应寻找原因；若因心肌切除不足，应再次评估梗阻部位和范围，指导外科医师疏通其梗阻部位心肌，术后超声心动图可证实梗阻是否缓解。

4. MV-HOCM　临床特征与其他肥厚型心肌病不同，其心尖部室壁瘤的发生率较高。所谓肥厚型心肌病伴左室心尖部室壁瘤是指通过影像学技术证实在室间隔与左室游离壁肥厚的基础上，心尖部室壁明显变薄，呈瘤样膨出，收缩期出现反向运动，舒张期不运动或运动减弱的现象。肥厚型心肌病伴左室心尖部室壁瘤应与心肌梗死后室壁瘤形成进行鉴别，后者可以由于心肌缺血性坏死导致左室心尖部变薄，心肌运动减弱、消失，形成室壁瘤，因而其通常不存在局限性心肌肥厚，更不会形成左室中部狭窄。而前者是在原发性心肌肥厚的基础上形成的室壁瘤，常常表现为非对称性心肌肥厚，左室中部梗阻狭窄。超声心动图可以首先通过二维超声心动图观察室壁厚度，确定室壁是否存在局限性心肌肥厚，其次可以观察室壁运动情况，明确室壁瘤是否存在，最后通过彩色多普勒和连续多普勒超声检测左室流出道及左室中部梗阻情况而进行鉴别诊断。可以通过冠状动脉造影以及遗传学检查进一步鉴别。

肥厚型心肌病伴左室心尖部室壁瘤是一类尚未得到充分认识的临床亚型，

但因其合并较高的心血管事件发生率和猝死率，因此是一组心源性猝死的更高危人群，应提高对该病的认识和诊断能力。

三、非梗阻性肥厚型心肌病

（一）超声表现的特点

1. M型超声心动图　心室波群可见室间隔与左室后壁明显增厚，以室间隔明显，室壁回声增粗、颗粒粗糙；有些患者心室波群表现为左室后壁厚度正常高限或轻度增厚，而室间隔明显增厚。M型超声心动图显示室间隔收缩期增厚率减低，左室后壁收缩幅度正常；当出现左心衰时，左室后壁收缩期增厚率也减低，个别可出现左室后壁收缩期增厚率增强。通过M型测定左心室射血分数，大多数左心室射血分数在正常范围，少数出现左心衰时左心室射血分数减低。此型肥厚型心肌病患者左室流出道内径正常，二尖瓣前叶在收缩期不出现向前运动，即SAM征阴性。

2. 二维超声心动图　左心室长轴切面（见病例1图2-1-3）：大部分患者可见左房前后径增大，个别患者左房前后径可以在正常高限。左室前后径多数在正常范围，少数患者左室前后径减小，少数晚期心衰患者左室前后径增大。非梗阻性肥厚型心肌病的室间隔自起始段至心尖部呈梭形增厚，左室流出道内径正常，通常以室间隔中部增厚最明显，左室后壁也可增厚但增厚程度较轻，少数左室后壁厚度在正常范围，增厚心肌回声紊乱、增粗，形似米粒，可见点状强回声。

左心室短轴切面：室间隔与左室游离壁增厚，以室间隔及前壁为著，多数患者左心室腔内径减小，此型患者的乳头肌粗大，回声增强，收缩期心室几乎闭塞，心肌回声紊乱增粗。少数晚期患者的左心室内径增大。左室短轴切面对于左室壁的局限性肥厚有较高的敏感性，能清晰地显示心肌肥厚的部位及肥厚的程度。

心尖四腔及五腔心切面：室间隔与左心室游离壁多呈向心性增厚，非梗阻性肥厚型心肌病患者左室流出道内径正常，左心室横径减小。

3. 多普勒超声　通过彩色多普勒超声可观察到左室流出道血流速度正常，二尖瓣前后叶启闭运动基本正常；二尖瓣可以出现关闭不全，此型患者二尖瓣大部分为少量反流；当心力衰竭，左心腔扩大时，二尖瓣环扩张，二尖瓣反流量会增加，此时患者心脏表现为扩张型心肌病或限制型心肌病改变。

脉冲和连续多普勒超声于左室流出道内未探及湍流血流信号，左室流出道无明显压力阶差。

（二）超声心动图诊断标准

左室壁肥厚，舒张末期室间隔厚度≥15mm，室间隔厚度与左室游离壁厚度之比≥1.3~1.5，或有明确家族史的患者室壁厚度≥13mm，肥厚心肌呈"毛玻璃影"；左室流出道内径正常；SAM征阴性；彩色多普勒显示左室流出道内血流速度正常，左室流出道无明显压力阶差；同时排除能够引起室壁肥厚的其他心血管疾病或者全身疾患。

（三）在病情评价中的应用

1. 判定心肌肥厚的部位和程度，进行心功能评价。尽管肥厚型心肌病患者早期左室射血分数仍可保持正常，但左室容积和搏出量均较正常人明显减低，超声心动图可以通过二维测量左心室容积和左心室搏出量，通过体表面积计算心指数等，从而推测此型患者的心储备功能。左心室舒张功能受损是HCM患者心功能受损的主要表现，也是HCM患者的早期表现之一，可在患者有临床症状之前就检查到左室心肌松弛功能障碍。首先通过二尖瓣血流频谱的E/A比值可以初步判断左室舒张功能情况，组织多普勒可以发现患者在出现心肌肥厚之前，舒张早期速率E·较正常人降低。

2. 对左房功能的评价在评估疾病的病情、疗效观察和预后判断方面有重要的临床意义。左房功能在疾病早期呈代偿状态，长期的代偿则导致左房后负荷过重，左房重构以及左房功能改变。左房容积的大小是评价左房功能的一个良好指标。HCM患者左房容积均较正常人增大，是由于心肌僵硬度增加，左室顺应性减低，弛缓不全，左室舒张末压增高，左房后负荷增加，左房长期代偿性做功的增加最终导致左房容积增大和左房重构。

3. 超声心动图因其无创方便、分辨率高、可重复使用等优点而广泛地用于非梗阻性肥厚型心肌病的用药后随诊。它可以进行用药前后对比，观察个体及群体近期和远期的疗效、或进行不同药物疗效的对比，为临床治疗提供可靠的依据。

四、心尖肥厚型心肌病

心尖肥厚型心肌病（apical hypertrophic cardiomyopathy，AHCM）是肥厚型心肌病的一种特殊亚型，系肥厚心肌仅限于左室乳头肌以下的心尖部，临床上较少见。易于误诊、漏诊。本病首先由日本学者Yamaguchi等于1976年提出，它在临床表现、心电图、超声心动图等方面有特殊临床特点。大多数心尖肥厚型心肌病患者的临床症状不明显，常常在体检做超声心动图和心电图时发现有，男性发病率较高。

（一）超声表现的特点

1. M 型超声心动图　基底部心室波群可见室间隔与左室后壁厚度大多数在正常范围，少数室间隔与左室后壁在正常高限，部分患者为左室后壁厚度正常而室间隔厚度正常高限，室间隔与左室后壁心肌回声正常，收缩幅度也正常。测定左室舒张末内径和左心室射血分数在正常范围。左室流出道内径正常，不存在梗阻。二尖瓣前叶在收缩期不出现向前运动，即 SAM 征阴性。乳头肌水平以下心室波群，可见室间隔与左室后壁厚度逐渐增加，以心尖部明显，心肌回声紊乱、颗粒粗糙，室壁收缩期增厚率减低。

2. 二维超声心动图　二维超声心动图为诊断本病的首选方法，但在检查过程中应注意观察心尖部室壁厚度，避免误诊和漏诊。

（1）左心室长轴断面：由于心肌肥厚，左心室的顺应性减低，舒张末压力增高，大部分患者可见左房前后径轻度增大或饱满，少数患者左房前后径在正常范围，左室前后径一般在正常范围。二维超声心动图测量室间隔与左室后壁舒张末期室壁厚度，均表现为左心室乳头肌水平以下及心尖部位的室间隔和左室后壁增厚，而室间隔中上段和基底部室壁厚度正常（见病例7 图2-7-5）。

（2）左心室短轴切面：此切面为诊断心尖肥厚型心肌病的最佳切面，对于左室壁的局限性肥厚有较高的敏感性，能清晰地显示心肌肥厚的部位及肥厚的程度。此型患者左室基底部短轴切面室间隔与左室游离壁厚度大多数在正常范围，少数患者室间隔有轻度增厚，基底部短轴切面显示室间隔与左室游离壁心肌回声正常，收缩幅度也正常。乳头肌水平以下左心室短轴切面，可见室间隔与左室游离壁厚度逐渐增加，以心尖部明显，病变处心肌回声紊乱、增粗增强呈毛玻璃样，收缩期左室腔心尖部近于闭塞，室壁收缩期增厚率多数正常，部分患者收缩期增厚率减低。

3. 多普勒超声　心尖肥厚型心肌病患者，由于室间隔中上段和基底部心肌增厚不明显，因此左室腔和左室流出道不存在梗阻，彩色多普勒超声显示左室流出道无血流加速的征象，二尖瓣口收缩期于左房内可以探及少量或微少量反流信号，少数患者二尖瓣闭合尚好，没有明显反流信号。脉冲和连续多普勒超声检测左室腔内及左室流出道没有收缩期压差。

（二）超声心动图诊断标准

心尖肥厚型心肌病在超声心动图的表现是左室心尖和（或）乳头肌以下

的室间隔及左室游离壁增厚，左室心肌重量增加，左室舒张末压增高，左房增大或饱满，个别患者左房内径可以正常范围，左室腔内无血流加速；心尖部心肌舒张末期厚度≥15mm，或有明确家族史患者室壁厚度≥13mm，肥厚心肌回声增粗呈"毛玻璃影"；同时排除能够引起室壁肥厚的其他心血管疾病或者全身疾患。

（三）在病情评价中的应用

1. 本病临床表现缺乏特异性，明确诊断主要靠影像学检查。超声心动图是诊断心尖肥厚型心肌病的主要方法，能够准确地探测室壁肥厚的部位，肥厚的程度及肥厚类型。心室舒张功能受损是 AHCM 患者心功能受损的主要表现，也是 AHCM 患者的早期表现之一，可在患者有临床症状之前就检查到左室心肌松弛功能障碍。首先通过二尖瓣血流频谱的 E/A 比值可以初步判断左室舒张功能情况，组织多普勒可以发现患者在出现心肌肥厚之前，舒张早期速率 E′ 较正常人降低 13% ~20%。

2. 对左房功能的评价。左房功能在疾病早期呈代偿状态，长期的代偿则导致左房后负荷过重，左房重构以及功能改变。AHCM 以心尖部心肌肥厚、心肌纤维变性、结构改变、胶原纤维增多为特征，可产生左室功能异常，尤其是舒张功能的减低。左房容积的大小是评价左房功能的一个良好指标。左房应变率则反映了心房发生形变的能力，是一种定量评价左房功能的超声新指标。

五、隐匿性梗阻性肥厚型心肌病

隐匿性梗阻性肥厚型心肌病是指左室壁肥厚特别是在室间隔基底部明显肥厚，有明显临床症状，但在静息状态下左室流出道流速及压力阶差在正常范围内，仅在药物或其他因素影响下左室流出道流速及压力阶差增高（左室流出道压力阶差 >30mmHg），出现左室流出道梗阻现象的肥厚型心肌病。运动负荷超声心动图或药物负荷超声心动图是明确左心室流出道隐匿性梗阻的重要手段，可以为临床药物治疗和（或）手术治疗提供依据，具有重要临床价值。

六、超声心动图新技术在肥厚型
心肌病中的临床作用

1. 定量组织速度成像技术是近年来在组织速度成像原理基础上完善形成的全定量分析心肌运动的新手段。它通过描记心肌运动评价心室功能，实现对各节段心肌的所有原始瞬时信息的实时捕获，同步获取各个心肌节段全心动周期内速度曲线，并可进行不同节段心肌运动的同步定量分析，可以对肥厚型心肌病患者的左心室局部心肌收缩功能进行评价，有研究结果显示 HCM 患者大部分心肌节段的纵向峰值速度和位移较正常人降低，同一水平不同心肌节段纵向平均峰值速度和平均位移大部分比正常人降低，说明肥厚型心肌病患者存在局部收缩功能异常。部分患者在 LVEF 测值正常时，其局部心肌的收缩功能指标已发生改变，因此射血分数正常并不代表此型患者不存在局部心肌收缩功能异常。定量组织速度成像技术由于高帧频，高时间、高空间分辨力，在多部位同步取样分析，可较准确、定量、无创评价肥厚型心肌病患者左心室心肌局部收缩功能，弥补了传统测量左心室收缩功能的不足，为临床全面评价肥厚型心肌病患者左心室收缩功能提供了一种新方法。

定量组织速度成像技术还可以测量左心室局部心肌舒张运动的速度指标 Ve、Va，代表左心室局部心肌的松弛性和顺应性，不依赖心脏负荷的改变，能独立反映左心室局部心肌的舒张功能，可定量评价肥厚型心肌病患者的舒张功能及室壁非同步运动，为临床准确评价左心室舒张功能提供一种新的手段。定量组织速度成像技术评价左心室舒张功能明显优于组织多普勒技术。

2. 超声斑点追踪技术是研究左心室扭转的一种新方法，它通过追踪心肌内回声斑点的空间运动轨迹，体现心肌组织实时运动和形变，从而获得左心室旋转运动及扭转信息，可以了解肥厚型心肌病的左心室扭转运动和解旋规律。左、右心室由一条肌束双螺旋走行构成的三维结构，这一新的心脏解剖学概念为研究心脏收缩运动提供了新的视野。目前研究认为心肌收缩时局部旋转运动和心脏的扭转运动也影响着左心室的整体功能。决定心肌旋转的主要因素是心肌纤维的运动角度和缩短程度，并与心内膜和心外膜之间肌节拉紧的变形梯度密切相关。心肌肥厚部位差异可能影响心肌旋转，肥厚节段主要位于室间隔中部者其乳头肌水平旋转角度变化更大，且更趋于收缩不同步，因此二维超声斑点追踪技术可以评价左心室的整体功能和局部心肌收缩功能。

3. 实时三维超声心动图的诞生是超声心动图技术的重大突破，不仅可迅速、实时地显示心脏的三维解剖结构和空间毗邻关系，而且对左心室容量与左室射血分数的测量无须依赖几何形状的假设，在评价心功能方面具有独特的优势。实时三维超声心动图作为一种无创的新技术通过全容积成像方式可以快捷地显示心脏立体结构，检测左心室容积及其收缩功能方法准确可行，尤其对于节段性室壁运动异常及非对称性室壁肥厚患者的左心室容积和搏出量测量较二维超声 Simpson 双平面法准确性高，具有广阔的临床应用前景。

（张红菊）

参 考 文 献

1. Minakata K，Dearani J A，Nishimura R A，et al. Extended septal myectomy for hypertrophic obstructive cardiomyopathy with anomalous mitral papillary muscles or chordate. J Thorac Cardiovasc Surg，2004，127（2）：481-489.

2. Woo A，Williams WG，Choi R，et al. Clinical and echocardiographic determinants of long-term survival following surgical myectomy in obstructive hypertrophic cardiomyopahty. Circulation，2005，111（16）：2003-2041.

3. 王浩，吕秀章，朱振辉，等. 术中经食管多普勒超声心动图引导和评价心血管外科手术. 中国超声医学杂志，2004，20（4）：286-288.

4. 韦云青，赵世华，陆敏杰，等. 心尖肥厚型心肌病的 MRI 诊断. 中华放射学杂志，2007，41（8）：800-804.

5. 尤士杰，吴永健，陈纪林，等. 多普勒超声心动图探讨肥厚型梗阻性心肌病新分型的特点. 中国超声医学杂志，2003，19（12）：901-905.

6. Valentina O. Puntmann，Yee GY，et al. Significance of maximal and regional left ventricular wall thickness inassociation with arrhythmic events in patients with hypertrophiccardiomyopathy. Circulation，2010，74（3）：531-537.

7. Moravsky G，Bruchal-Garbicz B，Jamorski M，et al. Myocardial mechanical remodeling after septal myectomy for severe obstructive hypertrophic cardiomyopathy. J Am Soc Echocardiogr，2013，26：893-900.

8. Kunkala MR，Schaff HV，Nishimura RA，et al. Transapical approach to myectomy for mid-ventricular obstruction in hypertrophic cardiomyopathy. Ann Thorac Surg，2013，96：562-570.

第六章

肥厚型心肌病的磁共振评价

一、肥厚型心肌病的磁共振基本表现

无论是CT还是MR均为断层显像，在心电门控下，可清楚显示心室各壁厚度。尤其是磁共振成像（MRI），应用黑血技术的SE序列横断位，结合多层面电影序列，可准确显示心腔大小以及肥厚心肌的位置、范围和程度（图6-1）。标准的心室短轴位和长轴位图像可准确显示左心室壁厚度，对拟诊肥厚型心肌病的患者应作为首选成像体位，心室长轴位图像对左心室流出道、

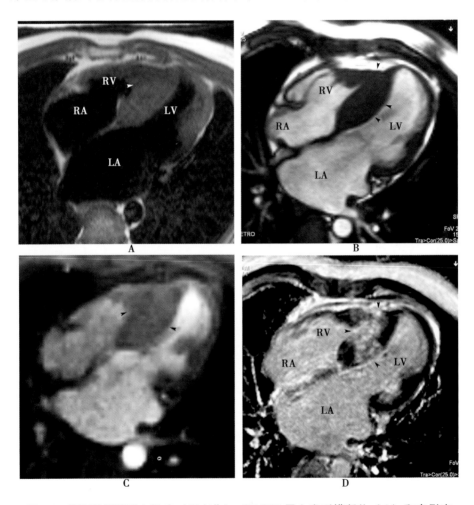

图6-1　梗阻性肥厚型心肌病（双室位）：**HASTE**黑血序列横断位（**A**）和电影序列舒张期四腔位（**B**）示室间隔显著非对称性梭形肥厚，同时累及右心室心尖部；心肌首过灌注未见异常灌注缺损区（**C**），延迟增强扫描（**D**）肥厚心肌内可见大片状强化（无尾箭头）

室间隔及左心室心尖部的显示较优异，同时辅以其他切面成像以便对心脏各结构进行全面、细致观察。异常肥厚心肌的 CT 密度和 MR 信号强度一般无明显异常改变。

MRI 和多层螺旋 CT 均能评价左右心功能。受累心肌收缩及舒张功能均受累，而以舒张顺应性减低更为显著。肥厚型心肌病患者的心室整体收缩功能一般正常，部分增强，失代偿后心功能降低。另外，左心室心肌质量增加，双室受累者右心室质量也增加。

一般认为，当舒张末期心室壁厚度≥15mm，或肥厚室壁厚度与正常室壁厚度比值≥1.5，可诊断 HCM，严重肥厚者心肌厚度可超过 30mm。大部分患者室间隔和左心室前壁同时受累，基底段尤为明显，约占 70%。基底段室间隔局限性肥厚往往都会引起左室流出道梗阻。应用速度编码电影序列（血流序列）可定量测量狭窄处的最大流速，并推算出相应的压力梯度，当压差≥20mmHg 则可诊断为梗阻性肥厚型心肌病（图 6-1），反之则为非梗阻性肥厚型心肌病。此外通过左心室流出道最窄处的垂直断面可测量流出道断面面积，通过二尖瓣口的垂直断面可用于评价继发性二尖瓣关闭不全。

值得注意的是，单一的左室短轴 MR 扫描有时因层厚原因而导致漏诊。因此需要通过冠状位或左室流出道长轴电影进行全面判断，如能够结合速度编码的 MR 电影序列，则能更加准确判断之。此外心尖部的观察和测量应以两腔位和四腔位为佳，这是因为心尖部呈圆锥状，左心室短轴位无法进行准确判断。

目前 HCM 的 CT 对比剂增强（首过灌注与延迟强化）文献报道不多，而MRI 在这方面的研究已相当成熟。MRI 延迟增强扫描可显示肥厚节段的心肌延迟强化，根据形态大致可分为三类：①弥漫性强化：多发散在点片状强化灶，累及左室壁心肌不同层面，如心内膜、室壁中层或心外膜等；②局限性强化：团块状强化灶，主要累及左室心壁间，最常见于室间隔与右心室游离壁连接处；③透壁性强化，非常少见，类似于透壁性心肌梗死，可以纳入弥漫性强化分类中。对比剂增强在 HCM 所代表的临床意义，将在本章 HCM 心脏事件危险因素分析中详细阐述（图 6-2）。

二、各型肥厚型心肌病的磁共振表现特点

（一）非对称性（室间隔型）肥厚型心肌病

非对称性室间隔肥厚是 HCM 最常见的类型，约占 60%～70%，表现为室间隔厚度≥15mm 或左室中段水平之室间隔与左室下壁的厚度比值大于

1.5。该类型心肌肥厚多为非对称性，以前室间隔受累最为常见。

梗阻性 HCM 多属非对称性 HCM，临床上鉴别梗阻性及非梗阻性 HCM 至关重要。一般通过静息和（或）负荷状态下左室流出道（LVOT）和主动脉间有无压力梯度来判断。近20% ~30% 的非对称性 HCM 患者静息时出现 LVOT 收缩期压力阶差，主要是因为二尖瓣收缩期前向运动（SAM 征）及在收缩中期与室间隔接近甚至碰触，SAM 征可影响瓣膜关闭，常导致二尖瓣关闭不全。单一的左室短轴 MR 扫描有时因层厚原因而导致漏诊。因此需要通过冠状位或左室流出道长轴电影进行全面判断，如能够结合速度编码的 MR 电影序列，则能更加准确判断之。

MRI 心脏电影能够清晰显示二尖瓣 SAM 征（E）和 LVOT 上表现为明亮高信号或流空信号的高速喷射（F）（图6-2）。应用相位对比 MR 扫描可测得

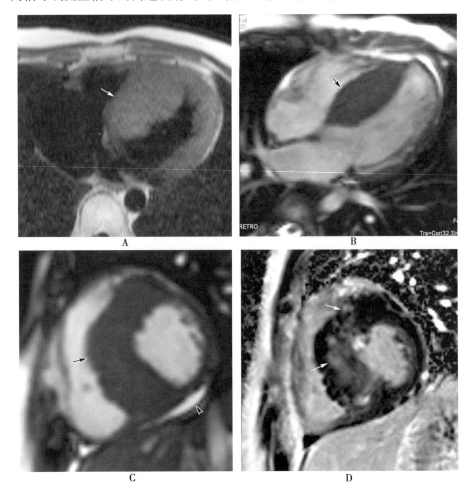

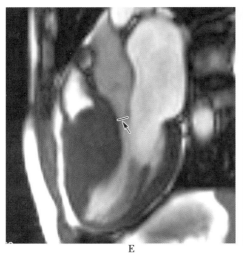
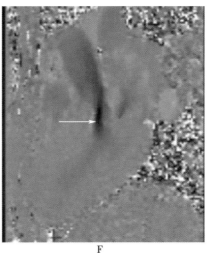

E

F

图 6-2　梗阻性肥厚型心肌病：HASTE 黑血序列横断位（A）、电影序列四腔位舒
张期（B）、左心室短轴位舒张期（C）示室间隔非对称性高度肥厚，呈梭形（箭
头），心尖部和侧壁厚度正常；DE-MRI 扫描（D）肥厚心肌内可见斑片状不均匀
强化（白箭头）。左心室流出道电影收缩末期（E）可见因肌块凸向左心室流出道以
及二尖瓣前叶前向异常运动（箭头）导致流出道明显狭窄。同一层面血流序列收缩
期（F）可见因梗阻所致的高速血流信号缺失区（箭头）

LVOT 梯度峰值，不过目前仍以超声多普勒测量为最佳，因为在瞬时速度峰
值测量方面它具有更高的时间分辨率。心脏 MDCT 可用来测量 LVOT 直径并
多时相显示 SAM 征，但不能测量 LVOT 压力梯度。对于静息状态下存在
LVOT压力梯度而无梗阻的病人可通过物理或药物干预来激发，这意味着
LVOT梗阻可以是自发改变的（易变梗阻），也可以是通过药物或物理因素激
发的（潜在/隐匿型梗阻）。有近 2/3 有临床症状的非梗阻型 HCM 患者存在
潜在 LVOT 梗阻，与无潜在 LVOT 梗阻者相比，这类病人需要接受更积极的
治疗。因此当 MRI 或 MDCT 显示 SAM 征阴性时，我们并不能就此认为 LVOT
梗阻不严重。

　　内科治疗可减轻 HCM 的症状但并不能改变临床病程。据报道，有 5%
LVOT 梗阻患者药物治疗无效。解除 LVOT 梗阻需要借助于室间隔部分心肌切
除术或室间隔酒精消融术。室间隔酒精消融术是一种医源性室间隔基底部梗
死介入治疗。动力学梗阻（静息或负荷下瞬时梯度峰值≥50mmHg）或室间
隔厚度 >16mm 的患者应当考虑室间隔消减治疗，包括室间隔部分心肌切除
术或室间隔酒精消融术。室间隔部分心肌切除术是将室间隔肥厚部分的心肌

切除，早期有报道这一方法在减少症状及改善 LVOT 梗阻方面有效率为90%；其中约70%的患者症状持续减轻。

MR 电影序列和 CE-IR MRI 可用于 HCM 经导管室间隔消融术后随访（图6-3）。DE-MRI 能够准确勾画出术后室间隔梗死的部位和范围。一般来说，早期（数天内）局部呈明显灌注缺损及少量斑片状延迟强化，随着时间推移，灌注缺损减轻，延迟强化渐趋明显。MR 电影序列则可直接观察到左室流出道形态和功能的变化，定性和定量判断左室流出道压力阶差的变化，可测量左心室心肌体积和左心室容积的改变（图6-3）。

（二）心尖肥厚型心肌病

心尖肥厚型心肌病的特征为心肌肥厚主要累及左室心尖区。早先主要在黄种人中报道，不过目前不断有西方人被诊断为心尖肥厚型心肌病的病例。文献中关于心尖肥厚型心肌病发病率的报道不一，日本报道的心尖肥厚型心肌病病例约占 HCM 总数的25%，远高于西方国家的2%。据中国医学科学院阜外医院资料统计，单纯性心尖肥厚型心肌病约占所有肥厚型心肌病的11%，其他类型 HCM 累及心尖部约占20%。不同于典型的 HCM，心尖肥厚型心肌病有以下特点：①好发于中年人，男性为主，男女比例约4:1；②很少出现心源性猝死；③与高血压关系密切；④预后相对较好。需要指出的是心尖肥厚型心肌病的心电图有特征性表现，通常在左侧胸前导联（$V_2 \sim V_6$）上可见 T 波倒置，深而尖，甚至呈"巨大倒置 T 波"（深度 $\geqslant -1.0$mV），酷似急性心内膜下心肌梗死，因此易引起误诊。

过去该病的影像学诊断主要依靠超声心动图，但由于其近场回声弱，心尖部观察受限，常常导致漏诊。MRI 视野大，软组织分辨率高，可任意角度成像等，特别是在心脏电影序列上室壁和血池对比优良，可以清晰地观察心尖部的解剖细节。因此，心脏 MRI 是评估心尖 HCM 的首选影像学方法。心尖部的观察和测量应以两腔位和四腔位为佳，这是因为心尖部呈圆锥状，左心室短轴位无法进行准确判断（图6-4）。

AHCM 可以呈心尖部弥漫性肥厚或部分节段性肥厚。AHCM 的诊断标准为（a）心尖部室壁厚度绝对值 >15mm 或者（b）心尖与左心室基底区室壁厚比值 ≥1.5。利用 MRI 和 MDCT，于心脏垂直长轴位可以在舒张末期观察到典型的"黑桃尖"样外观，这是由于心尖局限性肥厚引起心尖区充盈不足所致（图6-4）。如果舒张期心尖部室壁厚度在 12 ~ 15mm 之间或舒张末期心尖段的最大室壁厚度与基底段后壁厚度比值在 1.3 ~ 1.5 之间，则可诊断为早期轻

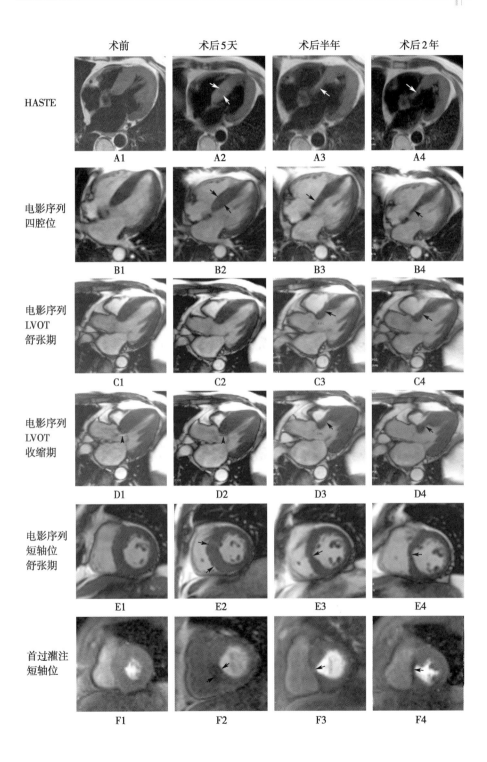

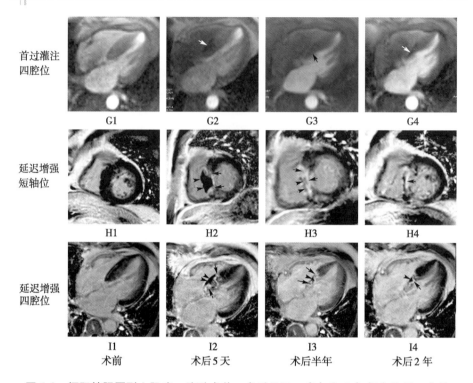

图6-3 梗阻性肥厚型心肌病，消融术前、术后5天、半年和2年复查结果：术前
HASTE黑血序列横断位（A1）、电影序列舒张期四腔位（B1）、左室流出道位
（C1）和短轴位（E1）示室间隔非对称性梭形肥厚，以近基底段为著；左室流出道
电影序列收缩期早期（D1）可见高速血流信号（无尾箭头），提示有梗阻；心肌首
过灌注（H1）和延迟增强（I1）未见异常，提示心肌纤维化程度较轻或不明显。
消融术后早期（术后5天）HASTE序列（A2）、电影序列（B2、E2）室间隔基底
段心肌信号不均匀增强，提示局部心肌呈无菌性炎症改变（箭头）；电影序列左室
流出道收缩期仍可见高速血流信号（D2，无尾箭头），说明术后早期梗阻尚未改善；
首过灌注（F2）局部心肌明显灌注缺损（箭头），延迟增强（H2、I2）中央呈较大
信号缺失区（无尾箭头），周围为高信号带（箭头），提示术后早期局部尚无灌注，
周围有水肿带。术后半年复查基底段室间隔局部心肌明显变薄（A3、B3、C3、
E3）；电影序列左室流出道收缩期较术前明显增宽，高速血流信号消失（D3），提
示梗阻消失；心肌首过灌注（F3、G3）局部轻度信号减低（箭头），延迟增强
（H3、I3）呈明显异常强化，提示心肌纤维化改变。术后2年再次复查基底段室间
隔进一步变薄，呈瘤样突出（A4、B4、C4、E4）；电影序列示左室流出道梗阻完全
消失（D4）；心肌首过灌注缺损（F4、G4）和延迟强化（H4、I4）持续存在，提
示残存纤维化改变

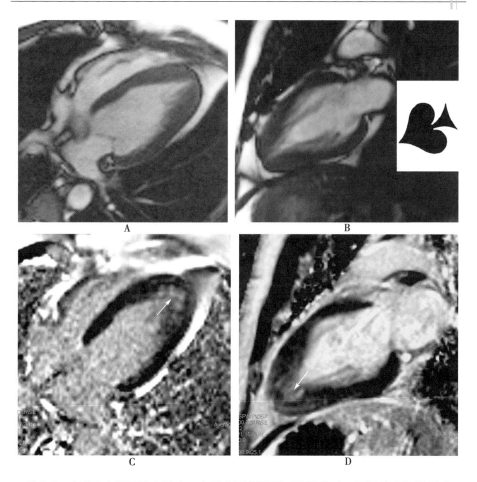

图 6-4 典型心尖肥厚型心肌病：电影序列舒张期（四腔位 A、两腔心 B）显示乳头肌以远的心尖部室壁增厚，左室腔呈尖端指向心尖的类似扑克牌"黑桃尖"样（B）改变。相对应位置的延迟增强扫描示心尖部肥厚心肌内可见斑片状异常强化（C、D，箭头所示）

型心尖肥厚型心肌病。典型病例大部分均表现为心尖部均匀对称性增厚致心尖闭塞，左心室腔变形，呈尖端指向心尖而类似扑克牌"黑桃尖"的外形，部分患者心尖部室腔严重狭窄呈裂隙状（图 6-4、图 6-5）。轻型或不典型 AHCM 心尖室壁肥厚较轻或局限性节段肥厚，左心室腔则无"黑桃尖"改变。与其他亚型类似，AHCM 受累心肌的收缩期增厚率降低，舒张顺应性减低，严重者可导致左心室舒张末期容积缩小，延迟增强肥厚心肌内也可出现异常强化（图 6-5）。需要指出的是，部分严重 AHCM 患者，受累节段甚至累及部分左室中段（图 6-6），属该类 HCM 的严重类型。

175

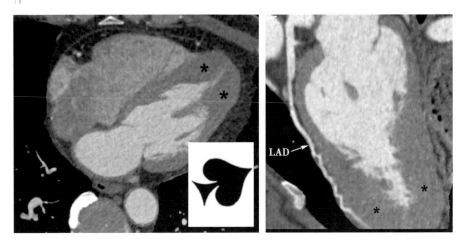

图6-5 AHCM：MDCT 心脏增强四腔心及近似左室两腔心重建图，可见左室
心尖部明显肥厚（＊），呈"黑桃尖"样改变，LAD 为左冠前降支

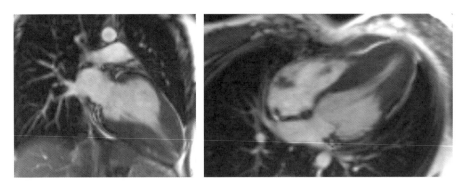

图6-6 左室两腔心与四腔心磁共振 TrueFISP 电影序列舒张末期图像，左室
中段及心尖部心肌均可见明显肥厚，舒张末左室心尖部几近闭塞

（三）左室中段肥厚型心肌病

左室中段 HCM 是非对称 HCM 的一种少见类型，特征表现为 LV 中段心肌肥厚以及收缩期心室中段室壁碰触。心室中段 HCM 可致心尖室壁瘤，主要是因为收缩期心室中段梗阻导致心尖收缩压增大所致。MRI 及 MDCT 可以清楚显示左心室特征性"哑铃"样外观及左心腔中段显著的收缩期梗阻（图6-7）。

（四）对称性肥厚型心肌病（向心型 HCM）

对称性 HCM，或称向心型 HCM，是指原发性向心性左室肥厚、左室心腔减小，占 HCM 总数的42%（图6-8）。该型 HCM 需要与其他原因导致的

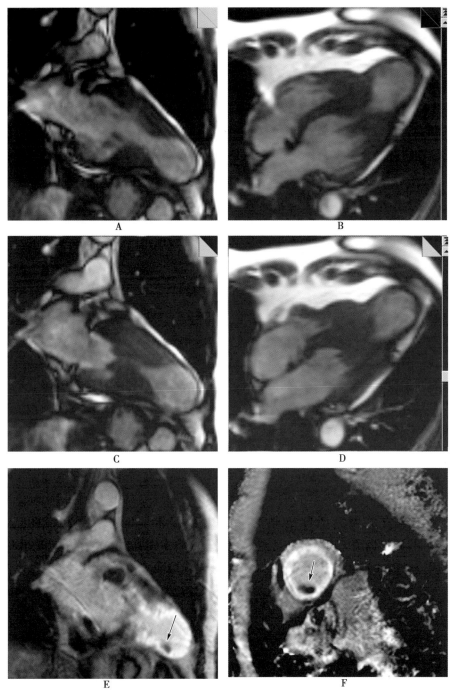

图6-7 左室中段肥厚型心肌病电影序列舒张期两腔位（A）和四腔位（B）示左心室中段环行肥厚（乳头肌处）；收缩期两腔位（C）和四腔位（D）示心尖部室壁瘤形成；CE-IR MRI延迟增强扫描两腔位（E）和短轴位（F）示室壁瘤呈透壁性强化伴附壁血栓形成（箭头）

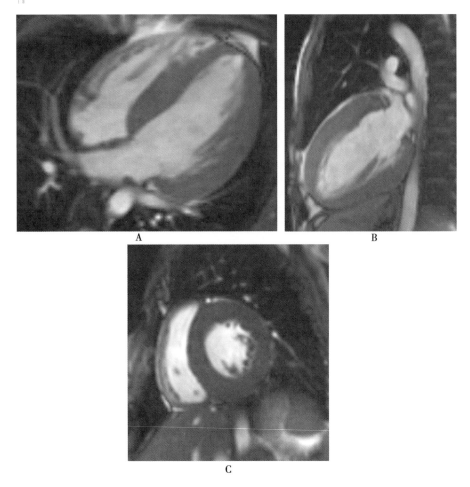

图6-8　舒张末期心室四腔位（A）、两腔位（B）及左室短轴位（C）磁共振 True-FISP 电影序列，可见左室前壁、侧壁、下壁及室间隔均匀性增厚，临床上该患者无高血压、主动脉瓣病变等相关病史

左室对称性肥厚相鉴别，包括运动员心脏、淀粉样变性、结节病、法布里病以及继发于高血压或主动脉瓣狭窄所致的继发性左室肥厚，它们的治疗策略各不相同。根据病变心肌在 DE MRI 上增强特征的不同，心脏 MRI 在鉴别 HCM 与其他原因所致心肌肥厚方面起到至关重要的作用，详见鉴别诊断部分。

（五）其他少见类型的肥厚型心肌病

（1）肿瘤样 HCM：是指因局部心肌排列混乱及纤维化而形成的局限性肿瘤样心肌肥厚，需与真性肿瘤相鉴别。MRI 自旋回波脉冲序列、对比剂首过灌注及 LDE 均有助于它们的鉴别。肿瘤样 HCM 病变区与邻近心肌的信号及灌注基本一致，而真性肿瘤的信号、强化程度及灌注特点与邻近正常心肌均不同（图 6-9）。肿瘤样 HCM 受累心肌存在主动收缩而肿瘤则不然，基于此，稳态自由进动序列（SSFP）心肌标记技术也有助于它们的鉴别。

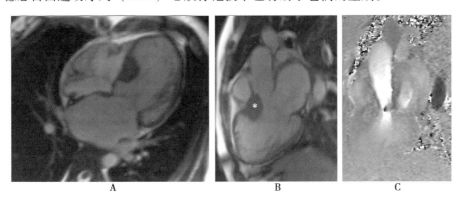

图 6-9　磁共振 **TrueFISP** 电影序列左室两腔心（**A**）及左室流出道（**B**）舒张末期图像，基底段室间隔可见节段性肥厚（＊），流速编码电影（Velocity Encode Cine，VEC）（**C**）可见左室收缩末流速加快，提示流出道存在梗阻

（2）非连续性 HCM：形态学表现为肥厚心肌与正常心肌相间，形成室壁 "凹凸不平" 的外观。国外一项研究发现，在 333 名 HCM 患者中有 42 名（13%）非连续性左室肥厚患者。MRI 可对非连续性 HCM 做出快速诊断。而超声心动图，尤其是单纯使用二维超声，会造成这种类型的漏诊或严重低估。

（3）反向曲线型 HCM（Reverse-Curve HCM）和 S 型 HCM（Sigmoid HCM）：其他 HCM 特殊类型还包括依照室间隔形态划分的反向曲线型 HCM 及 S 型 HCM，这些名称是根据超声心动图于舒张末期获取的长轴相得来。反向曲线型 HCM 多见于青少年，肌丝相关 HCM 基因检测常为阳性（80%）；这种类型通常有心源性猝死、高血压及 LVOT 压力增高的家族史。S 型 HCM 特指仅间隔基底部呈 S 型膨出（图 6-10），好发于老年病人，肌丝相关 HCM 基因检测阳性率不到 10%。

（4）临床前 HCM：对 HCM 患者的家庭成员进行筛查是很重要的，这是因为 HCM 患者的一级亲属有 50% 的可能为病变基因携带者。即便是相同的基因变异，疾病表达的形式也是多变的，因此，对于有 HCM 家族史的高危人群，每 2~5 年的随访筛查是有必要的，尤其是对青少年。

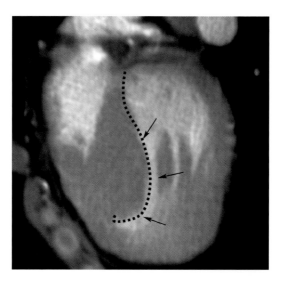

图 6-10　MDCT 双室重建切面提示中下段室间隔肥厚
（黑箭），致室间隔呈"S"形（虚线）

左室隐窝被认为是 HCM 的早期病理改变并有可能最终进展为 HCM。其被定义为一个盲坑或深入心肌但又未穿透心肌的"V"形裂隙，在一项研究中，尚未出现左室壁肥厚的 HCM 基因携带者在 MRI 电影中左室隐窝的出现率高达 81%（13/16）。国外一组 23 名在 MDCT 检查中偶然发现左室隐窝的患者中，15 例患者为 HCM。有研究者认为左室隐窝可能由局部负荷或心肌收缩的改变所致。

因此，对于左室壁厚正常而具有 HCM 症状或无症状 HCM 基因携带者，心脏 MRI 和 MDCT 是一种很好的筛查工具（图 6-11）。

三、MRI 和 MDCT 在 HCM 鉴别诊断中的意义

肥厚型心肌病的 MRI 或 CT 诊断是排除性的，需与继发性心肌肥厚如高血压、左心排血受阻疾病（如主动脉瓣、瓣上或瓣下狭窄）或运动员生理性心肌肥厚相鉴别。肥厚型心肌病多局部增厚，非对称性多见，程度较重，基底段室间隔受累常常合并左心室流出道狭窄。而继发性心肌肥厚常为普遍性增厚，肥厚程度多轻至中度，一般无左心室流出道狭窄，收缩期室壁增厚率正常。

原发性高血压性心脏病患者一般有明确的高血压病史；继发性高血压如肾性高血压、大动脉炎或先天性主动脉缩窄等患者多有相应临床症状和体征。

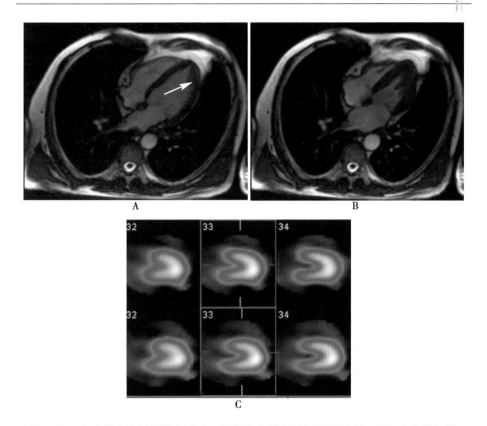

图 6-11　临床前心尖肥厚型心肌病：四腔位电影序列舒张期（A）示心尖段侧壁局限性肥厚（箭头所示），心尖部未充分展开，顺应性减低，左室腔无"黑桃尖"样改变；心脏收缩功能正常（B）。核素灌注成像（C）示心尖部局限性放射性浓聚（上为动态显像；下为静态显像）

高血压所致心肌肥厚可以是左心室壁向心性、普遍性肥厚，也可以是邻近左心室流出道的肌部室间隔局限性肥厚，心肌肥厚程度与高血压程度和病程有一定相关性。高血压或主动脉狭窄的患者，左室壁通常以一种更具向心性特征的模式适应后负荷的增大。然而这种肥厚与 HCM 的鉴别有时会很困难。与 HCM 相比，这类患者的收缩功能常处于正常范围而非高动力型改变，并且他们的左室壁厚度最大值很少超过 15mm，DE MRI 也极少出现强化。另外，左心室心肌顺应性一般无明显降低，左心室舒张末容积正常或增大。上述影像学表现有助于两者的鉴别。

心脏淀粉样变性是指淀粉样蛋白积存在心肌中导致舒张功能不全并发展为限制性心肌病。淀粉样变性是一种系统性疾病，心房及心室均可受累，房间隔及右室游离壁厚度增加超过 6mm 可被认为是心脏淀粉样变性的特异性表现。MR 延迟增强后，心脏淀粉样变性表现为弥漫性颗粒状延迟强化，以心内膜下更为显著，这一征象具有很高的敏感性和特异性。

结节病是一种非干酪性肉芽肿病，各器官均可受累，尤以心血管系统受累所致的发病率及死亡率最高。MRI 表现为 T2WI 及 DE MRI 较高信号的结节或斑块，信号增高主要是由炎症引起的水肿所致，常累及室间隔（尤其是基底部）及左室壁，而乳头肌及右心室极少受累。

运动员心脏是指长期接受剧烈体格训练的运动员的心脏发生形态学改变，包括左室质量增大、左室舒张容积增大以及室壁增厚。将左室舒张末壁厚与左室舒张末容积之比再除以体表面积进行校正，运动员此值 < 0.15mm/（m² · ml），有助于与其他病理类型所致的心肌肥厚相鉴别，有研究提示这种方法的敏感性为 80%、特异性为 99%。应用 MRI 能够准确得出运动员心脏的各种形态学及功能参数，包括舒张末左室壁厚度，左室舒张末容积以及左室射血分数。运动员心脏的另一特征为在 DE MRI 上左室心肌无强化。

法布里病是一种少见的性连锁常染色体隐性遗传病，因溶酶体 α-半乳糖苷酶 A 缺乏引起。MRI 表现为左室壁向心性增厚，典型表现为左室中段室壁延迟强化，在一项研究中，92%（13 名患者中有 12 名）出现基底部下侧壁延迟强化。

四、影像学诊断在 HCM 危险分层中的应用

心源性猝死是 HCM 最严重且无法预测的并发症，年死亡率从无症状患者的不到 1% 到具有高危因素的 6%。由于心源性猝死可能是 HCM 的首发表现，尤其是年轻患者，猝死前可能没有任何症状与体征，因此对 HCM 患者进行心脏恶性事件的危险度评估比较困难。美国心脏病学会和欧洲心脏病学会共同制定的指南中认为，下列因素是发生心源性猝死的主要危险因素：①心脏骤停（室颤）；②自发持续性室性心动过速；③有未成年猝死的家族史；④不明原因的晕厥；⑤左室壁厚度≥30mm；⑥运动时血压异常；⑦非持续性室性心动过速（动态心电图）。在这些危险因素中，与影像学相关的危险因素包括：①左室壁厚度≥30mm；②静息状态下 LVOT 压力梯度 >30mmHg 或运动负荷下 >50mmHg；③左室扩张伴射血分数降低；④心肌纤维化；⑤灌注缺损；⑥心肌血流储备减低。

1. 左室壁厚度 据报道左室壁厚≥30mm 是 HCM 发生猝死的强预测因

子。这类严重肥厚的 HCM 患者与心源性猝死相关，尤以年轻患者多见。有研究指出，与 MR 相比，超声心动图检查对 HCM 肥厚程度（特别是厚度 ≥ 30mmHg）的评价往往会低估。

2. LVOT 梗阻 一般认为，LVOT 压力梯度是 HCM 最重要的量化参数。Maron 等报告，LVOT 梗阻（压差 ≥ 30mmHg）的患者发生心源性猝死的风险 4 倍于非梗阻性 HCM。Kofflard 等一项基于社区人群的 HCM 患者临床预后和危险因素的流行病学调查研究发现，有严重 LVOT 梗阻的患者（静息或运动负荷下压差 ≥ 50mmHg）预后不良。

3. 左室扩张伴射血分数降低 虽然大多数 HCM 患者主要表现为舒张功能障碍，但有少数病人在病程晚期表现出收缩功能障碍、左室扩张、室壁变薄。这种进入心室扩张和运动减弱阶段的 HCM 通常被称为终末期或失代偿阶段。收缩运动减低可继发于急性心肌梗死，也可以渐进性发展。

4. 心肌灌注缺损 放射性铊灌注成像或正电子发射断层扫描（PET）可显示 HCM 患者存在心肌缺血或心肌血流储备减低。以 PET 探测缺血心肌是心血管影像学诊断的主要方法，可用来筛选容易导致左室恶性重塑（包括终末期）的 HCM 患者。负荷心肌灌注磁共振成像可准确定性和定量评估静息与药物负荷下心肌血流量，其分辨力要大大高于 PET。HCM 心肌灌注的严重程度与左心室肥厚程度相关。但对于 HCM 合并冠心病患者，核素显像或磁共振成像就很难解释心肌缺血是由 HCM 或冠状动脉狭窄引起，在这种情况下，多排螺旋 CT 能提供 HCM 患者冠状动脉相关信息。

5. 心肌纤维化 延迟增强磁共振成像可用于 HCM 纤维化或瘢痕的评价。其方法是静脉注射含钆对比剂（钆螯合物）10～30 分钟后以节段性或单次激发反转恢复序列扫描。磁共振延迟增强成像的原理基于钆螯合物是细胞外对比剂，无法进入具有完整细胞膜的正常心肌细胞，而在纤维化或细胞间距扩大时，钆对比剂就会聚集于病变心肌组织，且廓清速度也慢于正常心肌。对比剂延迟强化在 HCM 患者中相当常见，有报道达 80%，有研究提示平均延迟强化心肌面积可占左室心肌总体的 10%。与冠心病不同，HCM 患者的强化模式与冠状动脉分布区域不相匹配。多灶性小片状肌壁间强化是 HCM 的主要强化特征。目前认为延迟增强与室壁厚度、局部室壁运动异常和室性心动过速的发生有关。有研究指出 HCM 发生心肌纤维化或瘢痕与心源性猝死或发展成心力衰竭具有相关性。但国外也有报道指出心肌纤维化也可出现于无症状或有轻度症状的 HCM 患者，以室间隔和右心室游离壁移行处为最具特征性的强化形式。因此，严重的心肌纤维化是否一定是 HCM 发生心脏事件的独立预测指标仍需要进一步研究。

五、HCM 影像学检查选择策略

心脏超声的临床应用普及、操作简便快捷、费用低廉，而且能实时显示心脏形态结构和功能。所以，对于临床怀疑肥厚型心肌病的患者，心脏超声仍是首选影像学检查方法。但超声视野小、操作者依赖性强，特别是近胸壁的左室心尖观察受限。因此对于临床高度怀疑 HCM 的患者，建议行心脏 MRI 或 MDCT 检查。MRI 或 MDCT 作为无创影像学技术对心脏结构和功能的评价较全面，均能评价肥厚型心肌病患者的心脏形态结构（如心肌肥厚部位和程度以及左心室流出道有无狭窄等）和功能改变（如收缩期室壁增厚率以及射血分数等），且图像分辨力高，是诊断与评价预后的重要手段。

心脏 MDCT 的优势在于检查时间相对较短，空间分辨力较高，且能提供冠状动脉有无狭窄的诊断信息，有助于肥厚型心肌病和冠心病的鉴别诊断。但 CT 检查需注射含碘对比剂，部分肾功能不全患者不宜采用。此外 CT 有放射性电离损害，而做心功能评价时需要采用全心动周期扫描，扫描剂量可达 10mSV，这也是其弊端。

而心脏 MRI 无电离辐射，不使用碘对比剂，在功能评价方面（包括心功能与流出道梗阻）MRI 的优势较 CT 更为明显。MRI 检查的主要局限性是检查时间较长，少数病人因起搏器植入、幽闭恐惧症等无法行该项检查。

因此，对于肥厚型心肌病的诊断要在充分了解患者临床表现的基础上，制定个体化诊断方案，选择最优的影像学检查方法。

（陆敏杰 赵世华）

参考文献

1. 赵世华，蒋世良，陆敏杰. 心血管病磁共振诊断学. 人民军医出版社，2011.

2. 刘玉清. 心血管病影像诊断学. 北京：安徽科学技术出版社，2000：289.

3. 赵世华，陆敏杰，张岩，等. 1.5T 高端 MR 在心血管病诊断中的应用. 中华放射学杂志，2005，39（6）：577-581.

4. 赵世华. 重视心肌病分类及 MRI 的诊断价值. 中华放射学杂志，2007，41（8）：785-786.

5. 李世国，赵世华. 心肌病的分类和临床特征以及影像学诊断特点. 中华放射学杂志，

2007，41：879-881.

6. 韦云青，赵世华，陆敏杰，等. 心尖肥厚型心肌病的 MRI 诊断. 中华放射学杂志，2007，41（8）：800-804.

7. Moon JC，Fisher NG，McKenna WJ，et al. Detection of apical hypertrophic cardiomyopathy by cardiovascular magnetic resonance in patients with non-diagnostic echocardiography. Heart，2004，90（6）：645-649.

8. Suzuki J，Shimamoto R，Nishikawa J，et al. Morphological onset and early diagnosis in apical hypertrophic cardiomyopathy：a long term analysis with nuclear magnetic resonance imaging. J Am Coll Cardiol，1999，33（1）：146-151.

9. Hansen MW，Merchant N. MRI of hypertrophic cardiomyopathy. II. Differential diagnosis，risk stratification，and posttreatment MRI appearances. AJR Am J Roentgenol，2007，189（6）：1344-1352.

10. Fattori R，Rocchi G，Celletti F，et al. Contribution of magnetic resonance imaging in the differential diagnosis of cardiac amyloidosis and symmetric hypertrophic cardiomyopathy. Am Heart J，1998，136（5）：824-830.

11. Vogelsberg H，Mahrholdt H，Deluigi CC，et al. Cardiovascular magnetic resonance in clinically suspected cardiac amyloidosis：noninvasive imaging compared to endomyocardial biopsy. J Am Coll Cardiol，2008，51（10）：1022-1030.

12. Vignaux O. Cardiac sarcoidosis：spectrum of MRI features. AJR Am J Roentgenol，2005，184（1）：249-254.

13. Maron BJ，Pelliccia A，Spirito P. Cardiac disease in young trained athletes：insights into methods for distinguishing athlete's heart from structural heart disease，with particular emphasis on hypertrophic cardiomyopathy. Circulation，1995，91（5）：1596-1601.

14. Petersen SE，Selvanayagam JB，Francis JM，et al. Differentiation of athlete's heart from pathological forms of cardiac hypertrophy by means of geometric indices derived from cardiovascular magnetic resonance. J Cardiovasc Magn Reson，2005，7（3）：551-558.

15. Moon JC，Sachdev B，Elkington AG，et al. Gadolinium enhanced cardiovascular magnetic resonance in Anderson-Fabry disease：evidence for a disease specific abnormality of the myocardial interstitium. Eur Heart J，2003，24（23）：2151-2155.

16. Kato TS，Noda A，Izawa H，et al. Discrimination of nonobstructive hypertrophic cardiomyopathy from hypertensive left ventricular hypertrophy on the basis of strain rate imaging by tissue Doppler ultrasonography. Circulation，2004，110（25）：3808-3814.

17. Moon JC，McKenna WJ，McCrohon JA，et al. Toward clinical risk assessment in hypertrophic cardiomyopathy with gadolinium cardiovascular magnetic resonance. J Am Coll Cardiol，2003，41（9）：1561-1567.

18. Kim RJ, Chen EL, Lima JA, et al. Myocardial Gd-DTPA kinetics determine MRI contrast enhancement and reflect the extent and severity of myocardial injury after acute reperfused infarction. Circulation, 1996, 94 (12): 3318-3326.

19. Teraoka K, Hirano M, Ookubo H, et al. Delayed contrast enhancement of MRI in hypertrophic cardiomyopathy. Magn Reson Imaging, 2004, 22 (2): 155-161.

20. Choudhury L, Mahrholdt H, Wagner A, et al. Myocardial scarring in asymptomatic or mildly symptomatic patients with hypertrophic cardiomyopathy. J Am Coll Cardiol, 2002, 40 (12): 2156-2164.

21. Kwon DH, Smedira NG, Rodriguez ER, et al. Cardiac magnetic resonance detection of myocardial scarring in hypertrophic cardiomyopathy: correlation with histopathology and prevalence of ventricular tachycardia. J Am Coll Cardiol, 2009, 54 (3): 242-249.

22. O'Gara PT, Bonow RO, Maron BJ, et al. Myocardial perfusion abnormalities in patients with hypertrophic cardiomyopathy: assessment with thallium-201 emission computed tomography. Circulation, 1987, 76 (6): 1214-1223.

23. Camici P, Chiriatti G, Lorenzoni R, et al. Coronary vasodilation is impaired in both hypertrophied and nonhypertrophied myocardium of patients with hypertrophic cardiomyopathy: a study with nitrogen-13 ammonia and positron emission tomography. J Am Coll Cardiol, 1991, 17 (4): 879-886.

24. Sipola P, Lauerma K, Husso-Saastamoinen M, et al. First-pass MR imaging in the assessment of perfusion impairment in patients with hypertrophic cardiomyopathy and the Asp175Asn mutation of the alpha-tropomyosin gene. Radiology, 2003, 226 (1): 129-137.

25. Popović ZB, Kwon DH, Mishra M, et al. Association between regional ventricular function and myocardial fibrosis in hypertrophic cardiomyopathy assessed by speckle tracking echocardiography and delayed hyperenhancement magnetic resonance imaging. J Am Soc Echocardiogr, 2008, 21 (12): 1299-1305.

26. Masci PG, Dymarkowski S, Bogaert J. The role of cardiovascular magnetic resonance in the diagnosis and management of cardiomyopathies. J Cardiovasc Med (Hagerstown), 2008, 9 (5): 435-449.

27. Esposito A, De Cobelli F, Perseghin G, et al. Impaired left ventricular energy metabolism in patients with hypertrophic cardiomyopathy is related to the extension of fibrosis at delayed gadolinium-enhanced magnetic resonance imaging. Heart, 2009, 95 (3): 228-233.

28. Rudolph A, Abdel-Aty H, Bohl S, et al. Noninvasive detection of fibrosis applying contrast-enhanced cardiac magnetic resonance in different forms of left ventricular hypertrophy relation to remodeling. J Am Coll Cardiol, 2009, 53 (3): 284-291.

29. Austin BA, Kwon DH, Smedira NG, et al. Abnormally thickened papillary muscle resulting

in dynamic left ventricular outflow tract obstruction: an unusual presentation of hypertrophic cardiomyopathy. J Am Soc Echocardiogr, 2009, 22 (1): 105.

30. Kwon DH, Setser RM, Thamilarasan M, et al. Abnormal papillary muscle morphology is independently associated with increased left ventricular outflow tract obstruction in hypertrophic cardiomyopathy. Heart, 2008, 94 (10): 1295-1301.

31. Choi DS, Ha JW, Choi B, et al. Extent of late gadolinium enhancement in cardiovascular magnetic resonance and its relation with left ventricular diastolic function in patients with hypertrophic cardiomyopathy. Circ J, 2008, 72 (9): 1449-1453.

32. Olivotto I, Maron MS, Autore C, et al. Assessment and significance of left ventricular mass by cardiovascular magnetic resonance in hypertrophic cardiomyopathy. J Am Coll Cardiol, 2008, 52 (7): 559-566.

33. Roldán V, Marín F, Gimeno JR, et al. Matrix metalloproteinases and tissue remodeling in hypertrophic cardiomyopathy. Am Heart J, 2008, 156 (1): 85-91.

34. Abdel-Aty H, Cocker M, Strohm O, et al. Abnormalities in T2-weighted cardiovascular magnetic resonance images of hypertrophic cardiomyopathy: regional distribution and relation to late gadolinium enhancement and severity of hypertrophy. J Magn Reson Imaging, 2008, 28 (1): 242-245.

35. Adabag AS, Maron BJ, Appelbaum E, et al. Occurrence and frequency of arrhythmias in hypertrophic cardiomyopathy in relation to delayed enhancement on cardiovascular magnetic resonance. J Am Coll Cardiol, 2008, 51 (14): 1369-1374.

36. Motoyasu M, Kurita T, Onishi K, et al. Correlation between late gadolinium enhancement and diastolic function in hypertrophic cardiomyopathy assessed by magnetic resonance imaging. Circ J, 2008, 72 (3): 378-383

37. Elliott P, McKenna WJ. Hypertrophic cardiomyopathy. Lancet, 2004, 363 (9424): 1881-1891.

38. Sipola P, Lauerma J, Jääskeläinen P, et al. Cine MR imaging of myocardial contractile impairment in patients with hypertrophic cardiomyopathy attributable to Asp175Asn mutation in the alpha-tropomyosin gene. Radiology, 2005, 236 (3): 815-824.

39. Rickers C, Wilke NM, Jerosch-Herold M, et al. Utility of cardiac magnetic resonance imaging in the diagnosis of hypertrophic cardiomyopathy. Circulation, 2005, 112 (6): 855-861.

40. Moon JC, Fisher NG, McKenna WJ, et al. Detection of apical hypertrophic cardiomyopathy by cardiovascular magnetic resonance in patients with non-diagnostic echocardiography. Heart, 2004, 90 (6): 645-649.

41. Teraoka K, Hirano M, Ookubo H, et al. Delayed contrast enhancement of MRI in hyper-

trophic cardiomyopathy. Magn Reson Imaging, 2004, 22 (2): 155-161.

42. Moon JC, Reed E, Sheppard MN, et al. The histologic basis of late gadolinium enhancement cardiovascular magnetic resonance in hypertrophic cardiomyopathy. J Am Coll Cardiol, 2004, 43 (12): 2260-2264.

43. Maron BJ, Towbin JA, Thiene G, et al. Contemporary Definitions and Classification of the Cardiomyopathies: An American Heart Association Scientific Statement from the Council on Clinical Cardiology, Heart Failure and Transplantation Committee; Quality of Care and Outcomes Research and Functional Genomics and Translational Biology Interdisciplinary Working Groups; and Council on Epidemiology and Prevention. Circulation, 2006, 113 (14): 1807-1816.

44. O'Hanlon R, Assomull RG, Prasad SK. Use of cardiovascular magnetic resonance for diagnosis and management in hypertrophic cardiomyopathy. Curr Cardiol Rep, 2007, 9 (1): 51-56.

45. Cooke JC, Cotton JM, Monaghan MJ. Mid-ventricular HOCM with apical asynergy. Heart, 2000, 83 (5): 517.

46. Bergey PD, Axel L. Focal hypertrophic cardiomyopathy simulating a mass: MR tagging for correct diagnosis. AJR Am J Roentgenol, 2000, 174 (1): 242-244.

47. Binder J, Ommen SR, Gersh BJ, et al. Echocardiography-guided genetic testing in hypertrophic cardiomyopathy: septal morphological features predict the presence of myofilament mutations. Mayo Clin Proc, 2006, 81 (4): 459-467.

48. Germans T, Wilde AA, Dijkmans PA, et al. Structural abnormalities of the inferoseptal left ventricular wall detected by cardiac magnetic resonance imaging in carriers of hypertrophic cardiomyopathy mutations. J Am Coll Cardiol, 2006, 48 (12): 2518-2523.

49. Srichai MB, Hecht EM, Kim DC, et al. Ventricular diverticula on cardiac CT: more common than previously thought. AJR Am J Roentgenol, 2007, 189 (1): 204-208.

50. Germans T, Nijveldt R, van Rossum AC. A more detailed view calls for more detailed definition: description of cardiac morphology with high-resolution CT and MRI. AJR Am J Roentgenol, 2008, 190 (2): W169.

51. Strijack B, Ariyarajah V, Soni R, et al. Late gadolinium enhancement cardiovascular magnetic resonance in genotyped hypertrophic cardiomyopathy with normal phenotype. J Cardiovasc Magn Reson, 2008, 10 (1): 58.

52. Spirito P, Bellone P, Harris KM, et al. Magnitude of left ventricular hypertrophy and risk of sudden death in hypertrophic cardiomyopathy. N Engl J Med, 2000, 342 (24): 1778-1785.

53. Grothues F, Smith GC, Moon JC, et al. Comparison of interstudy reproducibility of cardio-

vascular magnetic resonance with two-dimensional echocardiography in normal subjects and in patients with heart failure or left ventricular hypertrophy. Am J Cardiol, 2002, 90 (1): 29-34.

54. Devlin AM, Moore NR, Ostman-Smith I. A comparison of MRI and echocardiography in hypertrophic cardiomyopathy. Br J Radiol, 1999, 72 (855): 258-264.

55. Maron MS, Olivotto I, Betocchi S, et al. Effect of left ventricular outflow tract obstruction on clinical outcome in hypertrophic cardiomyopathy. N Engl J Med, 2003, 348 (4): 295-303.

56. Kofflard MJ, Ten Cate FJ, van der Lee C, et al. Hypertrophic cardiomyopathy in a large community-based population: clinical outcome and identification of risk factors for sudden cardiac death and clinical deterioration. J Am Coll Cardiol, 2003, 41 (6): 987-993.

57. Biagini E, Coccolo F, Ferlito M, et al. Dilated-hypokinetic evolution of hypertrophic cardiomyopathy: prevalence, incidence, risk factors, and prognostic implications in pediatric and adult patients. J Am Coll Cardiol, 2005, 46 (8): 1543-1550.

58. Harris KM, Spirito P, Maron MS, et al. Prevalence, clinical profile, and significance of left ventricular remodeling in the end-stage phase of hypertrophic cardiomyopathy. Circulation, 2006, 114 (3): 216-225.

59. Fighali S, Krajcer Z, Edelman S, et al. Progression of hypertrophic cardiomyopathy into a hypokinetic left ventricle: higher incidence in patients with midventricular obstruction. J Am Coll Cardiol, 1987, 9 (2): 288-294.

60. Matsubara K, Nakamura T, Kuribayashi T, et al. Sustained cavity obliteration and apical aneurysm formation in apical hypertrophic cardiomyopathy. J Am Coll Cardiol, 2003, 42 (2): 288-295.

61. Moon JC, Reed E, Sheppard MN, et al. The histologic basis of late gadolinium enhancement cardiovascular magnetic resonance in hypertrophic cardiomyopathy. J Am Coll Cardiol, 2004, 43 (12): 2260-2264.

62. Maron BJ, McKenna WJ, Danielson GK, et al. American College of Cardiology/European Society of Cardiology clinical expert consensus document on hypertrophic cardiomyopathy: a report of the American College of Cardiology Foundation Task Force on Clinical Expert Consensus Documents and the European Society of Cardiology Committee for Practice Guidelines. J Am Coll Cardiol, 2003, 42 (9): 1687-1713.

63. Maron BJ. Hypertrophic cardiomyopathy: a systematic review. JAMA, 2002, 287 (10): 1308-1320.

64. Marian AJ, Roberts R. Recent advances in the molecular genetics of hypertrophic cardiomyopathy. Circulation, 1995, 92 (5): 1336-1347.

65. Soor GS, Luk A, Ahn E, et al. Hypertrophic cardiomyopathy: current understanding and treatment objectives. J Clin Pathol, 2009, 62 (3): 226-235.

66. Rickers C, Wilke NM, Jerosch-Herold M, et al. Utility of cardiac magnetic resonance imaging in the diagnosis of hypertrophic cardiomyopathy. Circulation, 2005, 112 (6): 855-861.

67. Prasad K, Atherton J, Smith GC, et al. Echocardiographic pitfalls in the diagnosis of hypertrophic cardiomyopathy. Heart, 1999, 82 (suppl 3): III8-III15.

68. Pennell DJ, Sechtem UP, Higgins CB, et al. Clinical indications for cardiovascular magnetic resonance (CMR): Consensus Panel report. Eur Heart J, 2004, 25 (21): 1940-1965.

69. Lima JA, Desai MY. Cardiovascular magnetic resonance imaging: current and emerging applications. J Am Coll Cardiol, 2004, 44 (6): 1164-1171.

70. Maron MS, Maron BJ, Harrigan C, et al. Hypertrophic cardiomyopathy phenotype revisited after 50 years with cardiovascular magnetic resonance. J Am Coll Cardiol, 2009, 54 (3): 220-228.

71. Nagueh SF, Mahmarian JJ. Noninvasive cardiac imaging in patients with hypertrophic cardiomyopathy. J Am Coll Cardiol, 2006, 48 (12): 2410-2422.

72. Yoshida M, Takamoto T. Left ventricular hypertrophic patterns and wall motion dynamics in hypertrophic cardiomyopathy: an electron beam computed tomographic study. Intern Med, 1997, 36 (4): 263-269.

73. Ghersin E, Lessick J, Litmanovich D, et al. Comprehensive multidetector CT assessment of apical hypertrophic cardiomyopathy. Br J Radiol, 2006, 79 (948): e200-e204.

75. Juergens KU, Wessling J, Fallenberg EM, et al. Multislice cardiac spiral CT evaluation of atypical hypertrophic cardiomyopathy with a calcified left ventricular thrombus. J Comput Assist Tomogr, 2000, 24 (5): 688-690.

75. Williams TJ, Manghat NE, McKay-Ferguson A, et al. Cardiomyopathy: appearances on ECG-gated 64-detector row computed tomography. Clin Radiol, 2008, 63 (4): 464-474.

76. Spirito P, Autore C. Management of hypertrophic cardiomyopathy. BMJ, 2006, 332 (7552): 1251-1255.

77. Park JH, Kim YM, Chung JW, et al. MR imaging of hypertrophic cardiomyopathy. Radiology, 1992, 185 (2): 441-446.

78. Hughes SE. The pathology of hypertrophic cardiomyopathy. Histopathology, 2004, 44 (5): 412-427.

79. Hansen MW, Merchant N. MRI of hypertrophic cardiomyopathy. I. MRI appearances. AJR Am J Roentgenol, 2007, 189 (6): 1335-1343.

80. Wigle ED. Cardiomyopathy: the diagnosis of hypertrophic cardiomyopathy. Heart, 2001, 86 (6): 709-714.

81. Kansal S, Roitman D, Sheffield LT. Interventricular septal thickness and left ventricular hypertrophy: an echocardiographic study. Circulation, 1979, 60 (5): 1058-1065.

82. Elliott P, McKenna WJ. Hypertrophic cardiomyopathy. Lancet, 2004, 363 (9424): 1881-1891.

83. Maron MS, Olivotto I, Zenovich AG, et al. Hypertrophic cardiomyopathy is predominantly a disease of left ventricular outflow tract obstruction. Circulation, 2006, 114 (21): 2232-2239.

84. Luckie M, Khattar RS. Systolic anterior motion of the mitral valve: beyond hypertrophic cardiomyopathy. Heart, 2008, 94 (11): 1383-1385.

85. Halpern EJ. Cardiac morphology and function. In: Clinical cardiac CT: anatomy and function. New York, NY: Thieme, 2008, 166-175.

86. Shah JS, Esteban MT, Thaman R, et al. Prevalence of exercise-induced left ventricular outflow tract obstruction in symptomatic patients with non-obstructive hypertrophic cardiomyopathy. Heart, 2008, 94 (10): 1288-1294.

87. White RD, Obuchowski NA, Gunawardena S, et al. Left ventricular outflow tract obstruction in hypertrophic cardiomyopathy: presurgical and postsurgical evaluation by computed tomography magnetic resonance imaging. Am J Card Imaging, 1996, 10 (1): 1-13.

88. Amano Y, Takayama M, Amano M, et al. MRI of cardiac morphology and function after percutaneous transluminal septal myocardial ablation for hypertrophic obstructive cardiomyopathy. AJR Am J Roentgenol, 2004, 182 (2): 523-527.

89. Sakamoto T, Tei C, Murayama M, et al. Giant T wave inversion as a manifestation of asymmetrical apical hypertrophy (AAH) of the left ventricle: echocardiographic and ultrasonocardiotomographic study. Jpn Heart J, 1976, 17 (5): 611-629.

90. Eriksson MJ, Sonnenberg B, Woo A, et al. Long-term outcome in patients with apical hypertrophic cardiomyopathy. J Am Coll Cardiol, 2002, 39 (4): 638-645.

91. Webb JG, Sasson Z, Rakowski H, et al. Apical hypertrophic cardiomyopathy: clinical follow-up and diagnostic correlates. J Am Coll Cardiol, 1990, 15 (1): 83-90.

92. Yamaguchi H, Ishimura T, Nishiyama S, et al. Hypertrophic nonobstructive cardiomyopathy with giant negative T waves (apical hypertrophy): ventriculographic and echocardiographic features in 30 patients. Am J Cardiol, 1979, 44 (3): 401-412.

第七章

梗阻性肥厚型心肌病的外科手术治疗

一、HOCM 外科治疗简史

1957 年 Brock 首次报道这种因心肌非对称性肥厚而导致的左心室流出道狭窄病例[1]（图 7-1），次年 Cleland 即提出手术切除肥厚心肌来缓解病情[2]。1960—1968 年间多位学者尝试室间隔肥厚心肌切除的不同手术入路，包括主动脉切口、左心房切口、左右房联合切口、左心室游离壁切口、右心室切口等方法。

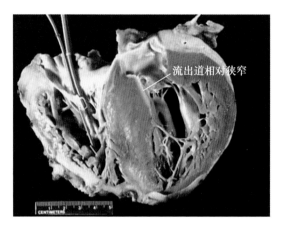

流出道相对狭窄

图 7-1　梗阻性肥厚型心肌病的左室流出道狭窄

1976 年 Cooley 报道一组 27 例 HOCM 患者采用二尖瓣置换的治疗方法[3]；同年，Dembitsky WP 等报道采用左心室到主动脉的带瓣膜管道旁路来治疗本病，将左心室流出道进行旷置[4]。

随后手术方法逐渐演变改进，在详细研究此病的病理结构及血流动力学基础上，1968—1978 年间 Morrow 等发表系列文章，提出了经典的经主动脉切口室间隔肥厚心肌切除术，即 Morrow 手术[5,6]。经典的 Morrow 手术是经升主动脉切口在室间隔基底部切开一个长方形的槽，近端在主动脉瓣下，末端达二尖瓣与室间隔连接水平的远端，长度约 3.5～5cm。经典的 Morrow 手术一经提出，即逐渐成为治疗此病的标准手术方法，在世界各地广泛应用。Morrow 手术可以有效地疏通左心室流出道，消除二尖瓣前移现象，远期疗效可靠。但部分 HOCM 患者合并二尖瓣瓣下结构异常，出现二尖瓣瓣下乳头肌、腱索的融合，乳头肌与室间隔、心室游离壁的粘连，对于这样的病理解剖类型，单纯经典 Morrow 手术后仍存在二尖瓣前移的可能，导致二尖瓣关闭不全及左室流出道梗阻。而且现代几何超声学进一步证实：仅仅疏通主动脉瓣下的流出道是不够的，其并不能完全消除二尖瓣前移现象，而该现象及二尖瓣与室间隔的碰撞是 HOCM 左室流出道梗阻的重要机制。

　　为解决上述问题，近年来以 Mayo clinic 为首的多家心脏中心逐渐在经典的 Morrow 手术基础上进行改良，扩大了室间隔切除范围，称为扩大室间隔心肌切除术（改良 Morrow 手术，图 7-2），此术式被公认为目前梗阻性肥厚型心肌病的最佳外科治疗方法。室间隔肥厚心肌的精确切除可使术后室间隔厚度及左室流出道压差明显下降，更好地解除了左心室流出道梗阻，而且完全消除了 SAM 现象[7]。

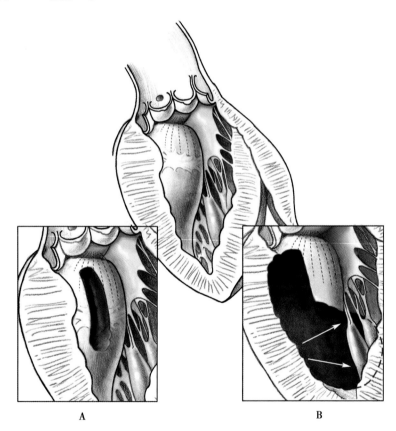

图 7-2　经典 Morrow 手术（A）与扩大 Morrow 手术（B）
的肥厚室间隔心肌切除范围比较

　　基于对梗阻性肥厚型心肌病的病理生理机制的进一步认识，从 2001 年以后，阜外医院外科也对经典的室间隔心肌切除术（Morrow 手术）进行了改良，已采用这种扩大室间隔心肌切除术，对 130 例梗阻性肥厚型心肌病的病人进行了手术治疗，手术死亡率3%，疗效满意。

一直以来，经主动脉切口进行左室流出道的疏通对外科医生始终是一种技术挑战。在有限的外科显露下，室间隔肥厚心肌切除不够，将残留梗阻；切除过多，则会导致室间隔穿孔，完全房室传导阻滞。故此类手术在国内仅局限于少数中心、少数外科医生的零星报道，病例数较少，二尖瓣置换率也较高。而关于二尖瓣置换术，尽管其手术简单、安全，但患者术后需终身抗凝，并面临瓣膜功能障碍、感染性心内膜炎及抗凝相关的一系列问题，患者手术后远期生存率及生活质量受到严重影响。显而易见，二尖瓣置换术不能、也不应该作为本病的常规手术方法。因此，以二尖瓣置换来治疗本病的方法在20世纪80年代已被摒弃。

而反观国际先进水平，在国外几个技术成熟的心脏中心，近年来此病外科手术死亡率已下降到0~1%，而二尖瓣瓣膜置换率低于2%。过去的10~12年，Mayo中心、Cleveland中心和Toronto总医院1500例以上连续收治的患者单纯心肌切除术手术死亡率接近零。以Mayo Clinic为例，自1957年迄今已为700多位患者进行了室间隔肥厚心肌切除术，患者年龄最小2个月，最大80岁，平均年龄45岁，术前平均左室流出道压差85mmHg，术后平均左室流出道压差仅为4mmHg。二尖瓣置换者仅为5例（<0.7%），早期手术死亡率1.5%（合并其他手术，非单纯性心肌切除术）。

二、手术病人的筛选和评价

（一）手术适应证

经超声心动图确诊的 HOCM 患者，室间隔厚度≥15mm，且具备下列条件：

1. 临床症状严重，如劳累后气短、心绞痛、晕厥等，经规范药物治疗效果欠佳。

2. 静息时或运动激发试验中左室流出道压差≥50mmHg 的患者。

（二）术前、术中和术后的超声心动图评价

术前、术中、术后即刻均需要进行经胸或经食管超声心动图（TEE）检查，来筛选病人、评估病情及手术效果。术前评估肥厚心肌的位置、室间隔各个部位的具体厚度、左室流出道压差；判断二尖瓣装置的具体解剖改变，采取相应的外科技术进行瓣膜关闭不全的修复和效果判断。术中经 TEE 对精确的外科手术起到重要的指导意义。术后即刻评估手术效果，如果左室

流出道收缩压差大于40mmHg，或（和）二尖瓣接近中度的反流，SAM征依然存在，则需要重新主动脉阻断、再次在体外循环下重新疏通左室流出道。

术前、术中必须采集的数据：

（1）左心室流出道压力阶差、左心房内径、左室内径、左室射血分数；

（2）室间隔的厚度、室间隔最厚的部位、室间隔最厚部位距离主动脉瓣环的距离；

（3）二尖瓣前向运动、二尖瓣瓣叶及瓣下结构情况，是否存在器质性病变，是否存在乳头肌、腱索融合或者异常。

三、手术方法

精确、彻底、恰当的手术切除范围是扩大室间隔心肌切除术手术成功的关键。

所有手术均在全身麻醉、低温体外循环下进行，采用胸骨正中切口，经主动脉根部灌注心脏停搏液。经右上肺静脉，放置左心引流。经主动脉根部斜切口或横切口入路，牵拉主动脉右冠瓣，充分显露并探查肥厚心肌及二尖瓣前叶。良好的显露及适宜的器械对手术取得成功极其关键。

扩大室间隔心肌切除术的技术要点：

室间隔切除的范围：上端位于在右冠瓣主动脉瓣环下方3mm。宽度：右侧在右冠窦中点右方2~3mm，向左冠窦方向10~12mm，到左、右冠瓣交界处。纵行切除长度一般要切到二尖瓣乳头肌根部，长度45~50mm。切除厚度达室间隔基底部厚度的50%。

比经典的Morrow手术切除范围较大，切除的宽度和长度都有所扩大，在降低三度房室传导阻滞的风险的同时，充分疏通左室流出道，完全消除SAM征象。

对二尖瓣装置发育异常的患者，如无明显器质性瓣膜装置的损害，行瓣膜修复成形术。包括：乳头肌附着位置异常，行乳头肌分离术；瓣环扩大需要植入人工瓣环；对宽大、冗长的前叶，同期行二尖瓣成形，折叠二尖瓣前叶等。

若合并二尖瓣瓣叶器质性改变如细菌性心内膜炎、附有较多赘生物，瓣叶严重钙化等，则需要行二尖瓣置换术（图7-3、图7-4）。

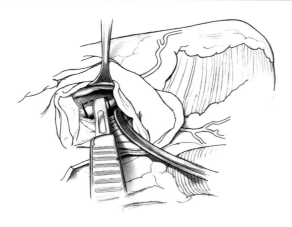

图7-3　**Morrow** 手术心肌切除范围示意图

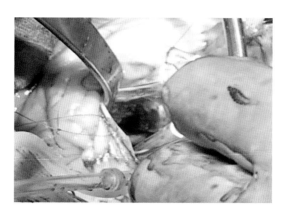

图7-4　肥厚室间隔心肌切除术

四、手术注意事项

1. 室间隔肥厚心肌的切除一定要做到精确、彻底、恰当。既要切除足够的心肌，彻底缓解左室流出道的狭窄，又必须避免切除心肌过多，范围过广（不合适），造成室间隔穿孔或完全性房室传导阻滞等继发性损伤。

2. 术中要注意心肌保护。肥厚型心肌病患者的肥厚心肌容易出现术中心肌保护不良。良好的心肌保护，是手术成功的保障。应严格按时进行心肌保护液的灌注，心肌保护液的灌注一定要确实、可靠。

3. 注意保护主动脉瓣结构。因术中显露、操作紧邻主动脉瓣瓣叶，特别在术野显露不好或者主动脉瓣环小者，更容易损伤主动脉瓣。所以操作一定要精细、准确，尽量避免副损伤。临床上拉钩用纱布包裹可取得较好效果。

4. 若术后仍存在不同程度的左心室流出道压差及二尖瓣 SAM 征，往往是由于室间隔肥厚肌束切除不彻底、范围和长深度切除不够所引起。若彩超提示患者左心室流出道残留压差大于 40mmHg，应再次主动脉阻断，二次手术。

5. 房室束通过膜部室间隔后下方、肌部室间隔的上缘走行，左束支在肌部室间隔的左侧走行，如室间隔肥厚心肌切除范围较大，特别是在右冠瓣中点下方做切口时，容易损伤传导束，严重时导致三度房室传导阻滞，导致患者需要安装永久心脏起搏器。

6. 积极处理合并的二尖瓣自身病变，能外科修复者尽量修复。文献报道，二尖瓣的自身病变占所有 HOCM 患者的 4% ~ 14%，病变主要包括瓣膜炎、异常的乳头肌或腱索、黏液样变性和退行性变等，对黏液样变性和退行性变患者应争取行二尖瓣成形术，对二尖瓣有钙化或心内膜炎的患者，修复风险较大时宜行二尖瓣置换。对异常腱索、乳头肌一定要同期切除。

五、术后处理原则

术后处理的关键是保证心脏前负荷，控制心室率。

术后常见心律失常类型为心房颤动和心房扑动，发生率约为 30%，需要及时的药物治疗。一般采用 β 受体阻滞剂、胺碘酮，将心室率控制在 70 次/分左右。快速的心律失常，引起心脏舒张期缩短，心脏不能完全充盈，导致体循环血压下降，冠状动脉灌注不足，容易引发心力衰竭。

术后常规需要应用 β 受体阻滞剂，发生房颤时，静脉应用胺碘酮转复窦律或控制心室率。必要时加用钙拮抗剂。出现完全性房室传导阻滞而需要安装永久起搏器的发生率约为 3%。室间隔心肌切除术后，大多数病人出现左束支传导阻滞。如果病人术前合并右束支传导阻滞，则术后安装起搏器的可能性就较大。

六、手术近、远期疗效

作为国内外公认的对 HOCM 的最佳治疗方法，扩大室间隔心肌切除术可以精确、彻底、恰当地切除肥厚室间隔心肌，不但可以完全解除主动脉瓣下左室流出道的梗阻，而且完全消除了 SAM 现象，缓解了临床症状，避免了心源性猝死。如果二尖瓣本身没有器质性损坏，绝大多数患者可以保留自身的二尖瓣装置，避免了人工瓣膜术后的一系列并发症，提高了生活质量，延长了存活时间。外科手术近、远期疗效确实。

美国 Mayo Clinic 医学中心报道一组 HOCM 外科手术后患者远期结果，平均随诊 4 年，最长随诊 23 年，5 年存活率 96%，10 年存活率达到 83%，平均术后左室流出道残余压差为 5mmHg。美国 Cleveland 医学中心报道一大组 HOCM 外科手术的随访结果，手术后 1 年存活率为 99.7%，5 年存活率为 95%，8 年存活率为 90%。加拿大 Toronto 心脏中心报道术后 1 年存活率为 98% ±1%，5 年存活率为 95% ±1%，10 年存活率为 83% ±3%。这些数据显示，肥厚心肌切除术后远期疗效是令人满意的。

七、阜外医院临床资料

阜外医院 1984 年 11 月至 1995 年 10 月一组 16 例患者行单纯左室流出道疏通手术，即肥厚室间隔心肌的部分切除术。其中男 10 例，女 6 例。年龄 6 ~ 54 岁，平均年龄 32.5 岁。术后早期死亡 1 例，死亡率 6.25%，存活者症状明显改善，随访 13 例，失访 2 例，随访时间 1 个月至 11 年，平均 1 年 4 个月，1 例仍存在晕厥，另 2 例仍存在流出道梗阻，3 例行二尖瓣置换术，瓣膜置换率 18.75%。全组中有 10 例患者在术中超声导引下完成手术。此组数据显示了阜外医院心外科早期对梗阻性肥厚型心肌病外科治疗的探索[9]。

阜外医院一组自 1996 年 9 月至 2005 年 5 月经外科治疗梗阻性肥厚型心肌病 29 例患者的资料，均行扩大室间隔切除术（改良 Morrow 手术）。其中男性 19 例，女性 10 例，平均年龄（32.2 ±14.7）岁（5 ~ 54）岁，平均体重（56.7 ±15.6）kg。全组共死亡 3 例，死亡率 10.3%。1 例术后心脏复跳后，于心表面触及震颤，随即二次阻断，发现（1.0 ×1.5）cm^2 室间隔穿孔，手术闭合穿孔，术后即刻发生三度房室传导阻滞。术后第 2 天患者因急性肾功能衰竭死亡。另 2 例因术后顽固性低心排导致死亡。全组共发生三度房室传导阻滞而需要安装永久性起搏器者共有 5 例，发生率 17.2%。存活病人中有 2 例术中 TEE 示解除不满意，二次转机后切除更多肥厚肌肉，二次转机率 7.6%[10]。

近年来，阜外医院心外科对本病的外科手术技术日趋成熟，手术并发症逐年降低。2009 年迄今已完成扩大室间隔切除术（改良 Morrow 手术）90 余例，无手术死亡，疗效满意[11-14]。

【病例1】

患者，男，33岁，以"体检发现心脏杂音2年余"为主诉入院。患者2年前在当地医院因"胃炎"体检时发现心脏杂音，偶有活动后胸闷，心前区疼痛。无家族史。体检：血压110/80mmHg，心前区可闻及收缩期Ⅱ～Ⅲ/6级喷射样杂音。入院后超声心动图2011年8月17日提示室间隔增厚，左室流出道峰值压差34mmHg。同日行运动激发试验彩色多普勒检查：左心房48mm，左心室38mm，前壁、前间壁及后间隔均明显增厚，最厚处位于室间隔中上段，约33mm，室壁回声粗糙、可见二尖瓣SAM现象，致二尖瓣关闭欠佳。静息状态下，心率68次/分，收缩期左室流出道探及高速射流，峰值流速3.7m/s，压差55mmHg；站立位时，心率70次/分，收缩期左室流出道压差52mmHg；运动后，心率130次/分，收缩期左室流出道峰值流速5.2m/s，压差108mmHg。心肌运动负荷下灌注显像提示：左室间隔、前壁及后壁放射性摄取增高，符合肥厚心肌病改变。心电图示异常Q波，ST改变、窦性心动过缓。X线胸片：心胸比0.49，两肺纹理大致正常。术前用药：托拉塞米10mg qd，枸橼酸钾颗粒2g tid，阿替洛尔6.25mg tid。

经积极术前准备，患者于2011年8月23日在全麻、低温、体外循环下行改良Morrow手术（扩大室间隔切除术），经主动脉横切口切除肥厚心肌。主动脉阻断57分钟，体外循环时间87分钟，体外循环辅助时间20分钟。术毕经食管超声提示左室流出道血流速度较术前明显减低，最高压差2mmHg，二尖瓣微少量反流。病理检查报告：（室间隔心肌组织）心肌细胞肥大、排列紊乱，灶性瘢痕形成，符合肥厚型心肌病形态学改变。术后ECG示：左室高电压，室内阻滞、ST-T改变。术后静脉给予硝酸甘油泵入、抗生素预防感染、口服利尿剂、美托洛尔12.5mg tid。患者循环稳定、术后10小时后拔出气管插管，第一天转回病房，继续给予地高辛0.125mg qd，托拉塞米10mg qd，枸橼酸钾颗粒2g tid，美托洛尔12.5mg bid。

术后患者恢复良好，术后7天拆线出院。出院时彩色多普勒检查：左心室流出道血流速度较术前明显减少，流速约1.9m/s，最高压差14mmHg。二尖瓣微量反流。

点评

此例为典型的隐匿性左室流出道梗阻患者。患者静息情况下，彩色多普勒检查左室流出道压差仅30mmHg左右，按照既往手术原则，不需要行外科手术。但这类患者尽管经正规药物治疗后，往往仍存在较多临床主诉，如胸痛、晕厥等症状，若仅仅根据静息状态下心脏超声检测结果，易造成临床漏诊，且存在切实的心源性猝死风险。通过运动或者药物进行负荷激发试验可以对此类病人进行有意义的筛选，发现心肌病隐匿性流出道梗阻患者。因此，负荷激发超声检查可明确肥厚型心肌病患者左心室流出道压力阶差，可明确有无潜在左心室流出道梗阻，对基础状态左心室流出道压差正常、心室肥厚特别在室间隔基底部明显肥厚且临床症状明显者，是明确左心室流出道隐匿性梗阻的重要手段，可以为临床药物治疗和（或）手术治疗提供依据，具有重要临床价值。

【病例2】

患者，女，29岁，以"劳力性胸闷、头晕6年，加重伴晕厥4年"为主诉入院。患者6年前开始出现活动后胸闷、胸痛伴头晕，在当地医院诊断为"心肌病"，未予治疗。4年前症状逐渐加重，运动耐量逐渐减低，出现运动后晕厥，近来上述症状逐渐加重，轻微运动即出现症状，晕厥频繁发作，无夜间阵发性呼吸困难，无端坐呼吸，双下肢水肿，无家族史。为进一步治疗来我院，门诊以"梗阻性肥厚型心肌病"收入院。

体检：血压110/60mmHg，心前区可闻及收缩期Ⅲ级喷射样杂音。入院后超声心动图（2010年11月9日）提示室间隔增厚，最厚处27mm，位于室间隔中间段，左室前间壁厚20mm，肥厚心肌回声粗糙，呈斑点状改变，可见二尖瓣SAM现象，致二尖瓣关闭不全，收缩期左室流出道峰值压差58mmHg。术前用药：阿替洛尔12.5mg tid。

经积极术前准备，患者于2011年11月14日在全麻、低温、体外循环下行改良Morrow手术（扩大室间隔切除术），经主动脉横切口切除肥厚心肌，下至二尖瓣乳头肌根部，并切除部分异常左心室乳头肌。主动脉阻断33分钟，体外循环时间56分钟，体外循环辅助时间15分钟。术毕经食管超声提示左室流出道血流速度较术前明显减低，左室流出道流速正常范围，最高压差8mmHg，二尖瓣微量反流。术后心电图示：室内阻滞、ST-T改变。术后静脉给予抗生素预防感染、强心利尿药物口服，阿替洛尔6.25mg tid。患者循环稳定、术后9小时后拔出气管插管，第一天转回普通病房。

术后患者恢复良好，术后7天拆线出院。出院时彩色多普勒检查：左心室流出道血流速度正常范围，未见SAM征。二尖瓣微量反流。

点评

此例为典型的肥厚心肌导致左室流出道梗阻的患者。与前例病例不同，此例患者逐年运动耐量减低，有明确运动后胸痛、胸闷，并伴有多次晕厥。运动后出现心绞痛伴晕厥这样典型症状，再结合彩色多普勒检查，梗阻性肥厚型心肌病的诊断非常明确，有明确的手术指征。

这样典型的病例在临床上需要手术干预的梗阻性肥厚型心肌病中多见，一般手术前后均需要长期服用 β 受体阻滞剂，以降低心肌耗氧量与心电应激性，减少猝死可能。

（孙宏涛　王水云）

参考文献

1. Brock R. Functional obstruction of the left ventricle（acquired aortic subvalvular stenosis）. Guy's Hospital Report，1957，106：221-238.

2. Cleland WP. The surgical management of obstructive cardiomyopathy. J Cardiov Surg，1963，4：489-491.

3. Cooley DA，Wuksach DC，Leachman RD. Mitral valve replacement for idiopathic hypertrophic subaortic stenosis：results in 27 patients. J Cardiovasc Surg，1976，17：38&7.

4. Demibitsky WP，Weldon CS. Clinical experience with the use of a valve-bearing conduit to construct a second left ventricular outflow tract in cases of intractable intra-ventricular obstruction. Ann Surg，1976，184：317-323.

5. Morrow AG，Fogarty TJ，Hannah III H，et al. Operative treatment in idiopathic hypertrophic subaortic stenosis. Techniques and results of postoperative clinical and hemodynamic assessments. Circulation，1968，37：589-596.

6. Morrow AG. Hypertrophic subaortic stenosis：operative methods utilized to relieve left ventricular outflow obstruction. J Thorac Cardiovasc Surg，1978，76：423-430.

7. Kenji Minakata，et al. Extended septal myectomy for hypertrophic obstructive cardiomyopathy with anomalous mitral papillary muscles or chordae. J Thorac Cardiovasc Surg，2004，127：481-489.

8. 朱晓东，吴洪斌. 肥厚性梗阻型心肌病的外科治疗. 中华胸心血管外科杂志，1997，（13）：73-75.

9. 杨克明，宋云虎. 肥厚梗阻型心肌病的外科治疗. 心脑血管疾病防治，2006，（6）：136-138

10. 崔彬，许建屏，王巍，等. 肥厚梗阻性心肌病合并二尖瓣病变的外科治疗. 中华胸心血管外科杂志，2010，26（6）：368-270.

11. 崔彬，许建屏，王巍，等. 心肌间隔切开术矫治肥厚梗阻型心肌病及围术期治疗策略. 中国胸心血管外科临床杂志，2010，17（1）：6-9.

12. 尹朝华，王水云，等. 肥厚梗阻性心肌病合并二尖瓣自身病变致二尖瓣关闭不全的外科治疗. 中国心血管病研究杂志，2010，8（6）：405-407.

13. 王水云，崔彬，孙寒松，等. 肥厚梗阻性心肌病的外科治疗. 中华医学杂志，2009，89（39）：2776-2778.

第八章

梗阻性肥厚型心肌病的介入治疗

　　经皮室间隔心肌消融术（percutaneous transluminal septal myocardial ablation，PTSMA）也称酒精室间隔消融术（alcohol septal ablation），是通过心导管的方法，把无水乙醇注入供应室间隔血液的左冠状动脉室间隔支内，使其支配的肥厚室间隔心肌缺血、坏死、变薄、收缩力降低，使左室流出道梗阻消失或减轻，从而改善患者的血流动力学和临床症状。1980 年有学者提出这种设想。1989 年 Berghoefer 最先描述了这种技术。1995 年英国医生 Sigwart 首次在 Lancet 杂志上报道了应用 96% 酒精阻塞间隔支成功治疗梗阻性肥厚型心肌病。此后的近 20 年间，这一技术在世界范围内得到广泛应用。

一、PTSMA 适应证

依据"2011 年梗阻性肥厚型心肌病室间隔心肌消融术中国专家共识"，其推荐的 PTSMA 适应证见表 8-1。

表 8-1 PTSMA 适应证

1. 临床症状

（1）有明显临床症状，且乏力、心绞痛、劳累性气短、晕厥等进行性加重，充分的药物治疗效果不佳或不能耐受药物副作用

（2）外科室间隔心肌切除失败或 PTSMA 术后复发

（3）不接受外科手术或外科手术高危患者

2. 有创左室流出道压力阶差（LVOTG）

（1）静息时 LVOTG≥50mmHg

（2）或激发的 LVOTG≥70mmHg

（3）有晕厥，可除外其他原因者，LVOTG 可适当放宽

3. 超声心动图

（1）超声心动图证实符合 HOCM 诊断标准，梗阻位于室间隔基底段，并有与 SAM 征相关的左心室流出道梗阻，心肌声学造影确定拟消融的间隔支动脉支配肥厚梗阻的心肌

（2）室间隔厚度≥15mm

4. 冠状动脉造影 间隔支动脉适于行 PTSMA

2011 年 ACCF/AHA 肥厚型心肌病诊断和治疗指南的建议，PTSMA 主要用于：有明确的与左室流出道梗阻有关的临床症状如胸痛、气短、晕厥等，而且经过充分的药物治疗仍不能有效控制（NYHA 心功能Ⅲ～Ⅳ级），其静息时或生理性激发的最大 LVOTG≥50mmHg，不接受或不能耐受外科室间隔心肌切除术的 HOCM 患者。

掌握好 PTSMA 适应证是保证 PTSMA 安全成功的前提条件。需要注意的是，如患者无或仅有轻微临床症状，即使 LVOTG 高亦不应做 PTSMA。此外，如不能确定靶间隔支或球囊在间隔支固定不确切，则不能行 PTSMA。年龄虽无限制，但原则上对年幼及高龄患者更应慎重，权衡利弊后再决定是否行 PTSMA 治疗。

二、PTSMA 的术前准备

(一) 激发试验

激发试验是 PTSMA 术前准备的重要内容。对于静息状态下左室流出道压力阶差（LVOTG）＜50mmHg 的患者，如无晕厥、恶性心律失常等严重情况，可建议患者行激发试验。中国医学科学院阜外医院在激发试验方面进行了初步探索，主要方法有药物激发试验和运动激发试验。

多巴酚丁胺是药物激发试验常用的药物，激发前 24 小时停用 β 受体阻滞剂与钙拮抗剂。静脉泵入多巴酚丁胺，以 $5\mu g/(min \cdot kg)$ 为起始剂量，每隔 5 分钟增加 $5\mu g/(min \cdot kg)$，最大剂量 $20\mu g/(min \cdot kg)$。每一剂量泵入 2 分钟后进行超声心动图检查，应用彩色 Doppler 超声显像系统，探头频率 $2.5 \sim 3.5MHz$，于胸骨旁左室长轴切面测量室间隔和左室后壁厚度；于心尖五腔心切面以连续 Doppler 测量左室流出道最大血流速度及压差；二维 Simpson 法测量左室射血分数。LVOTG ≥100mmHg 为阳性。

运动激发试验的主要方法：运动前记录血压、心率，取左侧卧位经超声心动图测左室流出道压差，患者取直立位行运动平板试验，运动方案根据患者体力及平日的运动耐量制定，基本按照 BRUCE 方案，连续心电监测，每间隔 3 分钟增加一级功率。运动终点：取次极量运动目标心率＝195－年龄（次/分）或症状限制运动，即患者出现胸痛、胸闷症状或运动肌肉疲乏而终止运动。分别于运动高峰和运动结束恢复期记录心率、血压、直立位测左室流出道压差，后进行超声心动图检查，方法同上。LVOTG ≥100mmHg 为阳性。

需要指出的是，有学者发现约 25% 的 HCM 患者存在血管－神经反应障碍，即在应激状态下，血压、心率不相应增加，此时切勿因追求试验结果而一味增加患者的运动量或给药量，而应停止激发试验，保证患者安全。

(二) 注意晕厥、猝死、心律失常等病史

PTSMA 术前应详细询问患者有无黑蒙、晕厥等病史，患者血缘亲属有无黑蒙、晕厥、猝死等病史，因此类病史均是 HCM 发生猝死的高危因素。术前应常规进行 24 小时动态心电图检查，排除恶性心律失常等情况。对于有适应证的患者，可建议安装埋藏式心脏复律除颤器（ICD）。

(三) 合并其他心脏疾病时的治疗策略

应注意排除二尖瓣装置的结构异常，如乳头肌异常或二尖瓣脱垂。HCM

合并冠心病：约有12%有症状的 HCM 合并冠心病，若 HCM 合并多支病变，应外科血运重建加肥厚心肌切除，手术的危险性增加。若 HCM 合并单支病变（前降支），可先行 PTSMA 治疗；如确有需要先行冠脉前降支介入治疗，则应考虑支架植入位置是否妨碍拟消融的间隔支。

三、PTSMA 操作技术要点

（一）导引导管和导引钢丝

间隔支动脉多由前降支直角发出，有时甚至≤90°发出，增加了介入治疗的难度，因此选择材料时要加以注意：①导引导管：尽量选择支撑力较强的导引导管，如 XB-LAD3.5 或 EBU3.5，Judkins 等。②导引钢丝：可选用 BMW 或亲水的软超滑导丝（Pilot50 或 wisper）。

（二）球囊

一般选择较短的球囊，如 marverick OTW 球囊，以 1.5mm × 9mm、2.0mm×9mm、2.5mm×9mm 最常用。注意球囊直径应略大于靶间隔支的直径。注意球囊加压后的位置，有时球囊在心肌收缩时会向外滑动。间隔支附近常有肌桥，有时会出现球囊受压打折的情况。个别情况下，球囊会破裂。

（三）靶血管的选择和心肌声学造影（MCE）

PTSMA 技术的关键是确定靶间隔支，既要达到良好的血流动力学改善，又要尽可能地减少并发症的发生。若室间隔近中段有多个间隔支发出，室间隔呈弥漫性增厚，则 PTSMA 效果往往不好。

选择消融区域至关重要。第一间隔支的大小及分布变异很大，20%的患者第一间隔支供应右心室的游离壁；40%的患者瓣下室间隔不是完全由第一间隔支供应。5%的患者不能确定靶间隔支的供应区域。部分间隔支也同时供应二尖瓣乳头肌、左心室后壁等，此时若消融了间隔支可能会造成乳头肌梗死，产生二尖瓣大量反流，引起急性左心衰等并发症。心肌声学造影（MCE）可明显减少 PTSMA 误消融，从而避免上述并发症的发生，为提高该项技术的安全性所必需。MCE 的操作技术是：沿导引钢丝将合适的 over the wire 球囊送至靶间隔支的近段。加压充起球囊后，通过中心腔注射超声发泡造影剂（Levovist 或 Sonovue）确定间隔支的分布区域，观察该间隔支分布区域大小。如果超声下观察到发泡造影剂向乳头肌、左心室后壁甚至游离壁分布，不应注入乙醇（酒精）。还可以通过中心腔注射造影剂，观察有无造影剂通过侧支血管进入前降支或其他血管，或由于球囊过小或注入压力不够引起的倒流。

第三代微气泡声学造影剂均是由氟碳类物质制备成的微泡、乳剂或脂质体，该类物质分子量比空气大得多，且为惰性气体，不易穿过微泡壁而扩散，在血管内停留的时间足以满足实际应用的需要，显示出极佳的开发应用前景，如"声诺维"（SonoVue，BR1）为脂类外膜包裹的六氟化硫（SF_6）微泡，平均直径为 2.5μm，浓度为 2×10^8 个/ml，最适合 3~5MHz 探头频率成像，可使心肌二维显影。其基本原理都是通过微气泡与组织回声的差异，使微气泡所在部位的回声信号增强，超声通过探查局部微气泡回声的强弱及分布范围，判断病变性质、范围及程度。通常使用的冠状动脉造影剂只能显示内径100μm 以上的冠状动脉小血管，对于穿透支及分布于心内膜下心肌的微血管却无法显示，而微泡造影剂直径一般在 10μm 以下，可进入心肌细胞间的毛细血管，在微循环水平评价心肌灌注。

（四）无水乙醇的使用

注入无水乙醇的量根据急性血流动力学影响、超声声学造影估计的间隔支分布大小，并严密观察胸痛、心律失常、血流动力学情况，原则上只要达到治疗效果，应尽可能减少乙醇用量，越少越不容易出现并发症。乙醇用量一般为 0.5~2.5ml。注射乙醇时注意控制速度，建议选择 1ml 注射器以精确掌控。注射乙醇过程一定全程在透视下进行，观察球囊充盈和有无异位，并密切注意压力表上的压力。

消融终点为左心室流出道压力阶差（LVOTG）下降≥50%。一旦出现血流动力学不稳定，必须中止介入操作。三度房室传导阻滞一旦出现，应减慢、减少甚至中止注射无水酒精，如果三度房室传导阻滞恢复时间很长，不管LVOTG 下降是否达标，都应中止注射无水酒精。

注射无水乙醇过程中一旦出现交通支开放，应立即停止注射。注射前通过 OTW 球囊中心腔造影明确有无交通支存在；注射中应观察 ECG 有无 ST-T 改变，并用超声心动图观察室壁运动，如果出现明显的 ST-T 改变，应注意乙醇通过交通支漏入其他血管的可能，这时应用超声心动图观察室壁运动是很好的手段。

PTSMA 结束前，应造影确定冠状动脉有无损伤和间隔支阻塞以及冠脉血流状况。若有不恢复的三度 AVB，可植入 DDD 起搏器。若 PTSMA 术后症状复发，压差回升，可再次行 PTSMA，但应在距第一次 PTSMA 三个月后进行。

（五）术后观察

PTSMA 术后除注意血流动力学各项指标和心律失常外，应特别注意临时起搏器的问题。术前应植入临时起搏器，术后应保留 24 小时以上，应床旁拍 X 线胸片观察起搏电极位置。注意可能发生电极脱位，甚至电极穿孔发生心脏压塞。有时临时起搏电极最长保留到术后 1 周方拔除。偶有患者发生晚发性三度房室传导阻滞，经再次安装临时起搏器后恢复，对于这种晚发的三度房室传导阻滞应引起临床重视。

四、并 发 症

根据 "2011 年梗阻性肥厚型心肌病室间隔心肌消融术中国专家共识" 的总结，PTSMA 的围术期死亡率为 1.0% ~1.4%，死因多为酒精溢漏、前降支夹层、急性乳头肌功能不全、顽固性心室颤动、心脏压塞、肺栓塞、泵衰竭及心脏传导阻滞。围术期并发症主要有 3 类：①心律失常，包括需植入永久起搏器的房室传导阻滞（8.3%）、左束支传导阻滞（6%）、右束支传导阻滞（46%）、心室颤动（2.2%）；②冠状动脉损伤和心肌梗死，包括冠状动脉夹层（1.8%）、冠状动脉痉挛（1.4%）、非靶消融部位的心肌梗死、室间隔穿孔；③其他，如卒中（1.1%）、心脏压塞（0.6%）等。

中国医学科学院阜外医院自 2000 年 12 月起至 2010 年 11 月，共对 203 例患者进行了 PTSMA，介入成功率 80% 以上。院内死亡 2 例（0.99%），1 例术前反复检查没有交通支存在，但术中乙醇通过交通支流入前降支和右冠状动脉，发生心源性休克死亡；另 1 例因抗心律失常药物胺碘酮（可达龙）引起的药物性肝坏死，术后第三天因多脏器功能衰竭死亡。有 2 例（0.99%）患者术中出现心室颤动，但术后恢复良好。118 例患者（58.1%）有一过性三度 AVB，仅 1 例患者安装永久起搏器。2 例患者（0.99%）因首次治疗效果不理想进行了再次 PTSMA。

五、PTSMA 的缺点与局限性

如损伤左冠状动脉需急诊搭桥手术或支架植入，有时球囊不能进入靶间隔支。有时不能确定靶间隔支。有些年轻患者的压力阶差降低效果不理想。可能原因：间隔内具有良好的侧支循环；间隔肥厚程度较高，纤维化程度较高，间隔消融后瘢痕形成较差（表 8-2）。

表 8-2　PTSMA 与外科心肌切除术比较

PTSMA	外科心肌切除术
优点	优点
（1）避免了由体外循环引起的其他风险	（1）可以完全解除静息和活动引起的梗阻
（2）适于治疗孤立的左心室中部梗阻或合并瓣下梗阻	（2）文献报道疗效长达 30 年
（3）住院时间短	（3）可同时治疗并存的冠心病和瓣膜病
（4）恢复时间短	（4）可同时治疗乳头肌异常
（5）花费低	
潜在缺点	潜在缺点
（1）左冠状动脉损伤而导致急诊搭桥或左主干/左前降支植入支架	（1）对术者经验要求较高
（2）有可能无法进入隔支	（2）少数患者术后主动脉瓣关闭不全
（3）对于二尖瓣和乳头肌异常的患者和室间隔严重肥厚的年轻患者成功率较低	（3）左束支阻滞
	（4）要求体外循环

六、PTSMA 成功治疗的 HOCM 病例举例

患者，男性，42 岁，因发作性胸闷 5 年于 2005 年 4 月来我院（中国医学科学院阜外医院）就诊。术前超声心动图示：左心房前后径 63mm，左心室舒张末内径 52mm，左心室射血分数 70%。室间隔平均厚度 29mm，左心室后壁厚度 18mm，SAM（＋），左心室流出道压力阶差 88mmHg。

PTSMA 过程：术前常规安装临时起搏器，5Fr 猪尾型导管经右桡动脉置于左心室内，测量左室腔内压力曲线，6Fr 导引导管（EBU3.5）经右股动脉置于左冠状动脉，连续监测 LVOTG。在声学造影指导下，初步判定第一间隔支为靶血管，沿导引钢丝（0.014in）将合适的 over the wire 球囊（2.0mm×9mm）送至靶间隔支的近段，加压扩张球囊后（12atm），由中心腔注入 2ml 无水酒精，LVOTG 由术前 90mmHg 下降至 60mmHg。效果不够理想，术者其后发现左回旋支有一高位边缘支可能为另一靶血管，将另一 over the wire 球囊（1.5mm×9mm）送至靶间隔支的近段，加压扩张球囊后（12atm），由中心腔注入 1.5ml 无水酒精，LVOTG 由 60mmHg 下降至 20mmHg。化学消融术成功，效果满意。术后 2 天心脏超声：LVOTG 下降至 16.2mmHg。术后 4 天患者顺利出院（图 8-1～图 8-4）。

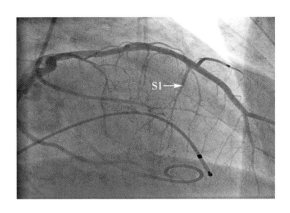

图 8-1 冠脉造影（S1 为第一间隔支）

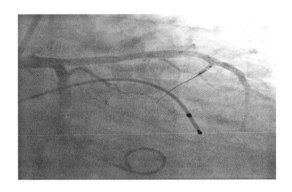

图 8-2 术中 OTW 球囊进入第一间隔支

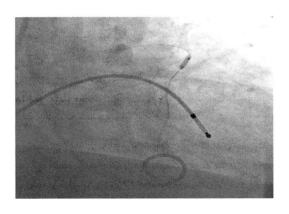

图 8-3 术中 OTW 球囊加压扩张

211

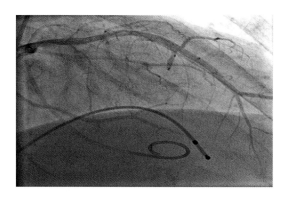

图 8-4 第一间隔支消融完毕

小　　结

在一些经选择的 HOCM 患者进行 PTSMA，可以达到改善临床症状和血流动力学的目的。由于可能存在早期和远期并发症，宜严格仔细选择患者，进行术中和术后的严密监测，定期随访，提高介入治疗的安全性。

（乔树宾　袁建松）

参考文献

1. Watkins H, Rosenzweig A, Hwang DS, et al. Characteristics and prognostic implications of myosin missense mutations in familial hypertrophic cardiomyopathy. N Engl J Med, 1992, 326 (17): 1108-1114.

2. Fananapazir L, Epstein ND. Genotype-phenotype correlations in hypertrophic cardiomyopathy. Insights provided by comparisons of kind reds with distinct and identical beta-myosin heavy chain gene mutations. Circulation, 1994, 89 (1): 22-32.

3. Ingles J, Doolan A, Chiu C, et al. Compound and double mutations in patients with hypertrophic cardiomyopathy: implications for genetic testing and counselling. J Med Genet, 2005, 42 (10): e59.

4. Maron MS, Olivotto I, Zenovich AG. Hypertrophic cardiomyopathy is predominantly a disease of left ventricular outflow tract obstruction. Circulation, 2006, 21; 114 (21): 2232-2239. Epub 2006 Nov 6.

5. van Dockum WG, ten Cate FJ, ten Berg JM. Myocardial infarction after percutaneous transluminal septal myocardial ablation in hypertrophic obstructive cardiomyopathy: evaluation by contrast-enhanced magnetic resonance imaging. J Am Coll Cardiol, 2004, 43 (1): 27-34.

6. Sigwart U. Non-surgical myocardial reduction for hypertrophic obstructive cardiomyopathy. Lancet, 1995, 346: 211-214.

7. Faber L, Seggewiss H, Gleichman U. Percutaneous transluminal septal myocardial ablation in hypertrophic obstructive cardiomyopathy: results with respect to intraprocedural myocardial contrast echocardiography. Circulation, 1998, 98: 2415-2421.

8. Osama IS, Marcel LG, Michelle M. Effect of Successful Alcohol Septal Ablation on Microvascular Function in Patients With Obstructive Hypertrophic Cardiomyopathy. Am J Cardiol, 2008, 101: 1321-1327.

附录 "2014ESC 肥厚型心肌病诊治指南" 要点

韦丙奇

[原文详见 European Heart Journal, 2014, 35 (39), 2733-2779]

一、"肥厚型心肌病" 定义

肥厚型心肌病指不能仅由异常的负荷状态所解释的左室壁增厚。

二、肥厚型心肌病的病因

根据上述定义,肥厚型心肌病包含了下列 8 方面的病因。其中,60% 的青少年和成年肥厚型心肌病患者由心脏肌小节蛋白基因突变引起,属常染色体显性遗传。5% ~ 10% 的成年患者是其他遗传性疾病所致,包括:遗传性代谢疾病和神经肌肉疾病,染色体异常和遗传综合征。还有一些患者是非遗传性疾病,如老年性淀粉样变(TTR)和 AL 型淀粉样变。

1. 肌小节蛋白基因突变   绝大多数突变基因是编码 β - 肌球蛋白重链(MHY7)和肌球蛋白结合蛋白 C(MYBPCC3)的基因,不常见的突变基因有肌钙蛋白 I(TNNI3)、肌钙蛋白 T(TNNT2)、原肌球蛋白 α1 链(TPM1)、肌球蛋白轻链 3(MYL3)。5% 的患者有多个肌小节蛋白基因突变,倾向于发病早,表现重。

2. 代谢性疾病   许多遗传性代谢性疾病与左室肥厚有关。大多数为常染色体隐性遗传,少数为 X 连锁。成年人最常见的合并肥厚型心肌病的代谢性疾病是 Anderson- Fabry 病(在年龄大于 35 ~ 40 岁的肥厚型心肌病患者中占 0.5% ~1%)和编码一磷酸腺苷激活蛋白激酶 γ2 亚单位的基因突变所致疾病(PRKAG2,在患者中占 1%)。溶酶体相关膜蛋白 2 基因突变所致 Danon 病约占 0.7% ~2.7%。在青少年和儿童患者,代谢性疾病所占比例较高。

3. 线粒体心肌病   原发性线粒体病由细胞核或线粒体 DNA 突变引起,为常染色体显性遗传、常染色体隐性遗传、X 连锁遗传和母系遗传。最常见的是编码呼吸链蛋白复合体的基因突变。线粒体病的临床表现随发病年龄和受累器官的严重性而变化。

4. 神经肌肉疾病 肥厚型心肌病是神经肌肉疾病的罕见表现。见于一些肌肉营养不良和先天性骨骼肌病的报道。典型的肌间线蛋白基因突变导致扩张型心肌病和限制型心肌病，但也可表现为肥厚型心肌病合并房室阻滞。

5. 发育不良综合征 最常见者是 Noonan 综合征、LEOPARD 综合征、Costello 综合征。大多数在儿童时诊断，一些轻症患者，特别是 Noonan 综合征，没能早期发现而在以后识别出来。

6. 浸润性疾病或炎症 心脏淀粉样变引起左右心室肌、房间隔和房室瓣的进行性增厚。轻链（AL）和遗传性甲状腺激素结合蛋白（TTR）相关的淀粉样变可以单独影响心脏或累及多个器官，而野生性（老年人）TTR 淀粉样变主要影响心脏和腕管韧带。

7. 内分泌疾病 成年人中嗜铬细胞瘤和肢端肥大症患者可有左室肥厚。

8. 药物 长期应用一些药物，如合成代谢类固醇，免疫抑制剂（如他克莫司、氢化氯喹），可以引起左室肥厚，但其左室壁厚度罕见≥15mm 者。

三、肥厚型心肌病的诊断

肥厚型心肌病的诊断在于通过各种影像方法探测左室壁增厚，但其表型还有心肌纤维化、二尖瓣装置的形态异常、冠脉微循环功能异常和心电图异常等。

1. 诊断标准

（1）成年人标准：由任何影像技术在一个或多个心肌节段测量的室壁厚度≥15mm，不能仅由负荷状态所解释。

当室壁轻度增厚（13~14mm）时，需要评价其他特点如家族史、心脏外的症状和体征、心电图异常、实验室检查和多种心脏影像异常。

诊断中常见的挑战在于下列几个方面：肥厚型心肌病的晚期阶段，左心室扩张和（或）左室运动功能降低而左室壁变薄；高强度的体育锻炼引起的生理性肥厚；合并其他病理情况，如高血压和瓣膜病；老年人的孤立性室间隔基底段肥厚。

（2）儿童标准：室壁厚度大于预计值的均数 +2 个标准差。

（3）肥厚型心肌病患者亲属中诊断肥厚型心肌病的标准：在肥厚型心肌病患者的一级亲属中，诊断肥厚型心肌病是基于任何影像技术所测量的一个或多个心肌节段的左室壁厚度≥13mm。

2. 诊断和评价方法

（1）病史和体检：了解心脏相关症状，如心绞痛、呼吸困难、心悸、晕厥等。做 3~4 代的家谱分析有助于确定疾病的遗传起源及识别家族中有患病危险的成员，也有助于确定遗传的方式。非心脏症状常提示特定病因诊断。体检常正常，但在有左室流出道梗阻的患者，在胸骨左缘可闻及喷射性收缩期杂音，向胸骨右缘上端和心尖部传导。

（2）静息和动态心电图：在任何拟诊肥厚型心肌病的患者，做标准 12 导联心电图，以助诊断并可提供潜在的病因线索。所有肥厚型心肌病的初始评价均应做 48 小时动态心电图以探测房性和室性心律失常。

（3）超声心动图：在肥厚型心肌病的诊断和监测中居中心地位。可评价下列几个方面内容：左室壁厚度、二尖瓣异常、左室流出道异常、左室流出道潜在梗阻、左房大小、左室舒张功能和收缩功能。一些超声心动图特征有助于特殊的病因诊断。

左室流出道梗阻（LVOTO）通常被定义为多普勒超声所测左室流出道峰值压差在休息时或生理性激发时如 Valsava 动作、站立和运动时 ≥30mmHg。该压差 ≥50mmHg 通常为左室流出道梗阻有血流动力学重要性的标志。

（4）心脏磁共振：可评价心室的形态和功能，心肌纤维化等。

（5）核素心肌显像和 CT。

（6）心内膜心肌活检。

（7）实验室检查：对判断病因和临床合并症有帮助。

四、遗传学检查和家庭筛查

1. 对先证者的遗传学会诊

2. 对先证者进行分子遗传学筛查的方法

3. 哪些情况下可以对先证者进行分子遗传学筛查

4. 对患者亲属的遗传学和临床筛查

5. 对儿童的临床和遗传学筛查

五、有关症状的评价

（一）胸痛

胸痛的原因有：冠状动脉粥样硬化性心脏病、先天性冠状动脉异常、左室流出道梗阻、心脏微血管功能异常等。必要时行冠状动脉造影以明确。

有关冠状动脉造影的推荐：在发生心脏骤停的成年幸存者、合并持续性室性心动过速的患者、有严重的劳力型心绞痛（CCS 分级 3 级及以上）患者，进行冠状动脉造影检查；对于有典型劳力性胸痛而 CCS 分级小于 3 级的患者，若依据年龄、性别和动脉粥样硬化危险因素有中度冠心病可能者，或有冠脉血运重建史者，建议行冠状动脉造影或冠状动脉 CT 检查；对所有年龄在 40 岁及以上患者，不论有无典型的劳力性胸痛，在室间隔消减术之前应行冠状动脉造影或冠状动脉 CT 检查。

（二）心力衰竭

肥厚型心肌病患者常有慢性心力衰竭的症状，严重的心力衰竭有多种机制，如左心室不大、EF 不低的舒张性心力衰竭、左心室扩大且 EF 降低的收缩性心力衰竭、左室流出道梗阻等。急性心力衰竭的发生不常见，多由心律失常（如房颤、室上速、持续性室速）、急性二尖瓣关闭不全、心肌缺血或梗死，合并症（如贫血或甲亢）等引起。

对于心力衰竭患者，一般用无创的心脏影像学检查评价心脏功能。

在考虑心脏移植或机械循环支持治疗的患者，推荐心导管检查以评估左右心功能和肺动脉阻力（Ⅰ类推荐，B 级证据）。在无创的心脏影像学检查不能做出结论的有症状患者，为了评价左室流出道梗阻的严重性和测量左室充盈压，可以考虑左右心导管检查（Ⅱb 类推荐，C 级证据）。

有关心肺运动试验的推荐：

在症状严重的左室收缩或舒张功能不全患者，为心脏移植或机械支持治疗推荐做心肺运动试验，同时测量呼吸气体（Ⅰ类推荐，B 级证据）。无论患者症状轻重，应考虑用心肺运动试验同时测量呼吸气体，来评价运动耐力低的严重性和机制，以及收缩压的变化（Ⅱa 类推荐，B 级证据）。对于计划室间隔酒精消融或室间隔心肌切除术的有症状患者，应考虑用心肺运动试验同时测量呼吸气体（Ⅱa 类推荐，C 级证据）。

（三）晕厥

发生晕厥的原因有：低血容量、完全性房室阻滞、窦房结功能异常、持续性室性心动过速、左室流出道梗阻、异常的血管反射等，快速心室率的房性心律失常也偶可诱发晕厥，有时患者意识丧失可能是多个原因，包括癫痫和糖尿病等合并症。

对于原因不明的晕厥患者，推荐进行下列检查以明确原因：12 导联心电图、直立运动试验、静息和运动下的 2 维和多普勒超声心动图、48 小时动态心电图。

（四）心悸

心悸症状提示心律失常，对于有频发或持续心悸症状的患者，推荐做 48 小时动态心电图检查以识别可能的原因。

（五）电生理试验的作用

有创的电生理检查推荐用于下列病人：有记录的永久性或复发性室上性心动过速（房扑、房速、房室结折返性心动过速、房室旁路介导的心动过速），室性期前收缩，以识别和治疗可能的消融基质。

在有记录的有症状的单形性持续性室速患者，可以考虑有创电生理检查以识别和治疗可消融的心律失常基质。

六、有关症状和并发症的治疗

目的是改善整体功能、缓解症状、预防疾病进展。在有症状的 LVOTO 患者，通过药物、外科手术、酒精消融或起搏器治疗来改善症状。在有症状而没有 LVOTO 的患者，主要是处理各种心律失常、降低左室充盈压和治疗心绞痛。药物难以治疗的进展性的左室收缩功能或舒张功能不全患者可考虑心脏移植。

（一）左室流出道梗阻

1. 一般措施

避免脱水和过量饮酒，鼓励减轻体重。

（1）尽可能避免使用动静脉扩张剂和磷酸二酯酶抑制剂（Ⅱa 类推荐，C 级证据）。

（2）在合并新发房颤或房颤控制不良者，应在有创治疗前首先考虑恢复窦性心律或适当的心率控制（Ⅱa 类推荐，C 级证据）。

（3）不推荐使用地高辛（Ⅲ类推荐，C 级证据）。

2. 药物治疗推荐

（1）无血管扩张作用的 β 受体阻滞剂：作为有静息或激发的左室流出道梗阻患者的一线治疗，可改善患者的症状，应逐渐加量至最大耐受剂量（Ⅰ类推荐，B 级证据）。

（2）维拉帕米：在有禁忌证或不能耐受 β 受体阻滞剂的上述患者，推荐应用维拉帕米，可缓解症状，应逐渐加量至最大耐受剂量（Ⅰ类推荐，B 级证据）。

（3）双异丙吡胺：推荐在 β 受体阻滞剂或维拉帕米的基础上，在上述患者加用双异丙吡胺，以改善症状，应逐渐加量至最大耐受剂量（Ⅰ类推荐，B 级证据）。

（4）双异丙吡胺：也可单独应用于上述患者以改善症状，应逐渐加量至最大耐受剂量。但需注意，在合并房颤或易发作房颤的患者，有可能增加心室率（Ⅱb 类推荐，C 级证据）。

（5）β 受体阻滞剂或维拉帕米：也可用于有静息或激发的左室流出道梗阻的儿童患者和无症状的成年患者，以降低左室压（Ⅱb 类推荐，C 级证据）。

（6）低剂量的襻利尿剂或噻嗪类利尿剂：可谨慎用于有症状的左室流出道梗阻患者，以改善劳力性呼吸困难症状（Ⅱb 类推荐，C 级证据）。

（7）地尔硫䓬（diltiazem）：在不能耐受或有禁忌证而不能应用 β 受体阻滞剂或维拉帕米的上述有症状患者，可用地尔硫䓬来改善症状（Ⅱa 类推荐，C 级证据）。

（8）口服或静脉应用 β 受体阻滞剂和血管收缩药物：用于有严重的激发的左室流出道梗阻，而表现为低血压和肺水肿的患者（Ⅱa 类推荐，C 级证据）。

3. 有创治疗

（1）外科手术：治疗 LVOTO 的最常用的外科手术方法是室间隔心肌切除术（Morrow 手术）。在 90% 以上患者可以消除或确切降低左室流出道压差，增加运动能力，改善症状。70% ~80% 的患者可以达到与普通人群一样的长期生存。良好的长期预后的术前预测因素有：年龄小于 50 岁，左房内径小于 46mm，没有房颤，男性。

主要手术并发症是房室阻滞、室间隔穿孔和主动脉瓣反流。但在有经验的中心，在术中食管超声心动图指引下，这些并发症并不常见。

11% ~20% 的室间隔心肌切除术患者需同时行二尖瓣手术。此时手术死亡率约 3% ~4%。

（2）室间隔酒精消融术：在有经验的中心，在间隔支动脉（有时是左前降支的其他分支）选择性注入酒精以消融局部室间隔，可以取得类似于外科手术的降低左室流出道压差的效果，改善症状，提高运动能力。

主要的非致命并发症是：7% ~20% 的患者出现房室阻滞。该手术死亡率类似于单纯的室间隔心肌切除术。

由于室间隔血流供应的变异性，注射酒精前应进行心肌声学造影。如果显影剂不能特定地局限于二尖瓣和室间隔接触部及其附近的基底部室间隔，则应放弃行酒精消融术。

（3）外科手术和酒精消融术的比较：治疗的选择应基于对二尖瓣和室间隔解剖的系统评价，包括仔细排除需要外科手术的左室流出道和二尖瓣的其他异常。下列为术前评价要点：

1）患者的症状是否有其他解释：如肥胖、呼吸系统疾病、冠状动脉疾病、贫血、甲状腺疾病、心律失常（如房颤）、药物副作用、系统性疾病（如淀粉样变）、右室流出道梗阻。

2）梗阻的机制是什么？如 SAM 相关梗阻、心室中部梗阻、主动脉瓣下隔膜、乳头肌不适当插入、附加的二尖瓣组织。

3）评估二尖瓣结构和功能：二尖瓣脱垂、其他先天性二尖瓣异常。

4）评估梗阻和肥厚程度：前室间隔最小厚度 17mm。

目前还没有外科手术和室间隔酒精消融术的随机对比研究，但几项研究显示两种治疗方法均改善了患者的功能状态，手术死亡率相似。室间隔酒精消融术有较高的房室阻滞危险，需植入永久起搏器，并且残留的左室流出道压差较大。与心肌切除术相比，酒精消融术者大多数形成右束支阻滞，而不是左束支阻滞。外科手术和酒精消融术的房室阻滞危险在术前有传导系统疾病的患者最高，故提倡此时预防性进行永久起搏。

一般认为，在二尖瓣和室间隔接触点仅轻度肥厚（≤16mmHg）的患者，室间隔酒精消融和室间隔心肌切除术后室间隔穿孔的危险较高，此时，可考虑换用双心室起搏或二尖瓣修复或置换术。

在有经验的中心，儿童室间隔心肌切除术的手术死亡率<2%。手术后复发 LVOTO 而需要再次手术的情况罕见。而在婴幼儿和新生儿则受技术限制和心肌肥厚进展的影响而可能复发 LVOTO。室间隔酒精消融在儿童、少年和年轻的成年患者是有争议的。

室间隔酒精消融和室间隔心肌切除术统称室间隔消减手术。

有关室间隔消减手术的推荐：

①室间隔消减手术应由从事肥厚型心肌病管理的多学科协作专家团队中有经验的专家进行。（Ⅰ类推荐，C 级证据）

②下列病人推荐室间隔消减手术：尽管最大耐受量的药物治疗，静息或最大激发的左室流出道压差≥50mmHg，而且 NYHA 心功能Ⅲ～Ⅳ级。（Ⅰ类

推荐，B 级证据）

③应考虑室间隔消减手术的情况还有：尽管最优药物治疗，静息或最大激发的左室流出道压差仍然≥50mmHg，并引起复发的劳力性晕厥。（Ⅱa 类推荐，C 级证据）

④有室间隔消减治疗指征，同时有需要外科手术治疗的病变者（如二尖瓣修复或置换，乳头肌手术），推荐室间隔心肌切除术，而不是室间隔酒精消融（Ⅰ类推荐，C 级证据）

⑤静息或最大激发左室流出道压差≥50mmHg 的有症状的患者，同时合并有非单纯 SAM 所造成的中重度二尖瓣反流，应考虑二尖瓣修复或置换。（Ⅱa 类推荐，C 级证据）

⑥在静息或最大激发的左室流出道压差≥50mmHg，同时二尖瓣和室间隔接触处的室间隔最大厚度≤16mm 的患者，单纯心肌切除术后有中重度反流的患者，均可考虑二尖瓣修复或置换。（Ⅱb 类推荐，C 级证据）

（4）双心室起搏：3 个有关双心室起搏的小规模随机安慰剂对照研究和几个长期观察研究，报告了左室流出道压差降低、症状和生活质量的改善。在一项研究中，回顾性的亚组分析提示 65 岁以上的老年患者更易受益。一项研究直接比较了室间隔酒精消融和起搏治疗的效果，显示消融治疗降低流出道压差更好。

有关左室流出道梗阻患者心脏起搏指征的推荐：

①对于静息或激发的左室流出道压差≥50mmHg，窦性心律，药物难以控制症状的部分肥厚型心肌病患者，当有室间隔消减手术的禁忌证，或在室间隔消减手术后发生心脏传导阻滞危险高的患者，可以考虑房室顺序起搏，通过优化房室间期以降低左室流出道压差，或使 β 受体阻滞剂和（或）维拉帕米等药物治疗易于应用。（Ⅱb 类推荐，C 级证据）

②对于静息或激发的左室流出道压差≥50mmHg，窦性心律，药物难以控制症状的部分肥厚型心肌病患者，有植入 ICD 指征时，可考虑植入双腔 ICD（而不用单导线 ICD），以降低左室流出道压力阶差，或使 β 受体阻滞剂和（或）维拉帕米等药物治疗易于应用。（Ⅱb 类推荐，C 级证据）

（二）左室中部梗阻和心尖部室壁瘤

约 10% 的肥厚型心肌病患者发生左室中部梗阻。这些患者倾向于更突出的症状，而且在一些研究中显示进展性心力衰竭和心脏性猝死危险增加。其中约 25% 的患者还合并左室心尖部室壁瘤，一些系列的报告中这些患者有更高的心血管死亡率。这类患者应予大剂量的 β 受体阻滞剂、维拉帕米或地尔硫草等药物治疗。少量经验（绝大多数来自单中心）建议应用经主动脉的心肌切除术，也可经心尖部途径或经主动脉和经心尖部的联合，可以解除心室中部梗阻，近期预后好。

左室心尖部室壁瘤本身很少需要治疗。一些患者发生单形性室性心动过速，与邻近心尖部的瘢痕有关，可能易于定位和射频消融。罕见情况下，室壁瘤内形成血栓，需要长期抗凝治疗。

（三）无左室流出道梗阻患者的症状管理

1. 心力衰竭

（1）药物治疗：LVEF 保留的心力衰竭的治疗推荐——NYHA 心功能 Ⅱ ~ Ⅳ级的 EF≥50% 的患者，应考虑应用 β 受体阻滞剂、维拉帕米或地尔硫草、低剂量的襻利尿剂和噻嗪类利尿剂等药物以改善心力衰竭症状。LVEF 降低的心力衰竭的治疗推荐：ACEI 或 ARB，加 β 受体阻滞剂，低剂量的襻利尿剂，盐皮质激素受体阻滞剂，低剂量地高辛等的应用。

（2）心脏再同步化治疗（CRT）：在最大左室流出道压差≤30mmHg 的肥厚型心肌病患者，若药物难以控制症状，NYHA 心功能分级 Ⅱ ~ Ⅳ级，LVEF < 50%，合并完全性左束支传导阻滞，CRT 可改善症状。

（3）若药物难以控制症状，NYHA 心功能分级 Ⅲ ~ Ⅳ级，不论 EF 高低，可考虑原位心脏移植。

（4）左室辅助装置：在等待心脏移植的患者，可以考虑持续轴流左室辅助装置治疗，以改善症状，降低心衰恶化住院和提早死亡的风险。

2. 心绞痛

在没有左室流出道梗阻和冠状动脉狭窄病变的患者，若有劳力性胸痛症状，可考虑应用 β 受体阻滞剂或钙拮抗剂，以改善舒张功能、降低心肌耗氧量。也可慎重应用口服硝酸酯类。

（四）房性快速心律失常

房颤是肥厚型心肌病患者最常见的心律失常，其治疗涉及下列 4 个方面：

1. 急性发作时的治疗

新发房颤常伴心力衰竭症状，若血流动力学不稳定，推荐立即直流电复律，若伴有严重的心绞痛或心力衰竭症状，推荐静脉应用 β 受体阻滞剂或胺碘酮。在血流动力学稳定的患者，推荐口服 β 受体阻滞剂或非二氢吡啶类钙拮抗剂以控制心室率。在心室率控制后，在应用维生素 K 拮抗剂至少 3 周的有效抗凝（INR 2 ~ 3）治疗后，行直流电复律。

2. 预防血栓

由于肥厚型心肌病患者合并阵发性、持续性或永久性房颤时中风发生率高，因此所有合并房颤的患者均需口服维生素 K 拮抗剂治疗，一般推荐终生口服抗凝剂治疗，即使已恢复窦性心律。

3. 心室率控制 推荐在有阵发性、持续性或永久性房颤的患者应用 β 受体阻滞剂和非二氢吡啶类钙拮抗剂，单独或合用，以控制心室率。

4. 节律控制 可以应用胺碘酮等药物及射频消融等非药物治疗。

有关房颤/房扑治疗的推荐：

（1）除非有禁忌证，发生持续性、永久性或阵发性房颤的患者推荐口服维生素 K 拮抗剂抗凝治疗以预防血栓，目标 INR 2～3。（Ⅰ类推荐，B 类证据）

（2）有关房扑的抗凝治疗推荐同房颤。（Ⅰ类推荐，C 类证据）

（3）当处方抗凝治疗时，应考虑用 HAS-BLED 评分来评价出血危险。（Ⅱa 类推荐，B 类证据）

（4）在新发房颤患者，应考虑直流电转复或静脉应用胺碘酮药物转复窦性心律。（Ⅱa 类推荐，C 类证据）

（5）在直流电转复窦性心律后应考虑应用胺碘酮维持窦性心律。（Ⅱa 类推荐，B 类证据）

（6）在永久性或持续性房颤患者推荐应用 β 受体阻滞剂、维拉帕米或地尔硫䓬以控制心室率。（Ⅰ类推荐，C 类证据）

（7）对于没有严重左心房扩大的房颤患者，若药物难以控制房颤或不能口服抗心律失常药，应考虑导管消融治疗房颤。（Ⅱa 类推荐，B 类证据）

（8）若患者的心室率不能用药物控制，而房颤又不能被抗心律失常治疗预防或有不能耐受的副作用，可考虑房室结消融以控制心室率。（Ⅱb 类推荐，C 类证据）

（9）在房室结消融后，对于 LVEF≥50% 的患者，若有阵发性房颤则推荐植入有模式转换功能的 DDD 起搏器；若为持续性或永久性房颤，则推荐单腔的 VVIR 起搏器。（Ⅰ类推荐，C 类证据）

（10）在房室结消融后，若患者 LVEF＜50%，则不论房颤类型，可考虑植入 CRT 起搏器。（Ⅱb 类推荐，C 类证据）

（五）心脏性猝死

成人肥厚型心肌病的年心血管病死亡率是 1%～2%，心脏性猝死、心力衰竭和血栓栓塞是主要死因。最常见的致命性心律失常是自发性室颤，也有心脏停搏、房室阻滞和无脉搏的电活动。

1. 心脏性猝死的临床危险评估 与成人心脏性猝死增加有关的主要临床

特征有：

（1）年龄：年轻患者心脏性猝死危险增加，在年轻患者，一些危险因素更重要，如非持续性室速、严重的左室肥厚和不能解释的晕厥。

（2）非持续性室速：定义为连续 3 个以上室性搏动、频率≥120 次/分、持续 30 秒以内。是心脏性猝死的独立预测因素。

（3）猝死家族史：一个及以上年龄小于 40 岁的一级亲属猝死，不论有没有诊断肥厚型心肌病，或者在确诊肥厚型心肌病的任何年龄的一级亲属中发生猝死。

（4）晕厥：经调查而无法解释的非神经心源性晕厥与心脏性猝死危险增加有关。6 个月以内发作的晕厥对心脏性猝死更有预测价值。

（5）左房内径：左房大小与心脏性猝死呈正相关。

（6）左室流出道梗阻：多个研究均报告其与心脏性猝死显著相关。

（7）运动时的血压反应：定义为从休息至最大运动时收缩压没能增加 20mmHg 以上，从峰值血压下降超过 20mmHg。

2. 估计心脏性猝死危险的模型　"肥厚型心肌病心脏性猝死危险方程（HCM Risk-SCD）"

3. 心脏性猝死的预防

（1）限制运动：不能参加竞技性体育运动和重体力活动。

（2）抗心律失常药物。

（3）植入 ICD。

有关猝死预防的推荐：

（1）肥厚型心肌病患者避免竞技性体育运动。（Ⅰ类推荐，C 类证据）

（2）ICD 推荐用于因室速/室颤而心脏骤停的存活者，或有导致晕厥或血流动力学损害的自发性持续性室速，而预期寿命超过 1 年者。（Ⅰ类推荐，B 类证据）

（3）推荐"肥厚型心肌病心脏性猝死危险方程（HCM Risk-SCD）"作为评估 5 年猝死危险的方法，用于没有室速/室颤复苏史或自发性持续性室速导致晕厥或血流动力学损害的 16 岁以上患者。（Ⅰ类推荐，B 类证据）

（4）推荐在初始评价、每间隔 1~2 年或有临床状态变化时进行"5 年心脏性猝死危险"的评估。（Ⅰ类推荐，B 类证据）

（5）在经过仔细临床评估，充分考虑 ICD 并发症的终生危险和 ICD 对生活方式、社会经济状况和心理健康的影响的情况下，对估计 5 年猝死危险≥

6% 并且预期寿命大于 1 年的患者，应考虑植入 ICD。（Ⅱa 类推荐，B 类证据）

（6）在经过仔细临床评估，充分考虑 ICD 并发症的终生危险和 ICD 对生活方式、社会经济状况和心理健康的影响的情况下，对估计 5 年猝死危险 ≥ 4% 而 <6%、预期寿命大于 1 年的患者，可以考虑植入 ICD。（Ⅱb 类推荐，B 类证据）

（7）在估计 5 年猝死危险 <4% 的患者，只有当他们有了已证实的有预后意义的临床特征，并对 ICD 并发症的终生危险和 ICD 对生活方式、社会经济状况和心理健康的影响的评估显示 ICD 治疗具有净获益时，才可以考虑植入 ICD。（Ⅱb 类推荐，B 类证据）

（8）在估计 5 年猝死危险 <4% 而没有已证实的有预后意义的临床特征的患者，不推荐植入 ICD。（Ⅲ类推荐，B 类证据）

4. 儿童猝死危险　有关儿童患者植入 ICD 的推荐：

（1）心脏骤停的幸存者或经历过有记载的持续性室速儿童推荐植入 ICD。（Ⅰ类推荐，B 类证据）

（2）在经适当的会诊有 2 个及以上儿科危险因素的儿童患者，当对 ICD 并发症的终生危险和 ICD 对生活方式和心理健康的影响的评估显示 ICD 治疗具有净获益时，应考虑植入 ICD。（Ⅱa 类推荐，C 类证据）

（3）在经适当的会诊有 1 个儿科危险因素的儿童患者，当对 ICD 并发症的终生危险和 ICD 对生活方式和心理健康的影响的评估显示 ICD 治疗具有净获益时，可以考虑植入 ICD。（Ⅱb 类推荐，C 类证据）

（六）症状性心动过缓和房室阻滞

按照 ESC 相关指南治疗。

（七）室性心动过速

非持续性室速常见，是心脏性猝死的危险因素之一，但通常不需要抗心律失常治疗。持续性单形性室速不常见，在心尖部室壁瘤的患者更多见。对血流动力学不能耐受的持续性室速患者，应考虑 ICD 治疗和口服 β 受体阻滞剂或胺碘酮以抑制室速再次发作。若证实室速起源局限，可考虑电生理检查和射频消融治疗。

七、随　　诊

肥厚型心肌病患者需要终身随诊，以发现临床症状、不良事件危险、左室流出道梗阻、左心室功能和心律的变化。

常规随诊项目的推荐如下：

1. 对临床稳定的患者，每 1~2 年进行一次临床评价，包括做心电图和经胸超声心动图。（Ⅰ类推荐，C 类证据）

2. 当症状有变化时，随时进行临床评价，包括做心电图和经胸超声心动。图（Ⅰ类推荐，C 类证据）

3. 推荐下列情况时进行 48 小时动态心电图检查 在临床稳定的患者每 1~2 年一次、在左房≥45mm 的窦性心律者每 6~12 个月一次以及患者出现新的心悸症状时。（Ⅰ类推荐，C 类证据）

4. 心脏磁共振检查，在临床稳定的患者每 5 年 1 次，在有疾病进展的患者每 2~3 年 1 次。（Ⅱb 类推荐，C 类证据）

5. 症状限制性的运动试验在临床稳定的患者每 2~3 年 1 次，在症状有进展的患者每年 1 次。（Ⅱa 类推荐，C 类证据）

6. 心肺运动试验在临床稳定的患者每 2~3 年 1 次，在症状有进展的患者每年 1 次。（Ⅱb 类推荐，C 类证据）

八、生育和避孕

妊娠与多个生理变化有关，包括血浆量和心输出量增加40%~50%，外周血管阻力降低和高凝状态。这些变化增加了肥厚型心肌病母亲和胎儿的危险。适当和及时咨询有关避孕、妊娠的相关危险以及将疾病传给胎儿的危险等问题，对所有的女性肥厚型心肌病患者都是重要的。

有关肥厚型心肌病女性患者生育问题的推荐：

1. 所有女性患者均应行孕前危险评估和咨询。（Ⅰ类推荐，C 类证据）

2. 所有育龄妇女均应咨询如何安全有效避孕。（Ⅰ类推荐，C 类证据）

3. 推荐所有男性和女性患者于怀孕前对疾病遗传的危险进行咨询。（Ⅰ类推荐，C 类证据）

4. 孕前已服用 β 受体阻滞剂的女性患者应继续口服 β 受体阻滞剂（首选美托洛尔）。（Ⅱa 类推荐，C 类证据）

5. 在孕期出现症状的女性患者应开始口服 β 受体阻滞剂（首选美托洛尔）。（Ⅰ类推荐 C 类证据）（Ⅰ类推荐，C 类证据）

6. 不论何时处方 β 受体阻滞剂，均推荐监测胎儿发育和新生儿状况。（Ⅰ类推荐，C 类证据）

7. 推荐在大多数女性患者按计划经产道分娩。（Ⅰ类推荐，C 类证据）

8. 对合并房颤者推荐依据孕期用低分子肝素或维生素 K 拮抗剂进行抗凝治疗。（Ⅰ类推荐，C 类证据）

9. 对合并持续性房颤者应考虑复律治疗。（Ⅱa 类推荐，C 类证据）

九、特殊问题

指南还对运动员中肥厚型心肌病的诊断、高血压患者中肥厚型心肌病的诊断、老年人孤立性室间隔基底段肥厚、肥厚型心肌病合并瓣膜病的诊断和处理等问题进行了介绍。

有助于高血压心肌肥厚与肥厚型心肌病鉴别诊断的临床特征：

1. 支持高血压的临床特征　12 导联心电图正常或仅有高电压而没有复极异常；经严格控制血压（收缩压 < 130mmHg）6 ~ 12 个月后左室肥厚恢复正常。

2. 支持肥厚型心肌病的临床特点　有肥厚型心肌病家族史，右心室肥厚。心脏磁共振在右心室插入点或左室最肥厚节段有 LGD 现象（钆延迟强化）。最大室壁厚度≥15mm（白种人）或 20mm（黑人）。严重的舒张功能降低。12 导联心电图有显著的复极异常、传导异常或 Q 波。

十、对肥厚型心肌病患者日常生活方式的建议

1. 运动　肥厚型心肌病患者应避免竞技性体育运动，但应保持健康的生活方式。

2. 饮食、饮酒和体重　应鼓励患者保持健康的体质指数。饱餐可能诱发胸痛，特别是左室流出道梗阻患者，建议少量多次进食。避免脱水和过量饮酒，特别是在左室流出道梗阻患者。便秘是维拉帕米和双异丙吡胺的常见副作用，应通过饮食和通便药来解决之。

3. 吸烟　没有资料显示吸烟与肥厚型心肌病有关。

4. 性生活　患者应有机会和医生讨论他们对性生活的关心。咨询所用治疗药物对性生活的潜在影响。避免用 PDE$_5$ 抑制剂，特别是在左室流出道梗阻患者。

5. 药物　患者应获得自己所用药物的相关知识，包括药物的潜在不良反应、与处方药和非处方药物及其他辅助治疗的相互作用。在可能的情况下，患者应避免应用外周血管扩张药，特别是在左室流出道梗阻患者。

6. 预防接种　在无禁忌证的情况下，建议有症状的患者每年接受流感疫苗接种。

7. 驾驶　多数患者应允许一般驾驶证并能继续驾驶车辆，除非他们有过使人不能专心或失去能力的症状。建议驾驶重型货车和客车的驾驶证应与地方法规一致。装有 ICD 的患者的驾驶建议参见欧洲心律学会和地方法规。

8. 职业　多数患者可继续他们的正常工作，应与相关专家讨论重体力工作包括剧烈活动的含义。一些工作如飞行员、军人和急救人员等有严格的合格要求。

9. 假期和旅行保险　大多数无症状或症状轻的肥厚型心肌病患者可以安全飞行。进一步的建议请看适合心血管病乘客飞行的条款。保险公司可能收取更多的旅行保险费。

10. 生活保险　肥厚型心肌病诊断将导致获得生活保险或抵押困难。

11. 妊娠和分娩　参见"生殖和避孕"部分的内容。

12. 教育和上学　应向教师和其他看护者提供有关肥厚型心肌病儿童看护的建议和书面知识。在没有症状和危险因素的情况下，儿童患者应允许进行轻至中度有氧体力活动。对学习困难和其他特殊需要的儿童患者应制定相应条款。